암을 고치는
**막스거슨 식사요법**의
비밀

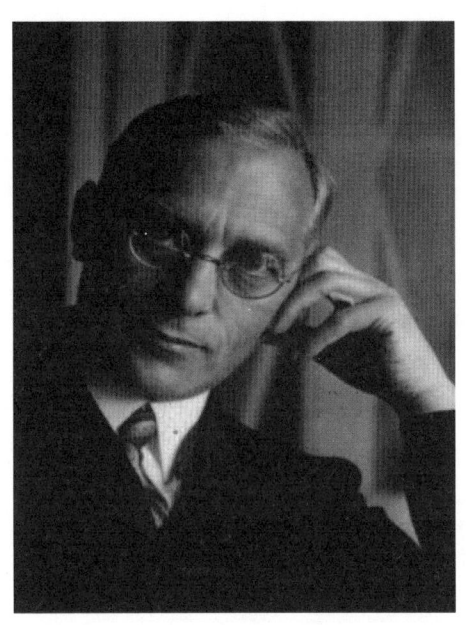

# 암을 고치는
# 막스거슨 식사요법의 비밀

의학박사 막스거슨 지음
한국자연건강학회 회장 김태수
의료평론가 윤승천 편역

건강신문사
kksm.co.kr

한국어판 간행에 부쳐

# 불치병을 고치다

샬럿거슨 스트라우스(막스거슨박사 셋째딸)

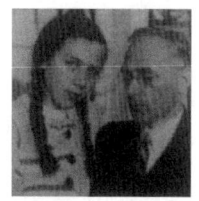

막스거슨 박사와
샬럿거슨 스트라우스

## 1 식사치료법 연구

아버지인 막스는 9남매 중 셋째였으며 아들로서는 둘째였다. 아버지 막스 거슨이 6~7세가 되었을 때 '정원의 화단에서 사용하는 비료를 다른 종류로 바꾸어버리면 어떻게 될까?' 하고 궁금해 했다. 그러나 그의 호기심은 결국 꽃을 죽게 만들었다. 할머니는 식물에게 주는 영양을 바꾸어보려는 아들 막스 거슨의 호기심을 중단시켰다.

아버지가 고등학교인 김나지움을 졸업할 당시에는 모든 학생들이 수학시험을 치르게 되어 있었다. 시험지를 받아들었을 때 아버지는 그 시험지의 문제와 비슷한 문제를 접해본 기억이 없었다. 그래서 그는 스스로 방정식을 만들어 문제를 풀었다. 그런데 담당교사는 그때까지 그러한 문제풀이를 본 적이 없어서 아버지의 답안이 맞는 지 틀리는 지를 판단할 수가 없었다. 교사에 의해 답안지가 베를린에 있는 대학의 수학교수에게 보내어졌다. 아버지의 답안을 살펴본 교수는 아버지가 완전

5

히 새로운 해법을 만들어 내었다는 것이었다. 그것은 수학에 천재성을 보인 것으로 아버지는 반드시 수학을 전공해야 한다고 했다. 졸업을 하게 되었을 때 아버지의 장래를 결정하기 위하여 가족회의가 열렸다. 가족들은 수학을 전공하면 수학선생이 될 뿐이므로 수학이 아닌 의학을 전공해야 한다고 의견을 모았다.

아버지는 여러 전공 과목에서 최고의 교수들에게 배우기 위하여 독일내에 있는 여러 대학들을 옮겨다니며 공부했다. 아버지는 우수한 학생이었으나 심각한 문제거리가 하나 있었다. 편두통을 심하게 앓고 있었던 것이다. 레지던트가 되었을 때는 편두통이 잦아져 일주일에 이삼일씩이나 어두컴컴한 방안에서 메스꺼움, 구토, 머리 한쪽이 쪼개져 나가는 듯한 통증과 눈의 아픔에 시달리곤 했다. 그는 교수들에게 상담을 했으나 그들은 평생 편두통을 앓으면서 살아갈 수밖에 없다는 말만을 들려줄 뿐이었다. 결국 자신이 스스로 편두통을 고치는 방법을 알아낼 수밖에 없다는 것을 느끼게 되었다.

그로부터 아버지는 연구에 몰두하여 많은 책과 논문들을 읽고 여러 전문가들과 상의도 했으나 방향을 찾을 수가 없었다. 그러던중에 아버지는 이탈리아 학회지에 실린 어느 여성 편두통 환자에 관한 논문을 읽었는데, 그 환자는 식사를 바꿈으로써 통증을 제거했다고 했다. 자세한 내용이 언급되어 있지는 않지만 그것은 그에게 아이디어를 제공해 주었다. 심한 발작이나 메스꺼움과 구토증은 아버지가 소화를 시켜내지 못하는 어떤 음식 때문에 일어나고 있음이 분명했다. 그렇다면 그들 음식이 무엇인지 알아내야 했다. 처음에 그는 아기들이 우유를 잘 소화시켜낸다는 것에 착안했다. 자신의 인체도 우유를 잘 소화시켜낼 것이라고 생각했다. 그래서 일주일에서 10여 일 동안 우유를 마시고 지내보았다. 그러나 편두통이 없어지지 않았다. 변화가 없었던 것이다. 그러다가 동물은 젖을 뗀 후로는 다시는 젖을 먹지 않으며, 인간의 육체도 초식동물과 같을 것이라고 생각했다. 따라서 그도 과일, 채소, 곡류를 먹고 살아야 한다고 생각하게 되었다.

## 2 거슨의 편두통 식사법

아버지가 살아온 독일에는 사과가 많았다. 그는 사과를 생으로 먹기도 하고 구워서 먹기도 했다. 사과소스, 사과주스, 그런 식으로 사과만을 먹었더니 어느순간부터 편두통이 일어나지 않았다. 그런 후에 천천히 다른 음식들을 한두 개씩 보태 나갔다. 그 음식이 좋지 않다면 음식을 먹은 지 20여분이 경과하면 편두통이 일어났다. 조리한 음식을 먹었을 때 편두통이 일어나는 것은 조리 그 자체 때문이 아니고 조리에 첨가시킨 소금이 편두통을 일으킨다는 것을 알게 되었다. 소금을 제외하고서 조리한 음식들은 편두통을 일으키지 않았다. 그에게 고통을 주지 않는 이러한 음식들을 그는 '거슨의 편두통 식사'라고 명명했다. 그 후 웨스트팔리아에 있는 빌레펠트에서 개업을 했을 때 편두통을 호소하는 환자들이 가끔 찾아왔었다. 그는 환자들에게 '의학교과서에는 편두통 치료법이 없다'고 실명했다. 그러나 자신도 '거슨 편두통 식사법'을 개발해낼 때까지는 편두통으로 고생을 했음을 이야기해 주었다. 그는 환자에게 그 식사법에 따라 실천 해보라고 했다. 그후 그 환자들은 반드시 다시 찾아와서 자신들이 '충실히 거슨 식사법을 따르면 편두통에서 해방이 되더라'는 것을 알려주었다. 그런데 어느날 그 식사법을 실천했던 한 편두통 환자가 찾아와서 말하기를 '자신은 피부결핵인 낭창도 심하게 앓고 있었는데 그것도 나았다'고 보고해 왔다.

아버지는 그 환자에게 '낭창은 불치병인데, 그렇다면 그것은 다른 무엇이 있음을 알려주는 것'이라고 말해 주었다. 그러나 그 환자는 세균검사로 자신의 병을 증명해 보였다. 그래서 아버지는 세상에서 처음으로 피부결핵 환자를 완치시키게 되었던 것이다. 그는 그 사실을 믿기가 어려워 그 환자에게 '같은 병을 앓고 있는 사람들을 알고 있느냐?'고 물어보았다. '물론이지요.' 하면서 그는 다른 병원에 갇혀 있는 환자들을 아버지께 보내주었는데, 그들도 '편두통 식사법'으로 완치가 되었다.

뮌헨에 있는 유명한 폐결핵 전문의인 자우에르브루흐 교수가 거슨 박사가 낭창을 고쳤다는 소문을 듣게 되었다. 그는 즉시 임상실험을 해보기로 결심하고서 불치의 피부결핵 환자 450명을 대상으로 '거슨 식사법' 치료를 시작했다. 그런데 450명의 피부결핵 환자중 단 4명을 제외한 446명이 치료가 되자 자우에르브루흐 교수는 크게 감명을 받게 되었다. 그러나 거슨 박사는 거기에서 만족하지 않았다. 식사법으로 결핵성 피부병이 낫는다고 하면, 그 방법에 의하여 결핵성 폐병, 신장 질환, 뼈 질환도 낫지 않을리가 없으리라고 그는 생각하게 되었다. 아버지는 그러한 질병들도 식사요법으로 고쳐진다는 것을 알게 되었다. 아버지 환자들중의 한 분이 알베르트 슈바이처(Albert Schweitger) 박사의 부인이었는데 그는 열대 지방에서 폐병에 걸려 말기 환자가 되어 거슨 박사를 찾아오게 되었다. 그러나 아버지의 식사요법에 따라 그는 완치되어 80살까지 살았다. 이들 결핵성 환자들을 치료해 가면서 거슨 박사는 많은 환자들이 다른 질병들도 동시에 앓고 있다는 사실을 알게 되었다. 고혈압, 천식, 알레르기, 심장병들을 같이 앓고 있었다. 그리고 이러한 질병들도 식사요법으로 동시에 치료가 되었다. 그러자 거슨 박사는 자신이 어느 한 가지의 질병만을 치료하고 있지 않다는 것을 알게 되었다. 그는 인체 스스로가 질병들을 치유할 수 있도록 인체의 전체를 도와주고 있다는 것을 알게 된 것이다. 물론 이것은 그가 어떤 증상을 치료한다기보다 인체의 본질적인 문제를 고쳐준다는 것을 의미한다. 결국 그는 그때까지의 의학의 전통적인 방법과는 완전히 다른 방향으로 나아가고 있었다. 그것은 증상의 억제가 아니라 전(全) 인체를 치료하는 것이었다.

## 3 신진대사 활성화를 통한 치료

거슨 박사는 결핵 환자들을 치료하면서 질병의 여러 원인 중의 하나가 세포내에 있어야 할 포타슘(칼륨)을 잃고 소디움(나트륨)이 그 자리에 스며드는 것임을 알게 되었다. 세포는 완전성을 유지하기 위하여 이 독물질인 소디움과 결합하는데 수분을 이용하여 결합하게 된다. 그것이 소위 수종인데, 수분이 고여있는 것이다. 거슨 박사의 사후 수년 뒤인 1965년에 닉슨과 웨브가 쓴 「효소」라는 책이 나왔는데, 거기에 소디움의 침입으로 발생한 여러 가지 문제에 대한 구체적인 증거가 제시되었다. 이들 저자는 인체가 어떻게 효소를 형성시키는가에 대하여 연구하였는데, 대부분의 경우 포타슘이 기폭제의 역할을 하여 물질을 효소화 시킨다는 것을 알게 되었다. 소디움은 그와는 반대로 효소의 형성과정에서 저지와 방해자의 역할을 하는 물질이다. 그리하여 소디움이 세포내에 들어가게 되면 결국 조직의 활동이 방해를 받아 최악의 상태에까지 이르게 된다. 인체가 정상적인 활동을 하려면 약간의 소디움이 필요한데, 그때에도 소디움은 세포의 바깥에 있는 액체속에 있어야 하므로 세포외 미네랄이라고 부른다.

포타슘은 세포내 미네랄이다. 그것은 세포 내에서 필요하다. 이 균형이 깨어지면 문제가 발생한다. 정상적인 채소식에서는, 모든 채소가 인체에 적합한 양의 소디움을 포함하고 있다. 문제는 식품을 통조림으로 만들 때, 저장할 때, 냉동하거나 가공할 때, 그리고 조리할 때 언제나 소금(염화나트륨)을 첨가하는 데에 있다. 그 양이 정상치보다 높은것이다. 정상적인 인체는 소디움의 초과분을 신장이나 배설물을 통하여 걸러낼 수 있다. 그러나 매일 소디움을 많이 취하면서 세월이 흘러가면 잉여분을 배출시키는 능력이 줄어들거나 상실하게 된다. 그렇게 되면 효소체계와 면역체계뿐만 아니라 마침내는 장기의 기능마저 약화되어 병을 일으키게 되는 것이다.

인체의 방어력이 약해지기 전에 더 심한 문제들이 있다. 식품의 원료가 인조비료로 키워지는데 인조비료는 질소(N), 인(P), 칼륨(K)의 세 미네랄로 이루어진다. 그러나 토양과 식물은 건강 유지와 성장을 위하여 51~52가지의 미네랄이 있어야 한다. 인체를 위해서도 이 모든 미네랄이 식품에 있어야 한다. 이런 미네랄이 토양에 함유되어 있지 않으면 식품에도 없어지게 되어 우리의 인체도 결핍하게 된다. 식물도 필수 미네랄이 부족하게 되어 방어력을 잃게 되며 병에 걸리게 되고 벌레에게 먹히게 된다. 그러면 농부들이 수확의 감소를 막기 위하여 살균제와 살충제를 뿌리게 된다. 결국 상업적으로 증산되는 식품은 필수 미네랄이 결여되어 있으며 독에 차 있다. 인간이 이러한 식품을 먹게 되면 필수 미네랄은 결여되고 독은 오히려 쌓여 결국 병에 걸리게 된다.

이와 같은 식사요법에 관한 기초지식을 알고서 우리의 건강이 어떻게 허물어져 가는가를 생각해 보자. 담배, 술, 항생제, 수면제, 의사의 처방 없이 임의로 사먹는 여러 가지 약과 의사의 처방을 받아서 복용하는 여러 가지의 약들로 우리들은 우리들의 건강에 상처를 입힌다. 질병을 물리치고 건강을 회복시키려면 인체를 해독시키고 살아있는 신선한 활성의 영양으로 듬뿍 채워 넣어야 한다는 것이 아버지의 생각이다.

거슨 박사는 우선 환자의 식사에 가해지는 과도한 염분(소디움)을 제거하려고 했다. 그리고 염분이 없는 야채식사에 더하여 매일 13잔의 녹즙을 시간마다 마시게 했다. 그러면서 그는 환자의 오줌을 검사했는데, 환자들이 소디움이 없는 식사를 하면서도 매일 6~8g 염분을 배출시킨다는 것을 알게 되었다. 염분을 줄이면 환자들은 발목과 다리의 부종이 빠지고 정상화된다. 복수도 빠지기 시작하면서 다량의 소변을 보게 된다. 그렇게 되면 세포와 조직은 그동안 공기, 물, 첨가제, 세균 등으로부터 인체에 쌓여진 여러 가지의 독들을 배출하게 된다는 것을 거슨 박사는 알게 되었다. 거슨은 혈액에 쌓여 있는 이러한 독들을 체외로 배출시키는 간이 과도하지 않게 하는 방법을 알아냈는데, 그것은 담관을 열어서 간이 독을 배설시키게 도와주는 것이었다. 커피 관장을 하면 담관이 열려지는 것이다. 이렇게 하지 않으면 간이 제 역할을 하지 못하고 중독이 된다는 것을 거슨 박사는 알게 되었다. 특히 말기 암 환자의 경우 독이 쌓여 있기 때문에 처음에는 4시간마다 한번씩 커피 관장을 시켰다. 커피 관장이 효과를 내어 체내의 독을 배출시키게 되면 거의 즉시 통증에서 벗어난다고 환자들이 보고했다.

거슨 치료법으로 소디움을 제외시키고 독을 제거시키는 포타슘이 많은 식사를 하면 바로 진통제를 끊을 수 있는 이점이 있다. 고혈압의 경우에도, 대개 5일 이내에 혈압이 내려가게 되어 혈압강하제를 끊을 수가 있게 된다. 그러면 환자의 면역체계 기능이 살아나는데, 이때 어떤 환자의 경우엔 치유열이 발생하게 된다. 열은 종양조직을 파괴시키는데에 도움을 주기도 하는데 아주 심하게 발열하지 않는 한 억제할 필요가 없다. 지난 18년 동안 환자를 치료하면서 그와 같이 과도한 상태가 일어나는 것을 보지는 못했다. 모든 방어력을 되찾으면서 인체는 옛날처럼 종양을 파괴시키고 부수어서 체외로 배출시킬 수 있게 된다. 그리하여 가장 만성적이고도 심했던 암들, 즉 흑종양, 자궁암, 폐암, 림프암도 급속히 사라지게 된다. 이때 환자들은 암들이 사라져버리는 것을 느끼게 된다. 그리고 심하지 않게 천천히 자라던 암들은 물러날 때도 천천히 사라진다. 선암(腺癌 adenocarcinomas) 즉 유방암, 전립선암, 뼈에 전이된 암 등이 그러하다. 그와 동시에 지방이 없고 효소가 풍부한 식사를 하면 혈관의 노폐물을 제거시켜 혈액순환과 호흡을 증진시켜 준다. 이와 같이 전인체가 어떻게 하여 치유되는 지를 알게 된다. 관절염, 기종, 대장염, 다발성 경화증, 심장병, 당뇨병, 그리고 어떠한 형태의 합병증 환자라 하더라도 전 인체가 회복되면 병이 낫게 된다.

거슨 박사는 어떤 소화효소를 섭취케 함으로써 손상된 인체의 기능을 도와주었다. 갑상선연골과 요오드를 먹여서 면역기능을 활성화시키고, 포타슘이 많은 식사를 시키면서도 포타슘제를 먹이고, 간 가루를 주거나 간(肝)주사를 하여 간을 도와주는 것 등이었다. 그는 또한 비타민B12를 환자에게 먹여서 혈액의 적혈구를 적절히 생산하는 능력을 증진시켜 주었다. 거슨 치료법을 모두 적응시켜 줌으로써 인체의 모든 조직이 충분한 기능을 할 수 있게 재생된다는 것을 알아야 한다. 그러나 그것은 전체적인 신진대사에의 접근이지, 질병의 어떤 특징적인 증상에 대한 치료가 아니다. 많은 환자들은 암과 당뇨병, 심장병, 고혈압, 관절염, 다리의 경련, 백내장 등의 합병증을 앓고 있다.

　인체가 전인적으로 치유되면 모든 질병이 사라지지, 어느 한가지 질병만이 낫게 되는 것은 아니다. 전인적 치료를 하면, 어느 한 질병만을 따로 떼어서 고칠 수가 없으며 모든 질병이 동시에 사라지게 된다. 예를 들어서 어느 환자는 전립선암을 앓으면서 신장 장애에 의한 복통과 고혈압, 요추 3번에 일어난 디스크, 종아리 근육의 위축으로 고생하고 있었는데 거슨의 치료법으로 2년 뒤에 모든 질병이 사라졌다. 전립선이 깨끗해졌으며, 신장 장애에 의한 복통도 일어나지 않았다. 약을 쓰지 않고 혈압이 정상화되었고 디스크가 나아졌으며 종아리의 근육도 정상화되어 갔다. 그는 몸이 전체적으로 좋지 않았으나 완전히 정상적인 활동을 할 수가 있게 된 것이다.

　거슨 박사는 또 기종 환자를 치료한 적이 있었다. 그의 주치의는 폐가 70%나 망가졌다고 했다. 숨이 막혀서 방안에서조차 제대로 걸어다니지 못했다. 그는 또한 다리에 경련이 심하게 일어났으며 손에는 관절염이 있었다. 그러나 치료를 받은 지 3일 만에 경련이 사라지고, 일주일 후에는 손의 기능이 정상화되었다. 거슨 치료법을 받은 지 8개월만에 층계를 쉬지 않고 두 계단씩 걸어서 끝까지 오를 수가 있게 되었다.

동맥의 90%가 막혀서 즉시 바이패스 수술을 받지 않으면 주말을 넘기지 못할 것이라는 여자 환자가 있었다. 그는 수술을 거부하고 거슨 치료법을 받으러 병원에 왔었다. 그는 산소 공급을 받아야 잠을 잘 수가 있었으며, 남의 도움을 받지 않고서는 방을 걸어서 나갈 수도 없었다. 2년 후 그의 주치의는 그의 동맥이 100% 깨끗해졌으며 정상적으로 활동하고 있음을 알게 되었다.

거슨 치료법에 의한 식사로 소위 불치병을 고친 사례를 다 쓰려면 한이 없다. 그리고 모든 생활습관병은 예방할 수가 있다. 왜냐하면 사람들은 미각의 즐거움보다는 건강을 더 생각하기 때문이다.

## 4 제독의 중요성과 커피 관장

커피 관장이 근거가 없다고 하여 많은 논쟁을 불러왔으며 의심을 받기도 했다. 분명한 것은 관장이 새로운 요법이 아니라는 것이다. 관장에 대한 기록이 3000년 전에 만들어진 사해두루마리의 에세네 평화의 경 제1권에 있는 것으로 보아 실제로 관장은 그전부터 실행되어 왔던 것으로 보인다. 그러나 카페인을 이용함으로써 관장의 효과를 높이게 된 것은 겨우 세계1차대전 시대로 거슬러 올라간다.

제리 월터스 박사가 그것에 대한 얘기를 전해 준다. 세계 1차대전 중 독일은 연합군에 의하여 포위당했으므로 수입물자가 태부족하여 구하기가 어려웠다. 특히 몰핀과 커피가 부족했다. 전선에서 쏟아져 들어오는 부상군인들은 외과수술이 필요했는데, 마취가 필수적이었다. 그러나 진통제가 충분하지 않아서 환자들은 매우 고통스러워했다. 의사들은 그들에게 관장을 시켜주라고 했다. 간호사들은 환자들의 수술 후 통증을 경감시켜줄 수 있도록 최선을 다했다. 커피가 부족한 상태였지만 외과의사들에게는 충분히 공급되었다. 간호사들은 관장을 시켜주면서 커피가 남아있는 것을 보게 되었다. 커피가 외과의사들에게 유효하다면 부상군인에게도 좋으리라고 믿고서 간호사들은 남은 커피를 관장액에다 부어넣었다. 그러면 환자들의 고통이 멈추어진다고 했다. 1차 대전이 끝난 후 이 이야기가 괴팅겐 의과대학의 두 교수의 귀에 들어가게 되었다. 그 교수들은 동물의 직장에다 커피를 부어넣었더니 담관이 열리고 담액의 분출이 증가됨을 보게 되었다. 거슨 박사는 이 보고서를 읽고 그것이 대단히 뛰어난 생각이라고 느껴서 즉시 커피 관장을 시도하게 되었다. 거슨 박사는 모든 성인병(생활습관병)에 감추어져 있는 근본문제는 두 가지가 겹쳐져 있다는 것을 알게 되었다. 그것은 부족과 과잉이었다. 치료를 위해서는 이 두 문제를 해결해야 한다는 것이 분명하다는 것을 그는 알게 되었다. 부족한 것은 유기농법으로 재배한 채소로 만든 녹즙을 매시간 섭취하게 함으로써 극복이 되었다. 녹즙을 마시면 신장을 씻어내는 데에도 도움을 준다. 그러나 녹즙을 마시면 조직에 쌓여 있던 독이 혈액으로 스며들게 된다. 이들 독은 간에 의하여 걸러져야 하는데, 그렇게 되면 간이 독으로 부담을 입게 된다. 거슨 박사는 인체가 즉시 독을 배설시킬 수 있게 도와주지 않으면 독이 간을 해치고 중독시켜 마침내는 마비를 일으킬 것이라고 보았다. 그러나 초기에 4

시간마다 커피 관장을 시켜주면 대개의 경우 간을 회복하게 할 수 있을 뿐만 아니라 통증도 제거시켜 준다. 통증이 감소됨에 따라서 인체는 종양조직을 분해시키고 마침내는 혈관으로 배출시킨다. 이때 상태에 따라서는 커피 관장의 횟수를 늘여야 한다. 그런 식으로 2~3번씩의 커피 관장을 해도 무방하게 된다. 그후 10여 년 동안 커피 관장에 대하여 더욱 열심히 연구를 했다. 오스트리아의 그라즈에 있는 란데스크랑켄하우스 병원의 제2외과 과장인 피터 레흐너 박사가 거슨 치료법에 흥미를 갖게 되었다. 그는 말기환자들에게 커피 관장을 시키면서 그 효과에 대하여 과학적인 연구를 하였다. 그 결과를 그는 다음과 같이 보고했다.

"커피관장은 결장에 결정적인 효과를 보이는데 내시경으로 관찰이 된다. 와턴베르그와 그의 동료들은 1981년에 커피 관장을 기준치 이상으로 여러 번 시키면 커피에서 발견되는 팔미틱산(야자기름에서 추출하는 팔미틱산 palmitic acid)이 글루타타이온 S 전이효소(glutathione S—transferase)의 활동을 증진시킨다는 것을 증명하게 되었다. 이 효소들이 처음에 전자친화성 활성산소를 결합시키게 되며 그 후로 방광에서 그것들을 배출시킨다."

담배, 헤로인, 모르핀, 코카인 등에 취한 환자들은 녹즙을 자주 마시면서 커피 관장을 하면 이들 물질에 대한 갈망이 빨리 해소되고 그에 따르는 증상도 없앨 수가 있다.

환자의 간을 비롯한 중요기관들의 기능이 완전히 정상의 활동상태로 회복되어야 전체적인 치료가 이루어진다고 말할 수가 있다. 암 환자의 경우 대개 2년 동안 거슨 치료법을 받아야 한다. 매일 유기농법에 의하여 재배한 채소로 만든 녹즙을 13잔씩 마시고, 커피 관장의 회수를 줄여나가고, 포타슘과 효소식품을 먹어야 하는 것이다. 흑종양이 넓게 퍼져서 고생을 하는 어느 환자가 있었는데 그는 안경을 쓰고도 책이나 TV를 볼 수가 없었다. 게다가 그는 모든 관절에 염증이 있다고 했다. 그리고 그는 뚱뚱했으며 고혈압과 당뇨병도 앓고 있었다. 그가 흑종양을 고쳐내자 다른 질병들도 사라졌다. 그는 책을 읽고 TV도 볼 수가 있게 되었으며 원기가 왕성해져 80살의 나이에도 다른 사람들과 어울릴 수 있게 되었다. 그의 청각은 가족들이 기대했던 것보다 더 좋을 정도로 개선이 되었다. 그는 인슐린도 맞지 않게 되었다.

거슨 치료법을 받으면 환자들의 시력이 좋아짐은 물론이고 머리카락의 색깔도 정상으로 되돌아오게 된다. 암을 고치지 못하면 다른 질병도 고치지 못한다고 우리들은 환자들에게 말한다. 우리들은 이와 같은 효과를 '거슨 치료법의 부수적인 효과'라고 부르는데, 사실 그것은 전인적인 치료이다.

그동안 우리는 한국인들과는 특별히 인연이 없었는데 앞으로는 좋은 관계가 이루어지기를 기대한다. 이 책이 한국인들의 건강에 많은 도움을 드리는 계기가 되기를 바라며, 나의 아버님이 직접 쓰신만큼 의사들과 환자들에게도 좋은 지침서가 되기를 희망한다.

우리가 김태수 씨와 그 일행들을 만난 지는 얼마 되지 않지만, 인류에 대한 사명감과 정열이 오래 전부터 비밀스럽게 교감되어 왔음을 나는 느끼고 있다.

　머잖아 한국 민족이 암, 당뇨, 고혈압, 관절염등 생활습관병을 이겨내는 데에 있어서 모든 인류에 앞서가기를 진정으로 희망한다.

저자 서문

# 많은 의사와 과학자들이
# 암환자 치료법 소개 부탁

　많은 의사와 과학자들이 내가 치료했던 여러 암환자들의 결과를 보고는 그들 각자에 대한 치료법을 알려달라고 부탁해왔다. 그때마다 그들에게 치료법에 대한 근거나 설명을 일일이 해줄 수가 없어서 이 책을 쓰기로 했다. 그러므로 이 책에는 30년 이상 경험한, 나의 암환자 치료 임상 체험들과 이미 발행했던 30여년 동안의 치료법에 대한 처방전 내용이 기록돼있다.
　포엥카레는 그의 저서 「과학과 가설」에서 이렇게 말하고 있다.

　"건물이 돌로 지어지듯이, 과학은 사실로 이루어진다. 그러나 돌을 쌓아놓는다고 집이 되는 것이 아니듯이 사실들을 모으기만 한다고 과학이 되는 것은 아니다."

　생물학에서 일어난 사실들은 상호간에 효과를 없애기도 하고, 정상

이상으로 기능을 높여 주기도하며, 또는 너무 먼 쪽으로 이끌어가기도 한다. 그래서 의사들은 각자가 문제를 풀어야 하는 짐을 지기도 하는데 과학은 그에 대한 도구들을 이미 제공해 놓았다.

우리 의사들은 증상을 조사하고 알아내 치료할 수 있도록 훈련을 받는다.

우리가 배우고 있는 의학 교과서들은 그 증상들이 각각 어느 한 기관에서 나타난다고 설명하고 있다. 책에는 의사들이 눈으로, 기계로 혹은 X—레이로 그 증상들을 관찰하고 분별할 수 있는 것으로 묘사되고 있다. 그러나 그 증상들을 질병의 표현으로 보아서는 안 되며, 신진대사의 증후들로서 생명활성체의 심오하고도 높은 수준의 형태를 나타내고 있는 것으로 간주해야 한다. 그것들은 미네랄의 활동, 세포내의 전기, 산화를 지속시키기 위한 산화효소들의 재가동 등을 나타내고 있다. 신진대사의 개선이나 더 심한 악화 등이 이들 증상이나 증후를 통하여 구체적으로 나타나게 되는 것이다. 치유력은 신진대사의 쇠퇴와 활성에 따라 감소 또는 증가 된다.

나의 치료법은 주로 영양에 대한 고찰에서 이루어지고 있다. 여기의 상세한 내용과 처방법은 대부분 과학적인 연구에 의해 확인되었다. 이 책에 수록된 여러 사례들에서 얻어진 결과는 실제 임상경험을 통해 얻어진 것이다. 이런 발견들은 지난 수십년 동안의 결과물들인데 환자의 인체는 오랜 기간의 집중적이고도 지속적인 제독이 필요하다는 생각에서 출발했으며, 제독의 시행기간도 처음 책을 쓸 때 생각했던 것보다 길어야 한다고 믿게 되었다. 최근에는 대중들이 생활습관병의 어려운 문제들을 경계해야 하며 끊임없이 성공적인 치료법을 강구해야 한다고 교육 받고 있다. 그래서 근본적으로는 의료에 종사하는 분들을 위해 이 책을 썼지만 지성인이면 누구든지 기본적인 문제점을 이해할 수 있도록 기술했다. 몇몇 장들은 여러 번 나누어 집필했다. 그래서 중복되는 내용이 많을 것이다.

의학사를 보면 개혁자들이 새로운 의견을 내 일반화시키고 다른 의사들이 그 방법을 실천하게 하기까지 많은 어려움을 견뎌야 했다. 대부분의 의사들은 기존의 처방법을 바꾸고 싶어 하지 않으며, 자신들이 배운 대로 의학 교과서에 씌어 있는 처방법을 그대로 따른다. 원래 의사들은 환자를 돕기 위하여 모든 것을 하려고 한다. 그러나 환자들에게 위험을 줄까 겁이 나서 자신이 잘 알지 못하는 치료법을 적용하려 들지 않는다. 과학, 예술, 기술의 역사에서 새로운 아이디어는 늘 격렬한 투쟁을 거쳐 왔음을 보여준다. 그러므로 대부분의 개혁자들은 자신의 아이디어가 실천되는 것을 보지 못했다.

그것이 문명이 수세기를 통하여 느리게 발전할 수밖에 없었던 여러 원인들 가운데 하나다. 문명의 발전은 늘 강력한 제지를 받았던 것이다. 나는 좀 더 나은 상태에서 일을 해왔다. 환자들의 90%~95%가 말기 암 환자들이어서 위험에 대한 부담이 없었다. 그들에게 적용된 여러 가지 기존의 의학적 치료법이 실패했거나 아니면 처음부터 수술을 할 수 없었던 환자들이었다. 환자들의 치료과정과 그 결실 혹은 실패들을 지켜보면서 충분한 경험을 쌓는데 수십년의 시간이 걸렸다.

막스거슨

역자 서문

# 의학의 물줄기를 바꾼
# 위대한 천재의사 막스거슨 박사

　현대의학의 암에 대한 치료법은 어느 병원, 어느 의사가 맡든 대개 그 내용이 비슷한데, 종양의 절제, 방사선 치료, 그리고 약물의 투여 등이다. 이것은 완전히 국부적인 치료법으로, 암 발생의 근본 원인을 찾아서 그 원인을 제거하거나 그 증상의 발생 부위를 재생시켜서 복원해 내는 방법이 아니다. 그러나 이 치료법이 정통 요법이며, 이 치료법으로 암 환자를 다루지 않으면 의료계의 기성세력은 그 의사를 가만히 두지 않는다고 한다. 자기들의 사회나 조직에서 축출해 버린다는 것이다.
　이 책의 저자인 막스 거슨(Max B. Gerson 1881~1959)은 독일인으로 독일에서 의학을 공부하고 박사학위를 받아 활동하다가 히틀러의 횡포를 피해 1936년 미국으로 이민 가서 1938년에 정식으로 미국의학협회의 회원이 되어 뉴욕의 고담병원 등에서 근무했다. 나중에 자기의 개인병원을 갖게 되었는데, 그는 1942년부터 암환자를 비정규적인 요법으로 치료하여 대단한 성과를 거두게 된다. 그러나 미국의 기존 의료계에서는 그의 치료법을 인정하지 않았을 뿐 아니라 그의 암치료 논문을 의학지에 발표도 하지 못하게 했다. 많은 환자와 언론인, 동료 의사들 그리고 정치인들이 그의 의술과 이론을 지지했지만 그는 생전에 그의 업적에 걸맞는 명성을 얻지 못하고 한 사람의 후계자도 없이 폐렴으로 사망했다.

그는 젊었을 때 심한 편두통을 앓아 고생했는데 여러 선배 의사들에게 그것에 대한 치료법을 물어보았으나, 모두들 없다고 하였다. 그러나 그는 실망하지 않고 스스로 편두통의 치료법을 연구하기 시작하여 마침내 식사에서 그 병의 원인을 찾아내었다. 자신이 개량한 식사법으로 편두통뿐만 아니라 낭창(Lupus. 결핵성이며 코 주위 등에 발생하는 궤양. 다른 부위에도 생긴다. 빨리 퍼지며 보기에 매우 흉하다)과 같은 불치병도 고쳐진다는 것을 알게 된 그는 많은 환자들을 도와줄 수 있었으며 젊은 나이에 전 유럽에서 명성을 떨치게 되었다. 그가 제시한 식사법을 흔히 '막스 거슨 식사 요법' 또는 '거슨 식이요법'이라고 부른다. 이 책에서는 식이요법과 식사 요법을 구별하지 않고 편의대로 표현했다.

미국으로의 이민 후 그는 자신의 식사법으로 주로 결핵 환자들을 치료하다가 그 식사요법으로 암 환자도 고쳐낼 수 있다는 확신을 갖게 되어, 마침내는 일반 병원에서 포기한 말기 암 환자들을 대상으로 집중적으로 치료와 연구를 병행하게 되었다. 말기 암 환자의 경우 40%이상이 그의 식사요법으로 완치가 되었으며, 한 두 차례 수술을 받았다가 거슨에게 간 환자들은 거의 대부분 완치되었다. 그러나 기성 의료계에서는 그의 치료법을 무시하고 반대했으며 심지어 의학협회의 회원자격까지 보류시켜 버렸다.

그러나 한편으로는 그를 지지하는 의사들과 시민들도 많이 있었다. 그들의 주선으로 1946년 미국 상원의 페퍼(Claude Pepper) 의원이 '거슨 식사요법'을 중심으로 암의 치료법에 대한 연구를 하자는 특별법을 제안했으나 부결되었다. 언론계로부터 집중적인 비난을 받았기 때문이었다. 그들은 식사요법으로 암을 고친다는 것이 말도 안 된다고 했던 것이다.

이 책은 그가 죽기 1년 전인 1958년에 펴낸 것으로 의료인뿐만 아니라 일반인도 읽을 수 있게 쓰여 졌다. 주 내용은 '왜 식사법이 중요한가'에 대한 의학적 설명이다. 또한 그가 치료한 50명의 환자에 대한 치료과정 및 결과에 대한 임상기록도 소개돼 있다. 이들은 대부분 다른 병원에서 몇 번씩 치료를 받은 적이 있는 환자들이었다. 이 방법에 따라 암 환자 뿐만 아니라 모든 병이 이 식사요법으로 치료된다는 것을 자세하게 설명하고 있다.

그의 식사법은 소금을 전혀 쓰지 않는 자연식이다. 왜 소금을 먹어서는 안 되며 과일과 생야채를 중심으로 한 자연식이어야 하는지를 누구라도 이해할 수 있게 썼다. 그는 식사 요법 외에 연골, 나이아신, 루골액 등과 소간즙을 이용하여 큰 성과를 거두었다. 커피관장과 피마자기름요법, 박하차요법도 매우 독특하다. 그러나 이런 치료법은 당시 미국 의학계에서 인정을 받지 못했다. 이 치료법을 이용하면 1만 달러의 벌금을 물어야 하며 의사면허증을 박탈당해야 했다. 그래서 그의 치료법은 자칫하면 사장당할 뻔 했다.

그러나 1976년 그의 셋째 딸 샬럿거슨 스트라우스 여사(의사가 아니다)가 중심이 되어 멕시코의 티후아나에 거슨의 치료법으로 암을 비롯한 여러 가지 병을 치료하는 병원을 개설하여 많은 이들에게 혜택을 주면서 그의 식사 요법이 세계로 퍼져나가게 되었다. 그 병원의 환자들은 미국을 비롯한 세계 여러 나라에서 몰려왔다. 거슨의 주장처럼 암도 관절염이나 협심증 혹은 당뇨병과 같이 만성 생활습관병의 일종이므로 병의 발생 원인이나 치료법이 따로 있는 것이 아니다. 질병의 원인은 부분적인 것에 있지 않고 인체의 부조화에서 일어나며 증상에 따라 질병의 이름이 붙여질 뿐이다. 따라서 모든 질병의 원인과 치료법은 동일하다. 그래서 그 병원에서는 암을 비롯한 온갖 만성질병을 다 고쳐 줄 수가 있는 것이다.

이 병원에서도 1989년도까지는 거슨처럼 소의 간즙을 이용했으나 가축용 사료의 불량과 성장촉진제의 과다 사용 등으로 소간의 질이 좋지 않게 되자 이제는 간즙을 이용하지 않고 있다. 우리나라의 소도 미국의 소와 거의 같을 것이므로 이용하기가 어려울 것으로 보인다.

막스거슨박사의 사후 50여년이 지난 지금 그의 암에 대한 이론은 마침내 현대의학으로 편입됐으며 그는 전세계적으로 대체의학(자연의학)의 선각자로 평가받고 있다. 특히 미국을 비롯한 선진국에서 더 많은 사람들이 자연의학을 지지하고 또한 선호하고 있는것이다. 그러한 의미에서 당시 막스 거슨을 지지했던 많은 사람들의 걱정처럼 그의 치료법이 그와 함께 무덤속으로 들어가지는 않았던 것이다.

질병이 나타난 어느 국부의 증상을 없애거나 땜질하여 막아두는 것이 현대의학의 정통치료법인데 사실 그것은 근본적인 치료가 아니다. 그저 미봉책일 뿐이다. 질병의 원인을 인체의 전체적인 조직과 흐름에서 찾아야 한다. 병의 원인은 그 증상이 나타난 부위에 있는 것이 아니기 때문이다. 그래서 전체주의 사상, 전체주의적인 의학(holistic medicine)이 나타나기 시작한 것이다.

거슨의 식사요법도 이 범주에 들어간다. 이와 같은 새로운 이론은 21세기에 접어들면서 세계의료계의 주된 흐름이 되고 있다. 이런 이론에 따라 암도 이제는 생활습관병으로 분류되면서 과거와는 달리 치료나 관리가 가능한 질병으로 인식되고 있는 것이다. 이런 측면에서 보면 막스거슨 박사는 슈바이쳐 박사의 평가처럼 거대한 의학의 물줄기를 바꾼 위대한 천재의사이다.

막스 거슨의 치료법은 앞에서 설명한것처럼 멕시코의 티후아나에 있는 CHIPSA(Centro Hospitalario del Pacifico, S. A.)라는 병원에서 이루어지고 있었다. 거슨의 셋째 딸 샬럿(Charlotte Gerson)이 그 병원에서 멕시코 의사들에게 아버지의 치료법을 가르쳐서 암 환자들을 비롯하여 온갖 생활습관병 환자들을 돌보았다. 그들은 티후아나와 마주 보고 있는 미국의 국경 도시 샌디아고에 연구소를 두고 있으면서 티후아나에서 환자들을 맞고 있다. 그 환자들이 주로 미국인들이기 때문이다. 그들이 미국에서 거슨식 치료를 하면 의사 면허증을 박탈당하고 또 일만 달러의 벌금을 물어야 한다. 그래서 미국에서 병원을 열지 못했던 것이다. 참으로 넌센스다.

우리는 1995년 3월 16일 아침 11시에 샬럿 거슨과 그의 병원에서 만나기로 약속을 했다. 그래서 그와 함께 치료를 받고 있는 암 환자들을 만나보았으며 그들과 대화를 나누기도 하고, 샬럿이 그들에게 격려하는 얘기들을 듣기도 했다. 그들 환자들은 대개 2~3주간 그 병원에서 머물다가 집으로 돌아가 자가치료를 한다고 했다. 병원에 있는 기간이 짧은 것은 치료비가 비싸기 때문이며, 훈련을 쌓으면 집에서도 충분히 스스로 해낼 수가 있기 때문이라고 했다.

환자들은 대개 다른 병원에서 수술을 받았던 사람들로, 병이 재발하여 다시 샬럿을 찾아 CHIPSA로 오게 된 사람들이었다. 그들은 한결같이 말하기를, 입원할 때에는 격심한 통증으로 몹시 괴로워했었는데, 입원 후 5일에서 일주일 사이에 그 격렬했던 통증이 사라졌다고 했다. 그것은 기적과 같은 것이라고 했다.

환자들의 보호자로 가족이 한 사람씩 따라와서 그들을 돌보고 있었다. 놀라운 것은 그들 환자나 가족들이 대단히 명랑하며 즐거워하고 있다는 사실이다. 우리는 그동안 우리 나라의 암 환자들과 그들의 가족들을 많이 만나 보았는데, 그들은 한결같이 기가 죽어 있고 우울하거나 무거운 모습들이었다. CHIPSA의 환자들과는 완전히 대조적이었다. 결국 샬럿의 환자들은 모두 암을 극복할 자신이 있기 때문에 즐거워하고 있었던 것이다.

외견상 막스 거슨의 치료법은 아주 간단하다. 그 중요한 요점을 열거하면 다음과 같다.

**1 노폐물의 배설**

체내의 노폐물을 배설시키기 위하여 커피관장을 하루에 수차례씩 한다. 관장액으로 커피를 이용하는 이유는 커피의 카페인이 간을 자극하여 독을 배설시키고 간의 기능을 회복시켜 주기 때문이다. 모든 질병의 원인은 간이 허약해져서 발생하기 시작한다고 거슨은 주장했다. 커피는 반드시 유기농법에 의해 재배된 무공해의 것이어야 한다. 우리들이 쉽게 접하는 커피는 모두 유기농법에 의해 재배된 것이 아니다. 이외에 피마자기름요법도 행한다.

### 2 세끼의 식사내용

가. 유기농법으로 재배한 생야채 샐러드가 주식이다. 아마씨 기름과 물에 탄 식초에 버무린다. 완전히 치료될 때까지 육식, 곡류, 우유, 견과류, 그리고 설탕 등 가공식은 일체 먹지 않는다.

나. 구운 감자 1개와 야채 스프를 먹는다.

다. 통마늘을 먹는다.

라. 녹즙을 한잔 마신다.

마. 히포크라테스 스프를 한잔 든다.

### 3 녹즙요법

하루에 13잔의 녹즙을 마신다. 녹즙의 재료는 당근, 사과, 시금치, 상추, 샐러리 등 우리와 아주 친숙한 것들이다. 1잔은 8온스, 즉 맥주잔으로 한잔 정도이다. 녹즙에 증류수가 있기 때문에 따로 물을 마실 필요는 없다. 우리 나라 사람들은 하루에 13잔을 마시기는 어렵다. 체구가 작기 때문이다. 7잔 정도면 어떨까 싶다.

### 4 간주사

소의 간 주사를 맞는다. 소 간즙을 마시기도 한다.(현재는 피하고 있다. 병이 든 소가 많기 때문이다.)

**5 비타민과 미네랄의 투여**

아시돌, 펩신, 포타슘 복합제, 연골, 나이아신 등 (의사의 처방에 따라야 한다).

**6 어떠한 경우에라도 염분은 사용하지 않는다**

식사 때에도 염분은 피한다. 그리고 병이 회복된 후에도 염분은 피하라고 한다.

**7 강의와 정신요법**

아마 거슨의 치료법에서 이 과정이 가장 중요하리라 믿는다. 샬럿은 매주 목요일에 병원에 들러서 환자들을 일일이 찾아다니며 병세를 묻고 격려한다. 그리고 그날 오후 2시 30분부터 두어 시간 동안 모든 환자와 가족들에게 강의를 한다. '질병의 발생 원인'과 거기에 '어떻게 대처할 것인가?'에 대해서이다. 환자들과 가족들의 생기는 샬럿의 격려와 강의에서 얻게 된다고 보아야 할 것이다.

마침 환자들 중에는 그 전날 저녁에 들어와 샬럿을 처음 만나는 사람이 있어서 샬럿이 환자를 처음으로 대하는 장면을 살펴볼 수가 있었다. 환자는 34살의 남자로서 변호사인데 병 때문에 직장을 그만두었다고 했다. 댄서인 그의 부인도 남편 때문에 직장을 그만두어야 할 것 같다고 했다.(그는 semi—retired라고 표현했다.) 그들의 말을 들으면서 우리는 저들이 샬럿으로부터 꾸중을 듣겠구나 하고 생각했는데, 역시 그대로였다. 샬럿은 사정없이 부부에게 강한 말투로 꾸중을 했다.

"병 때문에 직장을 그만둬요? 한두 주일 여행 온 셈치고 여기에서 편안하게 지내다가 다시 직장으로 돌아간다고 생각하세요. 그렇게 생각하지 않는 한 우리는 완치에 대한 보장을 못해요."

그렇다. 모든 질병의 원인은 자기 자신에게 있다. 특히 마음가짐, 정신이 자신의 질병을 만들기도 하고 병을 고치기도 한다. 샬럿이 그 부부를 호되게 꾸중하는 모습은 우리에게 오래동안 지워지지 않을 것이다.

막스 거슨을 일본에서는 막스 게르손이라고 부른다. 독일식으로 발음하는 것이다. 그러나 그는 이미 미국인으로 귀화하였으므로 우리는 그의 이름을 미국식으로 막스 거슨이라고 부른다. 여기에 대하여 혹시 착오가 없기를 바란다.

이 책을 한국어로 처음 펴낸 것은 1995년도였는데 그 후에 거슨연구소에는 많은 변화가 있었다. 샬럿이 관계하던 병원이 Chipsa에서 Meridien으로 옮겨졌다가 그 후 다시 콘트레라스 박사 부자가 운영하는 병원 Oasis로 옮겼다. 한편 거슨연구소의 상무이사였던 가르 힐덴브란드 씨는 막스 거슨의 추종자 조셉 이셀스 박사와 함께 이셀스—거슨연구소를 설립했다.

금년에 새로 낸 이 책은 원래 500페이지가 넘는 방대한 분량이었으나 새롭게 정리하면서 중복되는 내용들을 대폭 정리하여 간소화 했다. 임상부분에서도 엑스레이 사진은 제외했다. 사실상 별 의미가 없는데다,

산만하고 중복되거나 전문가조차도 알아보기 힘든 사진들이라 빼고 거슨 요법의 핵심 내용만을 간추렸다. 의약인들뿐만 아니라 일반인들도 쉽게 읽으며 이해할 수 있도록 전체적으로 다시 정리했다. 암이나 기타 생활습관병(당뇨, 고혈압, 관절염등)으로 고생하는 분들에게 많은 도움이 되길 바란다. 그럼에도 아쉽고 미진한 부분은 더 보완해서 성원과 격려에 보답할 것을 약속드린다.

김태수, 윤승천

## 차례

한국어판 간행에 부쳐 불치병을 고치다     5

저자 서문 많은 의사와 과학자들이 암환자 치료법 소개 부탁     19

역자 서문 의학의 물줄기를 바꾼 위대한 천재의사 막스거슨 박사     22

### 1부 암 식사 요법의 비밀

#### 1 암 식사 요법의 비밀     40

    1) 암 식사요법

    2) 암 환자들이 피해야 하는 금지식품

    3) 한시적 금지식품

    4) 조리기구

    5) 녹즙기

    6) 암 환자에 도움되는 식품

    7) 녹즙

    8) 야채 채소 조리법

    9) 암 환자에 절대적으로 필요한 조건들

    10) 박하차

#### 2 식사와 영양으로 암이 치료되는 이유     45

    1) 무염식사

    2) 문명화된 백인들의 식사법이 아프리카 원주민들에 끼친 영향

3)암과 소금

4)무염식의 목표

5)무염식이 필요한 증후들

## 2부 암 발생원인과 증상

### 1 암 발병원인　　　　　　　　　　　　　　　56

1) 암을 비롯한 만성질병을 일으키는 현대문명

2) 화학비료

3) 전체주의의 개념

4) 간암의 발생원인

5) 인체에 치명적인 살충제-발암 물질

### 2 암의 증상　　　　　　　　　　　　　　　68

1) 암과 간의 상관관계

2) 생명의 평형바퀴인 간

3) 신진대사

4) 유사한 암 이론들

## 3부 식사 요법으로 암을 고친다

### 1 식사요법으로 암을 고친다　　　　　　　　82

1) 암 치료 원리

2) 알레르기 염증과 인체의 면역력

3) 제독으로 인체의 재활성화

  4) 관장의 중요성

  5) 암 치료를 위한 관장요법

  6) 비경구적인 소화의 중요성

  7) 치료에 따른 호전 반응들 -발적

  8) 투약

  9) 비타민과 미네랄

  10) 기관의 효소 분포

 2 회복기에 있는 암 환자의 어려움     115

  1) 치료의 문제

  2) 경제적인 문제

  3) 암 환자들의 정신적인 부담

 3 치료 중 암 환자들이 저지르는 실수들     118

 4 암 환자에 대한 24가지 규칙     120

 5 실패한 처방     122


# 4부 식사 요법으로 암을 고친 사례

## 1 두경부     126

  | 사례 1 뇌하수체의 거대 종양 |

  | 사례 2 왼쪽 소뇌교각의 신경초종 |

  | 사례 3 해면아종 |

  | 사례 4 소뇌교각종양 |

| 사례 5  뇌하수체종양 |

| 사례 6  경부와 상흉부척수내 신경교종 |

| 사례 7  경부삭혈관종 |

| 사례 8  오른쪽 이하선의 악성종양 재발 |

| 사례 9  오른쪽 윗입술 기저세포암 |

| 사례 10  왼쪽 상악하의 선종 |

## 2 소화기계     164

| 사례 1  복막 뒷부분의 임파육종 |

| 사례 2  복막 뒷부분의 임파육종 |

| 사례 3  임파아세포종 |

| 사례 4  진행성 임파육종 |

| 사례 5  임파육종의 재발 |

| 사례 6  복부 임파육종 |

| 사례 7  왼쪽 신장육종 |

| 사례 8  직장상부 선암 |

| 사례 9  S상 결장의 선암 |

## 3 유방, 내분비계     193

| 사례 1  오른쪽 유방경성암 |

| 사례 2  양쪽 갑상선과 S상 결장의 선암 |

| 사례 3  갑상선종 |

| 사례 4  오른쪽 유방의 선암 |

| 사례 5  오른쪽 유방의 선암 |

| 사례 6  오른쪽 유방의 퇴행성암 |

| 사례 7 유방암 |

| 사례 8 오른쪽 유방의 파젯트병 |

## 4 비뇨, 생식기     217

| 사례 1 오른쪽 고환의 기형종양 |

| 사례 2 전립선암 |

| 사례 3 전립선암 |

| 사례 4 질의 원개와 자궁경부암 |

| 사례 5 자궁경부암 |

| 사례 6 왼쪽 신장과 요관에 편평한 세포암 |

| 사례 7 방광암 |

| 사례 8 자궁선암(방광과 질에 전이) |

## 5 피부     242

| 사례 1 융모막상피종 |

| 사례 2 악성 흑육종 |

| 사례 3 진행성 흑종양 |

| 사례 4 재발성 악성 흑종양 |

| 사례 5 기저세포암 |

| 사례 6 기저세포암(복합증이 있음) |

| 사례 7 왼쪽 발바닥 기저세포암 |

## 6 근골격계     263

| 사례 1 신경섬유종 |

| 사례 2 진행성 신경성섬유종 |

| 사례 3 골섬유종 |

| 사례 4 골수염에 의한 근육종 |

| 사례 5 파젯트골염 |

| 사례 6 대동맥궁의 종양 |

## 7 호흡기계     287

| 사례 1 기관지암 |

| 사례 2 기관지암 |


# 5부 암치료 임상 30년

## 1 임상 30년     296

## 2 강연 후의 질문과 대답     315


# 6부 불치병 환자가 아닌 환자들을 위한 거슨식사법

## 1 만성질병에서의 치유기능 회복     328

## 2 불치병 환자가 아닌 환자들을 위한 거슨식사법     340

    1) 투약

    2) 관장

## 3 생간즙 처방에 대한 견해     343


# 7부 거슨 요법의 이론

## 1 일반적인 식사     348

## 2 논문     353

## 3 거슨 요법의 이론                                   359
    1) 세포병리론
    2) 단백 섭취 제한
    3) 칼로리와 단백 제한

## 4 갑상선 제재와 루골액 사용과 역할                   367
## 5 커피 관장                                          369

## 부록 막스 거슨 박사의 연대기                         373

# 1부

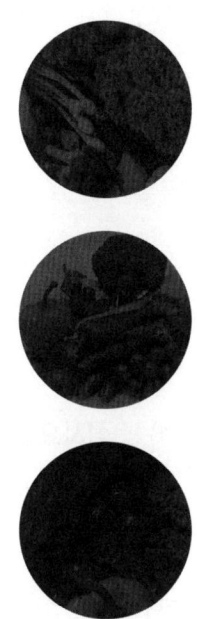

# 암 식사 요법의 비밀

# 1 암 식사 요법의 비밀

### 1) 암 식사요법

암 환자의 식사는 일반인의 식사와는 달리 신선한 과일즙과 과일 그리고 채소가 중심이 된다. 생야채를 날것으로 먹거나 강판에 갈아서 먹는다. 또한 신선한 잎사귀로 만든 샐러드, 껍질째 구운 야채와 설탕을 절여 만든 과일과 오트밀 그리고 소금이 가해지지 않은 귀리빵 등이다. 모든 식단은 신선해야하며 소금을 넣어서는 안 된다. 이런 식사를 6주에서 12주 동안 한 뒤에라야 동물성 단백질을 취할 수 있다. 암 환자는 소금과 크림이 들어가지 않은 묽은 치즈와 탈지유로 만든 요구르트 그리고 버터만 취해야 한다.

이 식사법은 소디움이 가능한 제외되고 포타슘을 최대한 첨가해야 한다는 원리에 기초하고 있다. 이 식사는 소화가 쉽고 신진대사에 부담을 적게 준다. 칼로리의 양이 적으며 소화가 빠르기 때문에 많은 양을 자주 섭취해야 한다. 체내의 중독성 물질과 신진대사의 비정상적인 중개물질 배설에 자극을 준다는 장점이 있다.

## 2) 암 환자들이 피해야 하는 금지식품

담배와 소금, 자극이 강한 양념들(다만 신선하거나 말린 약초에서 얻은 양념은 가능하다), 홍차, 커피, 코코아, 아이스크림, 캔디, 초콜릿, 술, 흰 설탕, 흰 밀가루, 크림, 과자, 견과류, 버섯, 콩, 콩제품, 피클, 오이, 파인애플, 붉은 큐란트를 제외한 딸기류, 물 등이다. 여기에 모든 통조림, 저장식품, 유황으로 그슬린 콩, 렌즈콩과 보통의 콩, 얼린 음식, 훈제한 채소나 소금에 절인 채소, 탈수시켰거나 가루로 만든 식품, 병에 든 주스 그리고 모든 지방기름, 소금 대용물, 염색제 등이다.

## 3) 한시적인 금지식품

우유, 치즈, 버터, 생선, 육류, 달걀.(특히 치료의 초기 몇 달 동안은 반드시 지켜야 한다)

## 4) 조리기구

사용할 수 없는 것 : 압력솥이나 냄비, 증기솥, 알루미늄으로 만든 조리기구 일체.

사용 가능한 것 : 스테인레스 제품, 유리제품, 에나멜 제품, 질그릇, 주물로 만든 철제, 주석제품.

## 5) 녹즙기

두 개의 기구가 필요하다. 분쇄기와 압력 착즙기가 분리되어 있어야 하고 반드시 스테인레스 제품이어야 하다. 블렌더, 원심분리기, 주스 믹서기나 주스 마스터기는 사용하지 말아야 한다.

### 6) 암 환자에게 도움이 되는 식품

사과, 포도, 체리, 망고, 복숭아, 오렌지, 살구, 그레이트푸르트, 바나나, 탕헤르귤, 배, 자두, 멜론, 파파야, 감 등.

배와 자두는 구우면 소화가 더 잘되며 구운 과일도 이용할 수 있다. 유황 처리하여 말린 것이 아니면 말린 과일도 이용할 수 있다. 말린 사과와 말린 복숭아, 건포도, 말린 자두 또는 여러 가지 말린 과일을 섞어서 이용할 수도 있다. 이때는 물에 씻은 후 익히면 된다.

### 7) 녹즙

하루에 먹을 분량을 미리 만들지 말고 필요할 때마다 만들어 먹는다. 처음에는 양을 적게 마시다가 점차로 양을 늘려 간다. 의사의 처방에 따라 8온스 잔으로 마신다.

오렌지즙, 사과와 당근즙, 푸른 잎사귀즙, 그레이트푸르트즙, 토마토와 사과즙 외에 추가도 가능하다. 물은 마시지 말아야 하며 위에는 녹즙과 스프만 공급해야 한다.

### 8) 야채, 채소 조리법

채소를 익혀 먹으려면 물을 붓지 않고 낮은 불에 천천히 익혀야 한다. 그래야만 채소가 가진 자연 향을 유지시켜 소화가 잘 된다. 높은 열로 채소를 빨리 익히면 채소의 영양소를 잃게 된다. 이렇게 열을 받으면 채소 세포의 교질에 들어있던 미네랄이 빠져나가 재흡수 되지 않는다. 열이 오르는 것을 막기 위하여 아스베스토스 매트를 열기구 위에 올려놓은 것도 좋다.

시금치 물은 너무 쓸뿐만아니라 무기수산이 많이 들어 있으므로 버려야 한다. 토마토, 부추, 양파는 자체에 물기가 많으므로 다른 것을 넣지 말고 껍질 째 그대로 열을 가한다. 붉은 비트 역시 감자처럼 껍질째 물에 담아 조리해야 한다. 모든 채소는 깨끗하게 유지하면서 조심스럽게 씻어야 하며 껍질을 벗기거나 찢어서는 안 된다. 중요한 미네랄과 비타민들이 껍질 아래에 저장되어 있기 때문이다. 증기가 새지 않게 냄비의 뚜껑은 단단히 닫아야 한다.

생과일이나 채소는 신선한 것이어야 하며 만일 조각을 내거나 찢어서 쓰려면 가능한 빠른 동작으로 처리해야 한다. 채소를 이용하려고 손을 대면 신선한 생체조직이 오래 유지되지 않는다. 녹즙을 만들 때도 이런 조작법이 적용되어야 한다. 조리하여 만든 음식은 냉장고에서 48시간까지 보관할 수 있다.

### 9) 암 환자에게 절대적으로 필요한 조건들

환자가 과일즙과 신선한 간즙 등을 먹을 때는 어려움이 있더라도 의사가 지시하는 양은 다 먹어야 한다. 이 같은 반응이 나타나는 시기에도 환자들이 사과즙이나 사과를 간 것, 즙에다 곱게 짓이긴 바나나를 탄 것을 잘 먹기도 한다. 이것을 덜 진한 스프를 찍어 먹기도 한다. 환자가 민감하거나 장관이 과민성을 나타내면 생 녹즙에 부드럽게 여과시킨 오트밀을 섞어 주기도 한다. 환자의 상태가 심해지면 녹즙과 묽게 만든 오트밀을 반반씩 섞어 주기도 한다. 주의할 점은 두 숟가락 이상 먹여서는 안 된다는 점이다. 사과는 통째로 먹이거나 곱게 썰어서 굽거나 소스로 만들어서 먹인다. 건포도와 함께 설탕절임으로 만들어 먹이기도 한다. 당근은 생으로 먹여야 하는데 잘게 썰어서 먹이기도 한다. 이것을 잘게 썬 것을 사과와 함께 섞어 먹이는 것도 좋다. 또한 약한 불에 굽거나 꿀이나 빵가루를 뿌려 먹일 수도 있다. 감자는 굽거나 오븐에 껍질째 익혀서 먹일 수 있다.

**10) 박하차**

두 컵의 끓는 물에 말린 박하 잎사귀를 찻숟갈로 하나를 넣고 5분 쯤 더 끓인 후 잎사귀를 건져낸다. 맛을 내기 위해 황설탕이나 꿀 또는 레몬즙을 약간 넣는다.

# 2 식사와 영양으로 암이 치료되는 이유

### 1) 무염식사

일부 전문가들은 소금을 단순한 양념이나 자극물로 보았다. 그들은 소금을 소량만 이용하면 해가 없으나 많이 사용하면 인체에 해가 될 수 있다고 보았다. 반면에 소금이 반드시 필요하다는 사람도 있었다. 그들은 식품에 포함된 소금의 양이 적어서 정상적인 사람이 활동을 하는데 있어 지장이 없다고 생각했다.

울프 아이스너는 "소금을 배제한다는 것은 음식물 자체를 배제 하는 것과 같다."고 단언하기도 했다. 소금을 먹지 않는다는 것은 불가능하다. 모든 식품에는 자연적인 염화나트륨이 양을 달리하여 포함되어 있기 때문이다.

인간에게 얼마만큼의 소금이 필요한가는 의견이 분분하다. 보통의 유럽인들은 하루에 10~15그램의 소금을 섭취하고 미국인들은 10~12그램을 섭취한다. 아시아와 아프리카인들은 많은 차이를 보이고 있다.

생리학자들이 현대인이 섭취하는 소금의 양이 적정 필요량보다 훨씬 많이 섭취한다고 주장한다. 이것은 인체가 소금을 필요해서 먹는 게 아니라 음식의 맛을 내기 위해 먹는다는 뜻이다.

1901년 분제는 '소금이 필요한가?'에 대한 실험을 통해 육식 동물은 소금의 양이 적게, 초식 동물은 많이 필요로 한다는 것을 알게 되었다. 그는 인간의 경우에도 마찬가지라고 생각했다. 육식을 자주하는 도시인들과 채식을 자주하는 시골사람들의 소금 섭취량은 각각 1:3의 비율로 나타났다. 이와 비슷하게 육식을 자주하는 유목민들은 소금을 아주 적게 취한다는 것도 밝혀졌다. 그와 달리 농업에 종사하는 흑인의 경우 소금의 수요량이 매우 커서 소금이 물물교환의 단위가 되었다.

분제는 채소에 들어있는 포타슘을 소비하면 인체가 많은 양의 염분을 배설한다는 사실을 실험을 통해 알았다.

애브더할덴은 분제의 견해에 따라 채식하는 부족이 소금을 많이 먹는 이유에 대해 "포타슘이 많은 식품은 소디움의 배설을 증가시키므로 소금의 요구량이 늘게 된다."고 했다. 분제는 사람들이 체내 '염분의 균형'을 유지하기 위해 매일 소금을 4~5그램 이상 먹어야 한다고 생각했다.

헤르만스도르퍼는 자신의 박사논문에서 인간이 하루에 15그램의 소금밖에 처리할 수 없다고 밝혔다. 그는 소금의 배출에 대한 조사를 하기 위해 스스로 단식을 할 때 늘 2그램의 소금을 취했다. 이런 견해들은 소금의 상식적인 이용을 나타내고는 있지만 어떤 측면에서는 한쪽으로 치우쳐 있다고 여겨진다. 수천 명의 환자들을 상대로 실험을 해본 결과 소금에 대한 요구는 맛을 아는 신경에 의한 것이며 어릴 때부터 그렇게 길들여졌다는 결론을 얻었다.

　소금을 전혀 사용하지 않는 부족도 있다. 살루스트는 소금을 전혀 사용하지 않는 누미디안 사람들에 대한 이야기를 썼다. 이는 모든 사람이 옛날부터 소금을 먹지도 않았으며 인류에게 이롭지도 않다는 사실을 증명하는 것이다. 현대에도 소금을 먹지 않고 살아가는 부족이 있다.

　부르고크 교수는 키르그히지안 사람들은 폐결핵에 걸리지 않지만 소금을 먹는 유목민에게는 가끔 폐결핵 환자가 발견된다고 보고했다. 키르그히지안 농민들은 소련 농민들처럼 소금을 먹는데 스텝지역에서 소금을 쉽게 구할 수 있다. 그들이 빵과 소금을 먹기 시작한 이후로 시력과 후각이 매우 떨어졌다. 소금을 먹는 유목민들은 여우를 알아내는 후각을 잃었다고 한다. 부르고크 교수는 시베리아에서 사는 부족들은 소금을 싫어한다고 보고 했다. 난센은 북극을 탐험하면서 에스키모인들이 소금을 싫어했으며 초대받지 않은 손님이 오면 소금이 든 음식을 주어 멀리했다고 했다. 스탠리와 리빙스톤도 소금을 전혀 모르는 부족들을 만났다. 그리고 그들이 처음으로 소금을 먹은 후 중독 현상을 일으켰다고 보고했다. 관찰한 바에 따르면 몇몇 건강한 간호사들이 몇 달 동안 무염식을 하다가 정상적인 식사를 하자 설사와 구역질을 일으켰다.

　무염식을 반대하는 논거를 올프—아이스너는 다음과 같이 열거하고 있다.

　채소를 섭취할 때는 몸은 소금을 더 필요로 한다. 채소에는 소금이 들어있지 않기 때문이다. 유기체 내에서 식물의 포타슘탄산염은 염화

47

물 소디움과 결합하여 소디움염화물과 소디움탄산염을 형성한다. 그것이 염화물과 소디움을 배설시킨다. 그 손실을 보충하기 위해 소금을 먹어야 한다고 말한다.

울프-아이스너는 그의 책에 나와 있는 분제의 실험결과들을 인용했다. 분제는 감자를 주식으로 하는 사람들에게만이 소금이 더 필요한 것이라고 했다. 이 같은 식사법으로 소금의 배설량이 늘어나면 여러 면에서 그 식사법은 효과적이라는 뜻이다. 몸에서 빠져나가는 소디움을 대체할 필요가 없다는 것은 당뇨병 환자가 오줌으로 당분을 많이 배설해도 당분을 더 취할 필요가 없다는 것과 같다.

위의 염산과 소금의 섭취는 밀접한 관계가 있는 것으로 알려져 있다. 그러나 위산이 소금의 섭취에 영향을 받는다는 말은 증명되지 않았으며 경험에 의하면 그 반대다. 로스만은 정상적인 사람의 위액에는 400~500밀리그램의 염산이 있으며 염산의 PH는 0.97에서 0.80 사이라고 한다.

### 2) 문명화된 백인들의 식사법이 아프리카 원주민들에 끼친 영향

올해 이 지역에서 처음으로 발생한 충수염 환자를 수술해야 했다. 백인들에게는 자주 일어나는 이 질병이 왜 이 나라 흑인들에게는 일어나지 않는가에 대한 만족할만한 설명이 없었다. 아마도 이 질병이 발생한 원인은 영양의 변화에서 찾을 수 있을 것 같다. 대도시에서 살고 있는 원주민들은 이제 옛날처럼 식사하지 않는다. 옛날에는 과일, 야채, 바나나, 카사바, 이그남, 타로, 고구마 등을 주식으로 삼았지만 지금은 깡통에 든 버터, 저장된 육류와 생선 그리고 빵을 먹기 시작했다.

암이 발생한 것은 1913년으로 거슬러 올라가야할 것 같다. 원주민의 자연성을 알아볼 수 있는 세밀한 조사가 행해진 것은 불과 몇 년 밖에 되지 않았지만 그 이전에 암 발생은 매우 드물었을 것이다. 그 후 암 발생 횟수는 점점 늘어났지만 유럽이나 미국에서처럼 넓게 퍼져 있지는 않았다.

원주민의 암 발생률의 증가는 소금 섭취와 관련이 깊다. 옛날에는 아주 적은 양의 소금이 있었지만 지금은 오지에까지 넓게 퍼져 있다. 과거에는 교통이 발달하지 않았으므로 강 상류에 살던 부족들에게 제한적으로 운반되었다. 추장들은 자기 마을을 지나가는 소금에 아주 무거운 세금을 매겼다. 이 때문에 소금은 바닷가에서 120마일 이상 들어갈 수 없었다. 노인들의 말에 따르면 옛날 오지에는 소금이 없었다고 한다. 이런 상황은 1874년 이 땅에 백인들이 상류로의 교통편을 만들면서 변해갔다. 조그만 자루에 든 유럽산 소금이 배로 보내졌다. 내가 람바르네에 처음 왔을 때만 해도 소금은 값이 비싸고 귀한 물건이었다. 그래서 강이나 밀림을 따라 여행을 하는 사람들은 돈 대신 소금을 가지고 갔다. 여행자들은 그것으로 운송자들에게 먹일 바나나와 카사바를 교환했다. 그 이후 점차 소금의 소비량이 늘어났다. 하지만 지금도 흑인은 백인보다 소금을 더 적게 소비한다. 우리 병원의 환자들은 한 달에 겨우 몇 그램의 소금을 섭취하지만 그것으로 만족해한다.

옛날에는 이 나라에 거의 존재하지 않았던 암이 현재에 자주 발생하는 것은 소금의 섭취와 관련이 있다. 우리 병원에서는 아직까지 암 환자가 없지만 백인들 사이에서 질병이 나타나기 시작했다. 옛날에는 흔치 않았던 폐결핵이 제1차 세계대전 이후 더욱 늘어났다.

크레머의 실험에 의하면 환자의 위에 들어있는 위액은 따로 소금을 주지 않아도 몇 달 동안 정상이었다. 환자들의 식욕도 소금 때문에 줄지 않았다. 특히 심각한 환자의 경우에는 자연식품의 섭취 후부터 식욕이 늘어났다. 어떤 환자들은 땀으로 염분이 배출되어도 치료에 아무런 영향이 없었다. 치료를 통해 땀의 발한이 줄어들다가 완전히 멈추기 때문이다.

스트라우스는 무염식으로 수분이 빠지고 점액질도 줄어들기 때문이라고 했다. 그는 체내에서 소금을 배출하면 전 기관지질병, 질 분비증, 농에도 치료 효과를 높여준다고 주장했다. 건강한 신장은 유기체의 이온상태를 조정하기 때문에 소금 섭취에 제한을 가할 필요가 없다는 주장이 있다. 하지만 이것은 소금의 배설에 영향을 주는 신장의 기능 이외에 중요한 요인들을 고려하지 않았다고 생각된다.

병든 신장도 소변 1리터 당 5그램의 염분을 배설할 수 있다는 것은 소금 섭취량에 대해서는 별다른 의미를 갖지 못한다. 그러나 염화물이온은 신장에 의해 모이는 물질들 가운데서 특별한 위치를 가질 만하다. 혈장에 비해 신장은 소변을 40~80배, 요산은 25~50배, 당뇨병 환자의 경우 당분을 30~50배가량 모으는데 염화물을 모으는 것은 겨우 2~5배 정도이다.

스트라우스는 하루에 소금을 2.5그램 이하로 철저하게 제한했으며 누르덴은 하루에 1.5그램씩 주었다. 이런 방법은 통상적인 무염식과 비슷한 것으로 병든 신장에 부담을 줄여 주었다고 한다.

"염화물질의 섭취를 늘여서 신장의 발작과 부담을 줄여주자 놀라울 정도로 빠르게 신장이 회복되었다. 무염식을 하면 염화나트륨을 더 빨리 배출한다."고 했다.

누르덴 역시 무염식으로 신장병을 고칠 수가 있다고 보았다. 끊임없는 긴장을 진정시키면 치유 조건이 좋아지는데 그 비슷한 것이 식사의 효과로 나타난다. 울프—아니스너가 지적했듯이 정상적으로 기능하는 신장에 의한 소금의 배설이 열 때문에 제한되고 소금을 더 취해도 잔량이 일정하다 하더라도 그대로 방치해서는 안 된다. 유기체가 열이 발생한 상태에서는 소금을 모두 소화시키지 못하고 있음을 보여줄 뿐이다. 따라서 소금을 제한하는 것만이 급성질병에 대한 올바른 치료법이다. 병든 신장이 5그램의 소금을 배설시킨다고 하여 5그램의 소금을 반드시 먹어야하는 것도 아니다. 반대로 신장을 비롯한 기관들을 아껴야 신장을 치료할 때 얻는 효과를 심장병이나 암에서도 얻을 수 있다.

### 3) 암과 소금

호프만 박사는 워터만의 연구를 '환경에서 염분의 교환에 노출된 세포의 전기적 활동'에 많은 시사점을 준다고 평가했다. 호프만은 "워터만은 기관들이 완벽하게 정상적인 상태에 있는데도 세포가 극화되어 조기변화를 일으키면서 조직 내의 정상적인 활동을 공격하는 것을 알아낼 수 있는 기준을 발견했다."고 했다.

메이어는 "균형을 잃으면 염분은 세포신진대사에 문제를 일으키는 원천이 된다. 때문에 섭취한 음식의 종류와 기관들의 정상적인 기능과 그들의 상호의존성이 부분적인 장소에 나타나는 소금의 양과 비율을 결정한다는 것이 명백해 보인다."고 주장했다. 그렇다면 암의 진행 원인은 미네랄의 불균형 때문이다. 호프만은 암 환자의 식사는 암 진행에 지대한 영향을 미친다고 했다. 그는 음식의 섭취와 음식의 화학적인 구성이 암을 증가시키기도 하고 줄여주기도 한다고 보았다.

　치료과정에서 다음과 같은 사실을 발견할 수 있는데, 무염식을 하면서 제독을 시키면 모든 기관에서 나트륨, 염소, 수분이 감소된다. 이렇게 되면 세포의 부종과 음성의 전위가 동시에 줄어든다. 그리하여 음성적으로 전하된 포타슘 그룹의 미네랄과 양성적으로 전하된 요오드 구성 분자들에게 길을 열어준다. 이런 변화들이 암세포가 신진대사율을 높이는 것으로 보인다. 호프만 박사는 두말할 것 없이 미네랄 신진대사가 되살아나는 여러 과정들과 연합하여 암세포를 죽이는 결정적인 역할을 한다고 보았다. 암세포만이 발효를 할 수 있으므로 암세포들은 새로 발생한 변화들을 수용하지 못하고 죽게 된다. 신진대사는 적당히 구성되어야 하며 간에 의해 끊임없이 재활성화 되어야 한다. 그리하여 회복된 미네랄 신진대사 기능과 제독기능 등 치유력에 필요한 기능이 간으로 모여 쌓이게 된다고 추정된다.

　어떤 암전문가들은 소금이 종양의 성장을 부추긴다고 믿고 소금의 섭취를 제한해야 한다고 주장했다. 1935년 F. 불루멘탈과 E. 헤서는 그와 반대되는 의견을 제시했다. 그들은 소금이 매우 적게 든 음식이 종양물질 형성을 저해하는 것은 아니라고 보았다. 다른 전문가들은 단백질이 적고 포타슘이 풍부한 음식이 알칼리증을 촉진시켜 암 성장에 유리한 조건을 만든다고 보았다. 그들은 "알칼리증이 없으면 암이 발생하지 않는다."고 했다. 식품화학자인 리그나 버그는 이 견해에 반대했다. 물론 알칼리증을 형성하는 식사가 암 성장에 책임이 있을는지도 모르지만 이 견해는 아직까지 이론으로만 그치고 있다. 암에 대한 소디움과 포타슘의 역할은 현재까지는 분명치 않다.

워터만은 "암환자의 경우 혈장의 소디움 함량은 변하지 않는다."는 것을 알아냈다. 베네딕트와 테이스는 "암환자의 혈장에는 소디움의 함량이 정상적"이라고 결론 내렸다. 피츠와 존슨은 암 환자와 일반 환자들의 혈장내 소디움 함량과 수포액 내 소디움 함량을 조사했는데 "이들 액체에 들어 있는 소디움 함량이 암 환자나 일반 환자에 관계없이 동일하다"는 사실을 발견했다. 프라이 박사는 1926년 종양을 가진 쥐의 경우 종양이 활발하게 자랄 때는 혈액에 있는 소디움 함량이 정상의 쥐보다 25%가 높고 종양이 퇴각할 때는 정상의 쥐보다 60%가 더 높다고 했다. 마우드는 소금을 암의 원인으로 보았다.

### 4) 무염식의 목표

무염식의 목표는 몸 안에 쌓인 독소와 나트륨 그리고 염소와 수분을 배설시키는 것이다. 인체에 쌓인 독과 찌꺼기들은 배설시키기가 어려우며 간과 신장에 자극을 준다. 하지만 무염식을 하면 2~3일 안에 폐결핵과 암환자를 비롯한 만성질병 환자들이 염화물질을 쏟아낸다. 또한 병의 진행에 따라 8~14일 동안에 배출량이 늘어난다. 이런 상태가 끝나면 정상수준을 유지하는데 염화나트륨과 독 물질이 더 많이 배설되기도 한다. 이 과정에서 메스꺼움, 설사, 신경부조화가 동반되기도 한다. 이는 담즙분비와 내장신경계의 자극으로 일어나는데, 여러 차례의 발적이 끝나면 환자는 편안해지고 안정된다.

### 5) 무염식이 필요한 증후들

(1) 부종과 피하조직에 비정상적으로 소디움과 염화물이 쌓여 있

을 때.

(2) 심신이 피로할 때.

(3) 만성질병 특히 폐결핵이나 암 등으로 포타슘이 손실되고 나트륨만 가득할 때.

(4) 제독을 할 때(제독은 질병의 정도에 따라 행해져야 한다. 그리고 회복이 되는 동안에도 제독은 계속 해야 한다).

# 2부

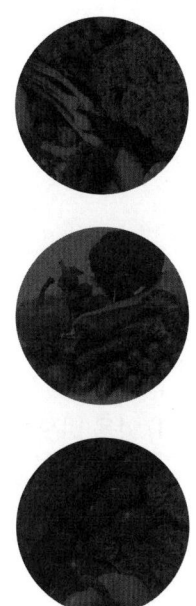

# 암 발생 원인과 증상

# 1 암 발생 원인

### 1) 암을 비롯한 만성질병을 일으키는 현대문명

니콜슨은 질병의 개념을 인식한 최초의 의사들 중 한 사람이다. 그는 영양·독·감염·유전 등을 질병을 일으키는 주요 요인이라고 생각하고 치료에 연결시켰다. 니콜슨은 자신의 논문에서 성인병(생활습관병)을 언급하지 않았고 암에 대해서도 접근하지 않았다. 하지만 급성 혹은 만성 질병이라는 개념에서는 진척을 보였다.

암이란 인체에 쌓이는 만성적인 독으로 신진대사의 부조화와 간 기능이 떨어질 때 생긴다. 인체 안에서 일어나는 각 기관들은 상호의존적인데 인체에 병이 들면 이런 기능이 교란된다. 때문에 병든 인체를 치료하려면 모든 기관을 고려해 근본적인 치료를 해야만 한다. 경험에 따르면 이것이야말로 암을 비롯한 질병을 치료하기 위한 최선의 선택이다. 신진대사의 기능은 간을 비롯한 인체의 다른 기관과 협력관계에 있다. 이를 전체주의 치료법이라 한다.

전체주의 이론은 파라셀수스를 비롯한 옛날의 많은 의사들에 의해서 발전해왔다. 전체주의 이론이 자연 진행 과정의 실제라는 생각은 생물학에만 적용되는 것이 아니다. 이 법칙은 예술·철학·물리학 등 여러 방면에 적용되고 있다. 현대의학에서는 인체의 자연생리법칙에 대한 전체주의적인 개념이 상실되었는데 그것은 연구와 임상을 세분화했기 때문이다. 의사들은 자신의 전공분야에만 집중했기 때문에 인체가 전체의 일부라는 사실을 망각해버렸다. 생리학과 병리학에서는 그 정도가 심했다.

### 2) 화학비료

인간이 자연의 일부분으로 살았던 과거에는 암이 발생하지 않았다. 하지만 현대에는 옛날보다 영양을 충분히 섭취하는 데도 암을 비롯한 각종 생활습관병에 시달리고 있다. 히말리아나 에티오피아 사람들은 암에 잘 걸리지 않는다. 그것은 그들이 자신의 조상이 했던 농법에 따라 자신의 토양에서 자라는 것만 먹기 때문이다. 그들은 수입 식품을 먹지 않는다고 한다. 이처럼 화학약품을 사용하지 않고 자연농법에 따라 재배한 작물만을 섭취하였던 생활습관은 암을 비롯한 성인병(생활습관병)을 예방해 준다. 오늘날 현대인들이 앓고 있는 각종 질병은 발전된 물질문명으로 오염된 토양에서 비롯했다고 해도 과언이 아니다. 화학비료가 토양의 미네랄을 상실시키고 벌레들을 없애 미생물계를 교란시켰다. 이런 변화들은 식물을 자극하고 농작물이 병들게 하였다. 인간은 살충제 같은 독약을 뿌려 토양을 오염시켰다. 그 결과 살충제의 맹독이 채소와 과일을 오염시킨 것이다. 인간은 토양을 적절히 관리해

주어야만 한다. 토질을 보호하지 않으면 이의 오염으로 인해 성인병(생활습관병)을 비롯한 각종 질병이 인간과 동물에게 옮겨오기 때문이다. 이제 대지는 새로운 활력을 필요로 한다. 그 활력은 자연의 순환에 따른 휴식과 친환경적인 자연비료에서 얻어진다.

에스키모인들은 가공한 통조림을 먹으면서부터 암과 각종 성인병에 노출되었다. 아프리카 원주민 역시 전통적인 식사법이 바뀌면서 에스키모인처럼 각종 질병에 시달리고 있다. 슈바이처 박사가 1954년 10월 거슨 박사에게 보낸 편지에 이를 걱정하는 내용이 들어 있다.

"원주민들 중 도시에 사는 사람들은 옛날의 방식으로 식사를 하지 않습니다. 과일이나 야채를 주식으로 삼던 사람들이 최근에는 우유와 통조림에 든 버터, 육류, 저장한 생선 등을 먹고 있습니다."

1954년 슈바이처 박사는 이곳 아프리카 원주민들에게 맹장염 수술을 했다.

"이 지역에 암을 비롯한 성인병이 발생한 것이 언제인지 확정할 수는 없습니다. 그 이전에는 우리 병원에 암 환자가 없었다는 것은 분명합니다."

의사인 살리스베리는 나바오 인디언 부족에 대한 보고서에서 지난 23년 동안 3만 5천 명의 환자를 보았지만 암 환자는 66명에 지나지 않았다고 했다. 그 지역의 인디언 환자 가운데 사망률은 1천명 가운데 1명꼴이었다. 그러나 현대화된 식단으로 바뀐 후 500명당 1명으로 사망률이 늘었다고 했다. 남아프리카의 반투족의 경우 20% 정도가 초기암 환자라고 한다. 그들의 식사는 값이 싼 옥수수가루로 만든 음식이다.

길버트와 길만이 그들의 먹는 음식물을 가지고 동물실험을 했다. 그 결과 실험동물 대부분이 간에 이상이 나타났고 그 가운데 20%는 간경화로 발전했다고 한다.

### 3) 전체주의의 개념

뮤엔스트 대학의 지그문트 교수는 "그 독은 체질상의 어떤 조건에 의해 발생하는데 현대문화에서 기인하고 있다. 이는 신물질 발생 전의 상태이기도 하지만 인체에서 병이 발생하기 직전의 상태이기도 하다."고 했다. 따라서 여기에 따른 적절한 치료는 인체의 활성화를 유지시키는 데 노력해야할 것이다. 일반적인 신진대사 기능이 유지되면 그 후에는 다른 기관들과 조직 세포들의 배후기능을 증진시켜주어야 한다.

치료란 인체의 모든 기관이 제대로 활동할 수 있게 하여 생리조직의 균형을 회복시켜주는 것이다. 여기에서는 두 가지 근본적인 치료법이 존재한다. 첫째 인체에 쌓인 독을 제거해 종양을 없앤 다음 인체의 중요기관들이 회복하여 스스로 제독기능을 할 수 있게 해야 한다. 제독을 하지 않으면 독이 쌓여 간성혼수 상태에 빠지게 된다. 둘째 모든 내장 기능이 충분히 회복되어야 한다. 내장의 기능이 회복되면 배설기능이 회복되면서 장관순환과 자율운동도 정상을 찾게 된다. 따라서 인체의 방어력·면역·치유력도 증진된다. 면역이란 병에 걸렸을 때 몸 안에서 비정상적인 세포가 자라지 못하게 하고 신진대사가 제 기능을 발휘하도록 하는 것을 의미한다. 이를 위해서는 간의 회복이 필수적이다. 인체에서 간을 통해 독이 배설되면서 신진대사가 활성화된다. 따라서 전체주의 개념은 자연과정에서처럼 의학에서도 받아들여져야 한다.

일반적으로 식사에서 영양의 상호관계를 알아야 동물이 필요로 하는 음식의 양을 알 수 있다. 어떤 영양이 효용가치를 발휘하느냐 못하느냐 하는 것은 영양이 있고 없는 것에 따라 좌우된다. 쥐의 경우 아연의 독이 구리에 의하여 중화되는가 하면, 몰리부덴과 아연을 식사에 배합해 주면 이것들을 따로 먹일때보다 훨씬 더 심각한 성장불량을 초래했다. 소의 경우 몰리부덴의 독은 구리에 의해 중화되며 코발트를 많이 먹어서 생긴 독은 메타이오닌을 정맥 주사하면 중화된다. 구리가 많은 쥐에 비해 구리가 적은 쥐는 위장 정관을 통해 철분을 적게 흡수한다.

동물의 비정상적인 상태는 단순히 식사량의 과소를 나타내는 것이 아니다. 그것은 정상적인 신진대사를 방해하는 음식의 섭취가 많았다거나 혹은 적었다는 걸 보여주고 있다.

인체의 순응력은 그 인체가 생물학적인 기능들을 복합하는 능력에 따라 결정된다. 건강한 인체는 각기 다른 영양에 적응한다. 인체는 자신에게 필요한 미네랄이나 비타민, 효소들을 재흡수 할 수 있지만 병든 인체는 이런 능력이 없다. 인체의 중요기관들이 중독되어 있는 한 재흡수 능력이 없다. 암도 이와 마찬가지다.

우리들이 자연과 인체에 대한 전체주의적인 법칙을 이해하게 되면 암도 예방할 수 있고 치유할 수 있다. 인체와 자연은 결합되어 있으며 암을 효과적으로 치료하려면 그 둘을 연대시켜야 한다. 그런 방법으로 암 환자들을 치료할 수 있다. 그러나 인체의 전체주의적인 기능에 반하여 여러 가지 상황이 발생한다. 인체의 중요 기능이 파괴되면 전 기능이 마비될 수 있다. 여러 환자들의 경우에서 그런 현상이 나타났는데 처음에는 복부에서 종양이 나타나 뇌로 번졌다. 대부분 1~3년 쯤 그렇게 앓다가 결국 간경화로 인해 죽음에 이르게 된다.

### 4) 간암의 발생원인

어윙에 따르면 원발성 간암환자 85%와 원발성 담관암 환자 50%는 간경화와 관계가 있다고 한다. 그는 간결절의 과형성과 다발성 선종 그리고 다발성 암 사이에는 일정한 과정이 있다고 했다. 선종에서 암으로 진행되는 것에 대해 의사들은 발암인자로서 간의 재생 조직이 과형성 상태가 되고 마침내 종양물질로 진행되어 가는 과정을 실험을 통해 증명하였다.

의사들은 쥐에게 황버터와 쌀밥을 먹이면 두 달이면 간경화가 일어나고, 석 달 후에는 담관암과 간암 증세가, 세 달 뒤에는 모든 쥐에게서 암이 발생한다는 것을 알아냈다. 간이 상하면 혐기성 당분해 작용이 일어나고 알칼리성 포스파타제 수치가 높아진다. 간암을 일으키는 실험용 식사에다 비타민B와 카페인을 혼합시킨 식사가 암 환자의 치료에 도움을 준다. 그러나 그 결과는 실험 대상인 동물과 사람에 따라 다르다. 따라서 이들 질병의 원인을 알아내기는 불가능 하다. 암의 발생은 여러 가지 요인이 뒤섞이거나 오랜 기간에 축적된 독 때문으로 보아야 한다.

대개 질병들은 한꺼번에 일어나는 경향이 있다. 축농증은 만성적인 기관지염이나 기관지 확장증과 후두염, 신장염 등 먼 기관에서 발생된 질병과 관계가 있다. 만성적인 방광염은 충수염과 관련이 깊다. 방광염은 부조화된 소화기관들, 쓸개에 발생하는 질병은 대개 간의 변화와 관계가 있다. 인체의 방어력이 약해지면 각 기관에 세균의 전염이 일어난다. 이렇듯 임상을 통하면 여러 가지 다른 병인이 연속으로 일어난다는 것을 알 수 있다.

치유력이 충분하면 질병에 감염되거나 만성화되거나 다른 기관으로 전이되지 않는다. 따라서 질병이 발생했을 때 그것의 전이나 치유가 관계된 조직이나 기관에 크게 의존하는 것이 아니라 기관의 일반적인 치유력에 의존한다. 치유력은 신진대사와 관련되며 특히 간의 신진대사와 관계가 깊다. 이와 반대로 현대의 의사들은 암을 비롯한 모든 질병을 코와 비부동악성종양, 위나 신장의 암 그리고 폐암까지도 다른 질환으로 분류하고 있다. 암의 형태나 원인과는 관계없이 인체의 방어력과 치유력은 회복되어야 한다. 일반적으로 암을 치유한다는 것은 몸 전체를 불균형 상태에서 정상으로 회복시킨다는 의미다.

**5) 인체에 치명적인 살충제-발암 물질**

미국 하원의 81차 회의 제2차 회기 '식품생산에서 화학제품의 사용을 조사하기 위한 하원선택위원회'에서 청문회가 열렸다. 당시에는 큰 문제로 생각하지 않은 살충제의 폐해가 이 청문회를 통해 세상에 알려졌다. 아래의 내용은 살충제의 문제점을 열거한 한 하원의원의 발언을 정리한 것이다.

사람들이 오늘날처럼 살충제 DDT와 클로로페노테인과 나중에 개발된 살충력이 더 강한 물질들을 통제 없이 사용할 수 있게 한 것은 인류 역사상 그 예를 찾아볼 수 없다. 특히 DDT를 대중들이 사용할 수 있도록 허용했을 때 놀라움은 더욱 컸다. 이 물질이 동물과 인간에게 독을 쌓고 체내지방에 축적된다. 이 독소가 우유에서도 나타난다는 사실이 이미 의학계에 보고되었다. 이제는 DDT가 인간에게도 독을 쌓고 있지만 이러한 내용들은 무시되거나 잘못 전달되었다. DDT와 관련된 물질을 대량으로 사용함으로서 동물과 인간이 중독되고 있다. 그런데도 어찌된 일인지 인간에게는 이 물질들을 견딜 수 있는 능력이 있다는 미신이 있다. 이 물질들은 축적되고 포착되지 않는데다, 다른 상태들과 비슷하기 때문에 의사들은 그 위험을 인지하지 못하고 있다. 게다가 이 증거들을 믿지 않고, 잘못 전달하거나 없애버리는 등 범죄를 저지르고 있다.

　제2차 세계대전 직후부터 의사들이 여러 증후를 나타내는 환자들을 발견했다. 가장 대표적인 것이 위장염과 신경성중후군과 극심한 근육무력증이다. 이에 대한 원인을 알지 못한 채 1947년 LA에서 이러한 증후군이 창궐하자 'X—바이러스'에 의한 것이라고 폭넓게 인정되어 왔다. 여러 의사들이 이런 환자들을 보았다. 의사들은 어려운 수수께끼를 접한 것만 같았다. 그것은 감염 과정과는 다른 어떤 독성을 나타낸다는 생각이 들었다. 유포된 미신보다도 DDT의 독성이 훨씬 강하다는 것을 알게 되었는데, DDT는 이미 농업에서 광범위하게 사용하고 있었다. DDT의 독성에 의한 현상이, 관찰한 환자들의 그것과 아주 유사하다는 것을 알게 되어 조사에 들어갔다.

　1945년에 영국에서 두 명의 전문가가 DDT에 노출된 세 사람의 질병에 대해 정확하게 묘사했다. 그 질병들은 다음과 같은 증후를 나타내고 있다.

급성 위장염과 메스꺼움, 구토, 위통과 설사를 동반한다. 콧물이 흐르고 기침이 나며 계속하여 목이 욱신거린다. 목이 죄이거나 혹이 생기기도 한다. 때로는 죄어드는 것이 가슴과 등 어깨에까지 퍼지기도 하며 팔에 심한 고통을 주기도 하며 심장이나 쓸개에 병이든 것과 비슷한 증상을 가져온다. 일반적으로 근육무력증이 나타나기도 하며 쉽게 피로한 증상으로 나타난다. 어떤 환자들은 마비가 왔다고도 하고 어지러움을 느끼거나 심지어 기절하기도 한다. 불면증이나 극심한 두통과 현기증은 많지는 않지만, 대부분의 환자들에게서 마비증세가 나타난다. 피부에 심한 과민증이 나타나서 며칠 간 지속되다가 사라지기도 하고 재발하기도 한다. 수의근에 불규칙한 경련이 일어나며 특정 부위에 열이 발생하기도 한다. 체중이 줄고 평형감각에 혼란이 오고 심장의 박동이 빨라지며 혈관이 수축되면서 손바닥의 발한이 약해지거나 멈추기도 한다.

위에서 열거한 증상들을 수많은 환자들이 증언했다. 어떤 환자들은 시간이 지남에 따라 증상이 일어나는 시기를 정확히 맞추기 어렵다고 했다. 저혈당 환자들에게서 나타나는 현상과 유사하며 술을 마시거나 스트레스를 받으면 더욱 악화된다. 환자들은 이런 증후가 나타나면 음식 섭취와 관계없이 상복부에 공복감을 느낀다고 불평했다. 실제로 이런 증후들은 식사 후에 느껴지는 경우가 많으며 음식을 더 먹으려고 하면 갑자기 딸꾹질과 메스꺼움이 일어난다. 어떤 환자들은 분별없이 너무 많은 음식을 먹어 정신적인 혼란에 빠지기도 한다. 이런 증상이 계속되면 모든 감각기관이 온전하지 못하게 된다. 시력과 후각, 청각과 미각에 장애가 일어나고, 피부에서는 짧거나 긴 고통이 나타나며 치통이 나타나기도 한다. 사지 가운데 특정한 부위나 여러 부분에 말초신경염이 일어나 극심한 고통을 준다. 살에 통증을 호소하는 환자들도 있으며 다리에서 가벼운 경련이 일어나기도 한다.

급성발작 후 한동안 잠잠하다가 불규칙적인 위장관의 발작이 일어나 몇 주 혹은 몇 달 동안 지속하다가 점차 회복되기도 한다. 초기에 열이 나는 환자도 있다. 빈혈이 있으며 백혈구가 증가하는 환자들의 경우 혈액의 지속적인 변화는 일어나지 않는다.

몇 달에 걸쳐 제각각 다른 증후들이 겹쳐서 재발하는 경우도 있다. 일반적으로 열병의 반응은 없으나 이런 장애들이 감염으로 일어났다고 보이지는 않는다. 이런 질병은 앞에서 언급한 것처럼 완화제로는 치료되지 않으며 독의 침입으로 발생한 것이다. 이 질병이 일어난 시기가 바로 DDT를 폭넓게 사용하기 시작한 때부터다. 약리학적으로나 중독화학적으로 증상과 증후를 표현하면 DDT의 중독과 이들 환자들의 증상이 일치한다.

이들에게 나타나는 증상은 '아이슬란드병'과 매우 비슷하다. 대부분이 격심한 근육무력으로 다리에서 시작해 두 팔과 두 손으로 번진다. 환자들은 음식을 씹기도 어려우며 흥분, 신경과민, 불안, 혼란, 집중력 결여, 주의력 집중불능, 건망증, 우울이 발생한다. 이런 상태로 인해 정신병이 아닌가 하는 불안이 생기기도 한다. 이 때문에 많은 환자들이 이로 인해 자살충동을 느낀다.

질병의 원인이 밝혀지면 환자들에게 설명하여 어려운 시기를 넘기는 데 큰 도움을 줄 수 있으나 그 원인을 모르기 때문에 환자들이 불안해한다. DDT에 노출된 어떤 환자는 우울증 때문에 몇 달 동안이나 정신과 치료를 받았으나 성공하지 못했다.

　DDT에 노출되어 일어나는 이런 우울증은 환경을 바꾸고 오염된 음식을 피하면서 몇 주 동안 견디면 DDT 감염도가 줄어들어 회복된다. DDT에 어느 정도 노출되어야만 자살충동이 일어나는지는 알기 어렵다. 어떤 경우에는 일가족이 동시에 중독되었는데 그렇게 되면 그 전까지 감정을 조절하여 환경에 잘 적응하다가 앞에서 언급한 증상들이 나타나 몇 달 동안이나 제대로 활동을 못하게 된다. 질병의 원인이 밝혀지지 않은 환자들은 대개 병원과 의사들을 찾아 이리저리 옮겨 다니며 병인을 찾으려고 한다.

　가장 심한 것은 DDT와 냄새가 나지 않은 살충제인 클로르덴을 사용한 경우다. 한 환자는 가슴과 어깨의 통증, 그리고 불규칙적으로 두통이 왔다. 근육무력증도 나타났다. 그를 만나는 의사마다 그 원인을 살충제 때문이라고 진단했다. 한 환자는 간이 비대하고, 다리의 감각이 무뎠다. 그에게 살충제에 노출되지 않는 직업을 구하고 깨끗한 음식을 먹으라고 했다. 그 결과 1주일 만에 회복되기 시작했으며 4개월 후에는 완치되었다. 그러나 DDT가 뿌려진 식당에 갔다가 반나절 만에 예전의 상태로 되돌아갔다. 그리고 완치시키는데 일주일이 걸렸다.

　간이 비대해지는 증후는 급성 간염 질병에서는 물론이고 퇴행성 질병이나 암에서 흔히 볼 수 있다. 암 환자의 경우 조직에 해를 입히는 간, 내장신경계, 순환기관 특히, 모세혈관을 파괴하는 모든 독들에 대해 하나하나 연구해볼 기회를 갖지 못했지만 앞으로 반드시 연구해야만 한다.

　영국에서 아주 흥미로운 사실이 관찰되었다. 밀을 빻으면 밀가루에

DDT 함량 3분의 1이 잔류하는데 이것은 살충제가 얼마나 빨리 밀의 껍질 속으로 파고드는가를 보여주는 것이다. 이 밀가루로 만든 빵을 먹은 쥐는 빻지 않은 밀을 먹여서 키운 닭과 마찬가지로 살충제가 몸으로 빨리 스며든다는 것을 알게 되었다. 흥미로운 것은 간이 상하면 소혈관과 모세혈관의 벽이 매우 약해진다는 사실이다. 캘리포니아에 있는 포텐리 박사는 인간의 혈중 콜레스테롤 수치가 옛날보다 훨씬 더 빨리 증가되는 것을 관찰했다. 그는 자신의 환자 가운데 3분의 1이 그런 증후를 보였는데 그는 그 원인을 DDT에 중독되었기 때문이라고 추측했다. 앞에서 밝힌 모든 증상들은 이 분야에서 일하는 의사에게서도 확인되고 있다.

## 2 암의 증상

### 1) 암과 간의 상관관계

간은 인체에서 가장 중요한 기관이다. 따라서 간의 상태와 기능이 인체의 질병에 큰 의미를 갖는다. 생리학적으로 간은 손상되어도 잘 발견되지 않는다. 때문에 간이 나쁘더라도 사람들은 이를 잘 모른다. 간은 재생능력이 뛰어나서 얼마든지 회복 가능하다. 간은 여러 기능을 복합적으로 실행하는데, 다른 중요 기관의 기능과 밀접한 관련이 있다. 그러므로 간의 상태를 정확하게 알아보려면 여러 가지 기능 검사를 받아야 한다.

간은 식물의 신진대사를 담당하는 엽록소와 비슷한 기능을 갖고 있다. 위를 비롯한 장관에 암이 발생한 50명의 환자를 조사해본 결과 간 기능에 장애가 있음이 발견되었다. 환자들에게서 종양을 제거한 후 시간이 지나면 간이 회복된다. 이것은 종양을 없애면 간이 회복된다는 것을 보여주고 있다.

제세 그린슈타인은 "다수의 의학서에서 보이듯 간의 쇠약에 따라 암이 나타난다. 간이 상하면 간을 따라서 여러 기관에 해를 입힌다."고 했다. 어떤 생화학 관련한 서적에는 사람이 암에 걸렸을 때 간이 상하는 순서를 3단계로 나누었다. 첫째는 암이 발생하는 단계이다. 여기에서는 전문가들이 측정한 것처럼 간이 훼손되고 있으나 검사나 촉진으로 잡혀지지 않는다고 한다. 하지만 이때 이미 간은 K와 K그룹 미네랄을 상실, 산화효소가 재산화작용을 충분히 하지 못해 모든 세포가 성장하지 못하게 된다. 두 번째 단계에서는 종양이 자라고 샘에 전이된다. 암이 진행되면 간이 비정상적으로 커지며 인체의 여러 기관에 부종이 나타난다. 이렇게 되면 암세포의 활동이 늘어나고 인체의 방어력과 치유력은 떨어지게 된다. 세 번째 단계에서는 암이 커지고 인체의 중요 기관들이 중독되어 기관들은 망가지고 간은 제 기능을 하지 못하게 된다.

　첫 번째 단계에서 종양단백질은 보통식사에서 공급을 받는 것 같다. 두 번째 단계에서는 단백질의 공급을 근육조직에서 취한다는 추측이 든다. 이때 심각한 과지질혈증이 나타나는데 몸에 저장된 지질을 전부 소모시킬 때까지 계속된다. 세 번째 단계에서는 근육과 간이 급속하게 상하고 인체는 질병에 대한 방어력을 상실한다. 종양이 어떻게 해서 이런 상태를 만드는지는 현재까지도 알려지지 않았지만 제세 그린슈타인은 종양에서 나오는 독 때문이라고 추측했다. 루돌프 켈러는 포타슘과 포타슘그룹의 미네랄이 점진적으로 상실되어 근육과 간세포에 있는 전위와 세포질의 방어력을 낮춘다고 보았다. 암에 걸리면 인체는 포타슘을 상실해 내장의 신경조직이 자극을 받고 종양의 독이 증가해 이들을 파괴한다는 것이다.

최근 노버트 E와 D. M. 그린버그가 글라이신C를 가지고 실험한 결과 암을 가진 동물의 간과 혈장에는 단백질 신진대사가 높다는 것을 밝혀냈다.

### 2) 생명의 평형바퀴인 간

버만은 "간경화는 원발성 간암과 밀접한 관계가 있으며 환경적인 요소가 두 질병의 원인으로 중요한 역할을 한다."고 했다. 카스퍼 블론드는 "오늘날 의료계에서 특수한 질병으로 여기는 간경화는 그다지 특수한 질병이 아니며 신진대사의 불균형을 나타낼 뿐이다."고 말했다. 그는 신진대사의 불균형으로 발생하는 식도염, 위염, 십이지장염, 위궤양, 십이지장궤양, 담낭염, 담관염, 췌장염, 직장염 등은 간의 쇠약과 문맥 고혈압으로 시작되는 기능적인 과정의 한 단계일 뿐이라고 했다. 이것들이 나중에 간경화와 암을 일으킨다고 보았다. 그는 "암이란 간의 만성적인 손상에서 일어나는 인체조직의 변종이며, 인체조직의 구조적인 변화는 신진대사의 불균형에서 일어난 결과이지 원인은 아니다."고 간의 중요성을 역설했다.

블론드는 1928년 담즙의 생산, 흡수, 배출 그리고 협력기관들의 장애 때문에 담즙이 저장되는 것을 통해 암의 생리학과 병리학을 설명하려고 했다. 그는 세포나 조직 아니면 여러 기관들 가운데 하나를 별도로 연구할 것이 아니라 인체를 전체적으로 연구해야 문제점을 해결할 수 있다고 했다. 그는 "질병이 나타난 곳을 직접 연구해야 한다."고 강조한 제세 그린 슈타인 같은 대부분의 암 연구자들과는 생각이 달랐다. 블론드는 그들의 견해를 따르지 않고 다음과 같은 말을 했다. "장내기관에 암에 걸린 환자들의 98%는 암 때문에 죽는 것이 아니라 간의 장애 때문이다." 하지만 질병을 예방하고 신체를 건강하게 유지시키기 위해 간을 도울 수 있는 방법을 제시하지는 못했다.

의사인 조지 메데스는 1955년 미국 화학학회에서 쥐 실험에서 간암 세포가 활성화되면 온몸의 세포에 화학적인 변화가 일어난다고 했다. 그는 이를 통해 "신체에 암이 일어나는 경로와 그것을 예방할 길을 발견할 수 있을 것"이라고 했다. 메데스는 식사에서 성장하는 조직의 지방을 이용하고 취합하는데 연구를 집중했다. 지방과 탄수화물에서 발생하는 것으로 알려진 초산을 대표적인 음식으로 이용했다. 메데스는 모든 조직이 이 두 물질을 이용하여 지방을 형성하는데 보통의 조직과 암 조직에서는 차이가 나타난다는 것을 알게 되었다. 쥐의 정상적인 간은 초산을 합성하거나 산화시켜서 여러 차례 탄산가스와 수분으로 만들었는데 종양도 그같이 했다. 이와 반대로 했더니 "쥐의 정상적인 조직이나 종양에서 포도당이 나왔다"고 했다.

1926년 메이요병원에서는 간종양의 발생률이 0.083% 정도로 낮다고 발표했다. 이 수치가 1949년까지 증가되었다. 1948년에서 1952년 사이 발병률이 최고로 증가되었다. 원발성 간암환자가 증가되는 것은 간질환과 간경화의 증가에 따라서였다. 이 질병들이 종양물질을 형성하는 원인이라고 간주하였다.

최근의 통계에 의하면 원발성 초기 발병률이 백인종보다 유색인종에서 더 높으며 만성질병은 유색인종에서 더 적게 나타났다. 유럽과 미국의 전체 암 발병률 중 간암이 1~2%인 데 비해 중국인은 33%로 나타났다. 자바인이 36.1%, 필리핀인이 22.2%, 일본인이 7.5%, 그리고 남아

연방의 골드마인 지역에서는 86.6%가 나타났다.

  어윙을 비롯한 몇몇 사람들은 원발성 간암과 원발성 담관암의 50%는 간경화와 관련이 있다고 보았다. 위장에 만성병을 가진 암 환자는 간경화의 위험이 다르다. 이 기관들은 혈액을 문맥정맥을 통해 간으로 내보내는데 거기는 필터 역할을 하는 간이 방어력을 잃으면 즉시 암세포가 차지하는 곳이다. 스필버그는 "원발성 간암은 정상적인 간에 비하여 간경화에서 일어나는 가능성이 훨씬 높으므로 간경화에서 간암이 발전하는 것으로 보인다."고 했다.

  어떤 의사들은 어느 한 기관에서 종양을 제거하면 간이 제일 먼저 회복되는 것을 관찰했다. 이것은 종양에서 나오는 독이 간질환을 일으키는 원인이라는 것을 보여준다. 검사 결과를 보면 암의 두 번째 단계에 있는 인체에서는 질소가 나온다. 이런 상태에서 간이 비대해 진다. 간의 비대는 암에 걸린 동물의 무게와 종양의 크기에 따라 달라지며 죽음에 임박하면 작아지고 가벼워진다.

  이런 현상은 간세포에 있는 호르몬과 신진대사가 줄어들고 있음을 나타낸다. 남성호르몬과 활성비타민 그리고 효소의 존재는 간이 재산화를 하고 신진대사를 다시 할 수 있다는 증거다. 몇몇 저자들은 대부분의 산화효소가 간에서 재활성화 된다고 생각한다. 이렇듯 간은 생화학적으로 매우 독특하기 때문에 '생명의 평형바퀴'라고 부르기도 한다.

### 3) 신진대사

  암은 호르몬이나 비타민, 효소의 부족 때문에 발생하는 것이 아니다. 또한 암은 알레르기나 병균의 감염 혹은 미생물의 감염으로 일어나는 것도 아니다. 암은 어떤 특수한 매개물이나 외부에서 침입하는 암 유발 물질에 의하여 발생하는 것도 아니다. 암은 간 기능이 퇴화되면서 발생한다. 따라서 암은 전체적인 것과 국부적인 것으로 분리해야 한다. 일반적인 것은 암이 천천히 진행하면서 인체 기관을 훼손하는 것이다. 일반적으로 암이 일어나는 과정을 임상적으로 밝혀내기가 대단히 어렵다. 그러나 야마기바와 이치카와가 실험을 통해 밝혀낸 것은 간, 신장, 임파선이 병리학적 변화를 나타낸 후 암이 발생한다는 것을 증명했다. 간이 독에 의해 다년간에 걸쳐 손상되어도 임상적으로 증명하기 어렵다. 간은 인체 내의 모든 기관들 가운데 가장 중요한 기관이다. 따라서 간의 상태가 인체의 건강과 질병에 커다란 의미를 갖는다.

간은 다른 기관의 활동과 긴밀한 관련이 있다. 그러므로 한두 가지 검사로는 간의 손상을 밝혀내기가 어렵다. 이것이 암이 초기 단계에 나타나지 않는 이유다. 이 기간을 '암의 전단계 혹은 증후의 전단계'라고 부른다. 어떤 사람이 단기간에 기운을 잃고 몸무게가 빠지더라도, 암 검사에서는 특별한 증상이 나타나지 않으므로 의사는 암을 진단해 내기 어렵다. 때문에 의사와 환자는 인체에 종양이 나타날 때까지 기다려야 한다.

암을 찾기 위해 X—레이 검사, 기관지 내시경, 위내시경 등으로 다른 기관의 부위를 검사한다. 암 때문에 폐, 위, 장, 신장, 방광, 자궁 그리고 여타의 다른 기관이나 전이된 샘에서 흘러나오는 분비물과 출혈에 의해 크고 작은 파괴가 일어난다. 현대의학에서 암 치료란 증상이 일어나는 부위에 따라 국부적으로 처치를 할 뿐이다. 이러한 방법은 그동안 의사들이 대학의 임상에서 훈련받은 것이다. 암에 대한 모든 연구가 대부분 이런 국부적인 증상에 치중하고 있다. 지난 50년 동안 현대의학이 괄목할 만한 성장을 이루었지만 암치료의 경우에는 큰 발전이 이루어지지 않고 있다.

암이 발생하는 국부적인 원인은 비정상적인 세포와 미숙한 세포, 상한 세포 그리고 과도기적인 세포들 때문이다. 암은 이들 세포가 포타슘 그룹의 활성화된 미네랄로부터 충분한 지지를 받지 못하고 충분한 양의 활성화된 산화효소의 지지를 받지 못한 데 있다. 그래서 임파세포 조직과 내포기관의 기능과 방어력이 상실된다.

앞에서 언급한 것처럼 암의 발생 원인은 대단히 중요하다. 거기에는 간의 파괴가 포함된다. 말할 것도 없이 간의 손상은 현대문명 때문이다. 토양은 DDT를 위시한 여러 독으로 인하여 중독된다. 이에 따라 토양에서 재배된 과일과 야채에는 중요한 K그룹의 함량이 줄어들고 결과적으로 인간의 영양이 해를 입게 된다. 거기에 식품을 정제하는 과정과 냉동과 훈제 그리고 소금과 화학재료로 인하여 식품의 상태가 더욱 나빠진다. 시장에서는 당근과 같은 야채를 셀로판 봉지에 넣어 판다. 여기에는 식품들에게도 해를 주는 방부제가 들어 있다. 소와 닭을 빠른 시간에 시장에 팔기 위해 스틸베스트롤을 먹이거나 주사하여 인간이 섭취하는 음식물이 더욱 나빠진다. 전체주의적인 관점에서 암에 대한 두 가지 사실을 알게 된다. 첫째는 인간이 자연을 가까이 하면서 살아야한다는 것이고 둘째는 과학은 암을 일으키는 숨은 원인을 해결하지 못한다는 것이다.

앨버트 슈바이처는 '생명에 대한 외경' 즉, 살아있는 모든 것을 최대한 깊이 존중해야 함을 인식했다. 그는 크고 작은 동식물등 살아있는 모든 것은 그 모두가 완벽하게 창조되었다고 주장했다. 과학, 연구, 실험 등은 존중되어야 하나 그에 대해 지나치게 높게 평가해서는 안 된다. 특히 치료의 방향은 항상 실제로서의 인체라는 개념과 그 인체는 완전성 안에서 유지되고 회복됨을 기억해야 한다. 생명 전체를 생물학적인 미립자로 이해해서는 안 된다. 암이나 생활습관병의 경우 증상에 대한 치료법을 잘 알고 있다고 하여 한 가지 요법만을 적용해서도 안 된다. 그리스 로마시대 의사들은 이러한 사실을 잘 인식하고 있었다. 고대의 의사들은 "질병이 있는 것이 아니라 병든 사람이 있을 뿐"이라고 했다. 가장 훌륭한 약물학자는 약물의 반응을 이해하기가 얼마나 어려운지를 알아야 하며, 임상 경험을 많이 쌓아야 한다고 했다.

암 환자의 경우 몇 가지 생활습관병이 동반하여 나타나는 경우가 있다. 암 환자는 만성 골관절, 고혈압이나 저혈압, 만성 코병과 함께 드물지만 만성 동맥경화증이나 관상동맥 장애, 당뇨병을 동반하기도 한다. 결핵, 천식, 피부병, 통풍 등을 앓기도 한다. 또한 간에서 산화효소, 재활성화의 손상으로 암이 발생하기도 한다. 유전적으로 허약한 간을 갖고 태어난 사람들은 체질이 허약하여 수종이 많으며 알레르기 반응이 자주 나타난다. 임파구벽의 주변 조직에 대한 방어력이 약하거나 흠집이 잘 생기고 가끔 석회화가 발생하기도 한다.

야마기바와 이치카와가는 9개월 동안 타르를 토끼의 귀에다 문질러 암을 일으키는 원인을 실험했다. 이 실험을 통해 암이 나타나기 전 토끼의 신장, 비장, 임파기관이 상하는 것을 발견했다. 상처받은 세포가 변하여 암으로 발전한다. 동물실험을 통해 암을 특수한 조건에서 이식시킬 수 있게 되었다. 인간이 암에 걸리지 않게 면역을 줄 수 있는 방법은 없다.

암을 처음으로 이식시켜보기로 한 사람은 나폴레옹 시대의 유명한 외과의사인 S. J. L. 앨버트였다. 그는 1808년 10월 파리의 성누이병원에서 특별한 수술을 했는데 여성의 유방종양에서 암 물질을 채취하여 잘게 부순 후 자신과 3명의 학생에게 주사했다. 그러자 아주 심한 열이 며칠 동안 계속 되었으나 다른 반응은 일어나지 않았다. 며칠 후 같은 실험을 했으나 결과는 같았다. 시카고의 의사인 바이스가 여러 사람의 암 조직에서 수액을 조금씩 채취하여 1주일에 한 번씩 여러 주 동안 암 환자들에게 투입시켜 보았다. 처음에는 환자들이 체중도 늘고 건강이 좋아지는 듯했으나 잠시 뿐이었다. 이는 암의 이식이 얼마나 어려운가를 보여주는 것이다.

건강한 인체는 살아있는 박테리아, 바이러스, 구균 등에 감염되는 것을 잘 막아낸다. 인체의 방어력으로 감염을 막거나 균이 인체에 침입 후 파괴해버리는 치유법으로 감염에 반작용을 일으켜 외부의 침입이 불가능하게 한다. 이런 관점에서 건강한 인체가 암을 막아내는 능력을 가졌는가 하는 의문은 오랫동안 무시되어왔다. 암 조직이나 암 추출액을 주사했을 때 그에 대한 방어력과 치유력은 건강한 인체에서 일어난다. 그러나 암 환자에게 동일한 실험을 하면 반응은 달라진다. 암에 걸린 인체가 방어력과 치유력을 잃었기 때문에 여러 다른 실험들이 일시적인 효과를 얻었던 것이다.

페트라이센과 콜리는 치유작용을 위한 열을 발생시킬 수 있는 감염이나 감염물질을 암 환자들에게 주사해 충분한 염증반응을 일으키지 못했다. 그러나 앨리버트, 바이스, 듀로빅 등은 크레비오젠을 이용한 연구로 암 조직에서 채취한 추출액과 감염 조직을 환자들에게 접종시켜 일정한 방어력을 만드는데 성공했다. 따라서 암이란 생활습관병과 같이 병리학적 관점에서 볼 때 신진대사 퇴행현상의 하나로 생각할 수 있다.

암치료는 아래와 같은 세 가지에 집중되어야 한다.

1) 지속적으로 매우 깊이 있는 제독을 해줄 것.
2) 간을 위시한 모든 장관의 신진대사를 정상으로 회복할 것.
3) 감염반응과 치유력을 높이기 위해 장관 이외의 모든 신진대사를 회복시킬 것.

암치료는 오직 간을 비롯한 모든 신진대사의 기능을 회복하는 것에서 효과를 보게 된다.

### 4) 유사한 암 이론들

1953년 슈트가르트에서 암을 비롯한 성인병(생활습관병)의 전체주의적인 치료법에 대한 국제회의가 열렸다. 당시 의장인 바벨 교수는 "암이 성장하기 전에 인체 기관의 기능이 비정상적으로 되어 가는 것이 분명하다. 이것이야말로 종양이 국부적인 질병이라고 하는 개념에 일격을 가하는 것이라 할 수 있다."고 선언 했다.

램비트 교수는 "조직학상으로 보면 암세포는 39도에서 위험에 처하며 42도에서 사멸한다. 정상의 세포는 43도에서 위험에 처하며 46도에서 죽는다. 학자들의 관찰에 따르면 온도가 높아지면 암세포가 달라진다는 것을 확인했다."는 결론을 내렸다.

그는 "우리의 목표는 첫째 암 성장에 대한 온도의 직접적인 영향에 대한 지식을 늘리는 것이며, 둘째 높은 온도의 간접적인 영향과 그에 따라 나타나는 국부적인 반응 및 인체의 변화 사이의 관계에 대한 집중적인 연구다. 그 성질과 구조 용인들을 무시해서는 안 될 것이다."고 주장했다.

의사인 요하네스쿨은 "나는 세포 신진대사, 산화와 당분해, 연소, 그리고 잔해의 분산 등 기초분야에서 작업을 했다. 효소, 비타민, 호르몬 그리고 다른 활성물질에서 간접적인 수단을 발견했을 뿐이다."고 말했다.

쿨은 암세포의 잔해물인 유산균을 성장의 흥분제로 보았다.

그는 "세포발달의 정도에 따라 끊임없이 산화가 증폭되었으며, 그것은 병리학적인 재생의 과정에서 당분해가 연속적으로 증폭됨을 의미한다."고 했다. 또한 "정상적인 재생의 최종과정에서 강력한 당분해가 중요한 산화로 이전되는 것"이라고 강조했다.

쿨의 이론은 "암세포에 시토크롬 조직이 완전히 결여되어 있는데, 이러한 현상은 암효소 조직에서는 매우 중요한 의미를 가진다."는 에울러의 발견에 근거를 두고 있다. 이는 암세포가 시토크롬 결핍 세포라는 뜻이다. 이것이 암세포가 정상적으로 분화하지 않고 발효를 발산하는 조직으로 발달하는 이유다. 그렇지 않다면 변화와 구조 변경이 없는 정상적인 세포가 될 것이다.

어네스트 레우폴드 교수는 "인체의 모든 세포는 정상적인 세포이거나 종양세포이다. 생물학적으로 전 신진대사 과정과 접촉하면서 반응을 교환한다. 신진대사 과정은 세포들이 정상의 세포를 생산하든 단순히 증식하든 관계하지 않고 모든 세포에게 똑같이 대응한다. 따라서 종양은 정도에 따라 차이가 있는 일반적인 질병의 체계일 뿐이며 증식을 하는 신진대사 과정에서 일시적으로 벗어나 있을 뿐이다"고 했다.

종양을 질병의 특수한 형태로 보아서는 안 된다. 종양세포는 숙성정도가 같은 신진대사 조건에서도 영향을 받는다. 종양은 숙성 전후의 여러 과정이 동시에 그리고 같은 방법에 의해 영향을 받는지도 알려져 있지 않다. 임상을 통해 암 환자들이 치료를 받는 동안 다른 만성질병들이 약해지거나 완전히 회복되는 것을 보았다.

지난 30년 동안 암을 비롯한 특정 만성퇴행성 질병이 방치되었다. 많은 전문의들은 암을 불치병으로 보고 있었다. 그래서 이들 질병에 대한 연구를 가치 없는 것으로 보기도 했다. 심지어 내과 의사들은 암을 외과 의사나 생물학자 그리고 병리학자들에게 떠넘겨버렸다. 그 결과 환자들은 성공적이지 못한 수술과 통증을 진정시킬 뿐인 X—레이 치료를 받은 후 독이 커지고 질병이 계속 발생한다는 사실만을 알려왔다.

3부

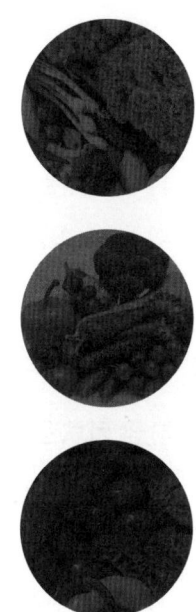

# 식사 요법으로 암을 고친다

# 1 '식사요법'으로 암을 고친다.

### 1) 암 치료 원리

암이란 특별한 질병이 아닌 일반적이고 만성적인 퇴행성 질병 중의 하나일 뿐이다. 사람에 따라 선천적인 요인 때문에 암에 걸릴 수도 있으나 주로 생활에서 오는 외부적인 원인 때문에 걸리게 된다. 암 병리학자인 리틀 교수는 "일반적으로 몸 전체가 상하면 암에 걸린다."고 했다. 하지만 대부분의 의학자들은 암을 부분적으로 일어나는 질병이라는 견해를 갖고 있다. 그들은 암 발생 원인을 모르고 암을 특수한 증후라고 생각했다. 암이 온몸에 퍼지면 그때는 일반적인 질병이라고 부르면서 그것을 합병증이라고 생각했다. 따라서 치료법도 수술과 X—레이, 라듐요법이나 화학요법으로 겨자가스, 이온, 유황, 요오드, 코발트, 구리, 성호르몬 등을 이용한다. 화학요법과 호르몬 요법은 추가적이며 보조적일 뿐이다. 대부분의 과학자들이 믿고 있는 견해에 반대하여, '암의 발생이 국부적이라는 이론을 더 이상 고집할 수 없다'고 느끼는 병리학자들도 있다.

지그문트 교수는 "암이론은 간엽의(결합조직) 방어력에 관한 문제이다. 특히 밖에서 침투해오는 상해나 내부에서 성장하는 상해를 방어하는 전 유기체의 방어 작업에 관한 문제다. 결국 치료법이란 소위 비경구적인 장관외 소화다. 원래는 외적인 요인이나 비자연적인 음식을 취함으로서 유기체에 병적인 사태가 일어나게 된다."고 주장했다.

피스칭거 교수는 간엽의 활동을 "간엽은 몸 전체 특히 모든 기관과 조직 사이에 퍼져 있는 결합조직 세포로 구성되어 있다. 간엽에는 다른 형태의 세포도 있다. 최근 몇몇 과학자들이 '충전조직'이라고 부르는 이 조직들이 새로운 암을 끌어안고 있다. 암의 경우 결합조직은 거의 활동을 하지 못하고 인체의 치유력을 돕거나 방어할 수 없다."고 보았다.

과학자들이 세포의 성장을 지휘, 규정하는 것으로 보이는 이 그물모양의 기관과 세망내피계를 자극하려고 다양한 방법을 동원했다. 이들 기관이 잘못되면 암이 성장한다. K그룹 이온 미네랄과 동시에 어떤 전기력이 상실되면 주요한 인체 기관이 제대로 기능을 발휘하지 못하게 된다. 과학자들은 이 기관들을 치유기관의 일부라고 생각했다.

G. 폰 버그만 교수는 암의 성장에 대해 다음과 같이 말했다.

"암의 신진대사가 발생하면 인체가 활동적인 염증대사기능을 할 수 없게 된다. 암이 발생하는 기관은 염증에 대한 면역이 없다."

프리드리히 카우프만이 비박테리아성 염증에 대하여 쓴 논문에 의하면 이들 염증에 뒤이어 간엽 염증성 반응, 모세혈관의 활동, 세포의 활동과 백혈구 세포의 상실이 일어난다고 한다. 동물도 간에 변화가 일어나면 간엽 조직에 일어난 염증반응 때문에 간세포의 결합조직에서 변화가 일어난다. 칸타리티 수포액을 써서 몇 번 실험해 본 결과 칸타리티 약품에 자극을 받으면 암 환자들이 염증반응을 일으키지 못한다는 결과가 나왔다. 예외가 있었는데 그것은 피부암 초기 환자로 정상반응의 3분의 1 정도를 일으켰다. 그러나 수포액이 암세포를 죽이지는 못했다. 결국 환자를 몇 달 동안 제독시키고 자연식사와 생약 투여로 정상적인 염증대사를 일으켜 암세포를 죽였다.

G. 폰 버그만은 "우리들이 여러 기관에 따라 분리시켜 놓은 질병은 세망내피 기관의 방어력을 능가하는 세포활동의 일반적인 생물학적인 반응 때문에 일어난다."고 했다. "면역이 약해서 일어나는 질병들은 장과 위장질환, 췌장, 내막, 심내막, 심낭, 근육병등으로 심장근육은 물론이고 동맥과 정맥, 모세혈관에까지 파고드는 질병들을 비롯한 이 모든 기관들은 세포와 조직의 생물학적인 변화와 체액의 상태에 따라 반응한다."며 염증의 개념을 면역이 없는 반응이라고 주장했다.

버그만은 질병의 기능적인 측면을 '기능의 병리학'이라 부른다. 이는 유기체에 따라 유리하거나 불리한 방향으로도 향할 수 있는 것이다. 이제 우리는 사람들이 생물학적인 반응이나 알레르기적인 반응에 영향을 줄 수 있는가 그리고 어떻게 그 반응들을 지배할 수 있는 가에 대한 문제의 핵심에 다가서게 되었다.

암 덩어리와 신진대사의 독에 관한 한 암에 걸린 인체는 대체로 면역이 약한 반응을 나타낸다. 그러므로 말기의 암 환자에게는 경미한 감염으로도 치명적이다. 그동안 악성 피부감염으로 조직을 자극시키려고 여러 방법으로 시도했다. 암에 대한 알레르기성 반응을 얻기 위해 독을 혼합하여 투여해보았으나 모두 허사였다. 그 후에 일반적인 알레르기성 반응이 임상에서의 염증의 진행에 중요한 증후로 간주하였다.

칸타리딘으로 일으킨 수포액이 인체가 감염에 대한 사전 대비를 하는 정도를 측정하는 기준으로 이용되었다. 병원 염증이나 비병원 염증으로 일어나는 여러 가지 질병 과정에서 발생하는 인체의 변화 역시 그것을 통해 알 수 있었다. 그러나 만성질병이나 암의 경우 칸타리딘 수포액의 치유력에 대한 충분한 실험이 없었다.

베를린의 로에슬레 교수가 실험에 대한 논문을 발표했다. 그는 모르모트 실험에서 모세혈관에 같은 자극을 주면 백혈구 세포의 여러 형태가 사라지는 반응을 보였다. 그는 사전에 반드시 여러 가지 단백질 분해물을 주사하는 등의 조치를 취해야 한다고 주장했다. 이런 근거를 바탕으로 "질병 감염에 대한 대비를 나타내는 신체의 상태는 감염의 정도와 형태를 나타내는 것이지 부화된 자극의 정도와 형태를 나타내는 것이 아니다"는 결론을 얻었다. 그는 세포의 다양한 기능과 변화가 더 중요하다고 생각했다.

K. E. 랑케는 결핵을 연구하다가 다음과 같은 발견을 했다. 그는 유독물질이나 결핵세균의 양이 폐병의 분비물이나 병의 형태를 결정짓는 것이 아니라 자극물에 대한 유기체의 반응성격이 결정한다고 보았다. 시약과 양성반응자 사이에 일어나는 효과는 매우 크다. 예를 들면 보통의 악성 연쇄구균이라도 약간의 시약으로 패혈증에서 나타나는 녹색 연쇄구균으로 변할 수 있다.

실험에 의하면 암의 경우 종양 주위에 충분한 폐색이 나타나지 않는다. 새로운 암이 퍼져나갈 수 있는 길이 열려 있어서 신체를 중독 파괴시킬 수 있다. 암에 대한 방어 정도와 간의 능력에 따라 인체의 중독과 파괴 정도가 달라지며 그 사이에 방어기관의 활동이 저하된다. 인체를 전체적으로 보아야 한다는 것은 종양과 샘들의 전이가 일시에 영향을 받을 수 없으며 치료가 한꺼번에 될 수도 없음을 말해 준다. 전체주의적인 개념은 우리들에게 병 든 기관의 결절 하나하나와 샘, 그 모든 것이 그 자신만의 병리학적 조건을 갖추고 있기 때문이다. 따라서 치료도 거기에 의존해야 한다. 용골성 현상과 뼈의 형성이 같은 기관에서도 일어나고 있으며, 모든 반점마다 종양이나 파괴과정이 각각 어떤 법칙을 갖고 있는 것으로 보인다. 그러므로 모든 기관의 조직, 세포들이 건강의 회복에 치료의 목적을 두어야 한다. 이것이 신진대사가 자율적인 신경계와 그물모양의 세망내피계에 의하여 유지되는 방법이다.

많은 학자들의 암 실험의 실패 원인은 제독에 대한 이해가 부족하였기 때문이다. 게다가 다른 만성질병의 원인 역시 모르고 있거나 일시적이며 증후적인 결과만을 알고 있었다. 때문에 의사들은 암 환자가 완전히 회복할 수 있다는 생각을 받아들이지 못했다.

G. 폰 버그만은 "이 이론에 의한 조직적인 치료법의 개발은 불가능할 것이다."고 말했다. 이 말은 그가 사람들과 마찬가지로 암이 발생한 유기체의 신진대사가 치유에 충분할 정도로 회복될 수 있다는 가능성을 믿지 않았다는 뜻이다. 암에 걸린 인체는 면역이 결핍되어 있어서 암의 성장을 막을 수가 없다. 때문에 암에 대항하거나 저항할 수도 없다. 따라서 암에 대한 치료란 간과 그물 모양의 계와 세망내피계 등의 방어기

관이 기능할 수 있어야하며 최후에는 산화효소를 생산하고 활성화, 재활성화하여 이 기능들을 정상화시키는 일이다.

말기암 환자에게는 림프세포가 매우 적다. 이것은 인체가 정상적인 활동과 치유력 유지에 필요한 림프세포를 생산할 능력이 없음을 보여준다. 암 환자뿐만 아니라 만성질병에서도 인체가 림프세포를 만들어 내는 필수적인 모조직의 활동이 상실되고 있음이 발견되었다. 관찰자에 따르면 그물모양의 계와 세망내피계는 내장신경계의 말단임을 추정할 수 있다. 피스칭거 교수는 "이들 조직이 산소 조절에서 중심 역할을 하고 있으며 산소가 각 세포로 흡입되게 도와준다."고 했으며 새이드 교수는 "인체에서 결합조직이 모세혈관과 상피세포 사이에 혹은 다른 세포와의 사이에 삽입되어 있다."고 보았다. 그래서 암은 내장신경계, 세망내피계 사이에 끼워진 결합조직, 효소를 산화시키는 재활력 등이 상해를 입으면 비정상적인 세포들이 산소 사용 대신 발효물질을 사용하는 쪽으로 전환하는데 이것이 이들 세포의 생명과 성장을 변화시킨다.

암세포는 자극을 받지 않으면 비정상에서 정상으로 되돌릴 수 없다고 판명 되었다. 때문에 암세포를 죽일 수밖에 없다. 이를 위해 가장 확실한 방법은 인체가 비병원균성 염증반응을 일으킬 수 있어야 한다. 암에 걸린 인체에 병원균 염증을 생산한다는 생각은 옳지만 일시적인 염증을 일으키는 것만으로는 불충분하다. 암세포가 혈액이 미치지 못하는 부위에도 숨어 있기 때문에 인체는 지속적으로 그 일을 할 수 있어야만 한다. 물론 이 같은 치료를 위해서는 오랫동안 치료하여 간이나 세망내피계 그리고 신경계 등을 회복시켜야 한다. 이렇게 될 때 인체는 스스로 재생과정을 일으킬 수 있다.

피부 관찰을 통해 어떤 형태의 단백질과 지방이 몸에 좋은지 그리고 언제쯤 조직에 음식물을 주어야 하는지를 알 수 있다. 또한 최상의 치유반응을 일으키기 위해서는 무엇이 필요하고 치료의 목적에 필요한 수준으로 유지하는 방법은 무엇인지를 알아낼 수 있다. 이 연구를 위해 피부암 환자를 관찰했다. 내장에 암이 생긴 환자들 가운데 피부에 종양이 급속하게 나타나는 환자들과 피부에 암이 전이된 환자들도 관찰한다. 그렇게 해서 크림, 진한 치즈, 모든 동물성 지방, 달걀 노른자, 딸기류, 모든 육류의 지방을 먹으면 피부가 나빠진다는 사실을 알 수 있었다. 음식물들이 완전히 소화되지 않기 때문에 살코기, 신선한 버터와 몇 가지 다른 기름들은 인체에 해를 입히지 않은 것으로 나타났다.

신진대사가 +25 이상인 모든 환자들에게는 대부분의 단백질과 지방이 맞지 않았다. 신진대사가 −10퍼센트이거나 그보다 낮은 환자의 경우에는 지방과 기름 그리고 살코기와 달걀도 좋지 않았다. 말기암 환자의 경우에는 즉시 치료를 받아야 했기 때문에 이런 실험을 해 볼 수가 없었다. 말기암 환자들 대부분은 혈중 콜레스테롤 수치가 매우 높고 트립신과 리파제는 결여되어 있었다. 좀 덜 위중한 환자들은 콜레스테롤 수치가 그리 높지 않았으며 트립신과 리파제도 좀 있었다. 대부분의 환자들은 연골과 루골액을 많이 투여하면 상태가 좋아졌으며, 초기에 호르몬요법을 실시하면 나빠졌다. 동맥경화 환자에게는 연골과 루골액이 효과가 있었다. 피부반응에서 개선을 나타내지 않은 환자는 연골, 루골액에 요오드와 복합 포타슘제를 장기간 대량으로 투여해야 한다.

## 2) 알레르기 염증과 인체의 면역력

인체의 방어력과 치유력은 알레르기성 염증을 일으킬 수 있는 인체의 능력과 일치했다. 건강한 인체는 외부에서 오는 모든 박테리아와 세균에 치유염증을 일으킬 수 있다. 혈액에 외부의 침입이 있으면 붉은 색깔을 띠고 부푼다. 붉은 색깔을 띠는 것은 모세혈관과 특수한 세포가 열렸기 때문이다. 부풀어서 생기는 체액은 부종에 의한 체액과는 다르다. 그것은 충혈과 염증으로 나타난 것으로 모세혈관이 가벼운 상해를 입어 나타난 출혈이다. 부종과 염증으로 인해 나타난 체액에 대해서는 아직 알려진 바가 없다. 오토 바르부르그에 의하면 암세포는 혈장에서는 높은 생존 조건을 가지나 염증 체액에서는 그러지 못했다. 거기에는 암세포가 당분해를 일으킬 수 있는 충분한 당분이 없기 때문이다. 당이 20밀리그램 퍼센트로 낮아지면 유산의 생산은 그 절반으로 떨어지는데 염증 상태에서는 그 정도가 더 심하다. 결핵과 관절염 그리고 동맥경화 등의 만성질병이나 퇴행성 질병에 걸리면 인체는 이 같은 '염증반응'을 일으킬 수 있는 능력을 상실한다.

G. 폰 버그만은 암을 예방하거나 치료할 수 없는 이유에 대해 다음과 같이 설명하고 있다.

"활동적인 염증신진대사를 일으킬 수 없는 인체에 암이 발생한다." 1940년에 스트롱은 "현재까지 암의 공격에 대한 메커니즘이 발견되지 않았을 뿐이다."며 이를 부인했다.

1808년 J. L. 앨버트 박사와 그의 제자들은 유방암을 앓고 있는 여자에게서 얻은 암을 자신의 몸에 접종했다. 그 결과 아주 격심한 염증반응이 일어났다. 시카고에 있는 국민병원의 병리학부에 있던 에밀 와이스는 암 환자에게 사람의 암 추출물을 접종시켜 보았다. 임상실험의 목적은 이런 치료법이 어떤 효과를 얻는가를 알아내기 위해서였다. 접종 이후 추위와 열이 두 시간 가량 일어났다. 식욕이 늘고 힘이 났으며 체중이 약간 늘었다. 림프결절이 줄었으며 딱딱해 졌지만 치료는 되지 않고 일시적인 현상이었다.

1883년 베를린 자선병원의 펠라이센 박사가 종양 부위에 단독 감염을 시켜보았다. 그 결과 여러 환자들에게서 실패했지만 어떤 환자들에게서는 놀라운 성공을 거뒀다. G. 폰 버그만은 경험이 많은 모든 임상의들은 염증 진행을 방해하여 암을 고쳐낸 일이 있으리라고 믿고 있다.

뉴욕의 윌리암 B. 콜리 박사는 평생을 단독접종 환자를 통한 치료법을 실천했다. 나중에는 연쇄구균과 포도상구균 그리고 피오시아나제 등의 화농물질을 주사했다. 이후에는 프로디지오신세균까지 접종시켰다. 콜리 박사의 치료 결과는 알려져 있지 않다.

대부분의 의료 종사자들은 이와 같은 암 치료에 매우 회의적이다. 모든 암 환자들은 각기 다른 알레르기 반응을 나타낸다. 어떤 환자들은 호즈킨씨 병을 앓고 있어서 암 때문에 알콜 진통촉진제를 맞았을 때와 같은 통증을 보였다. 그 통증은 암 때문에 일어나는 알레르기성 반응으로 보였다. 알레르기 반응과 알레르기 염증의 관계와 그것을 일으키는 원인을 확실히 분리하기는 어려우나 둘 사이에는 분명한 차이가 있다. 암의 발생 초기에는 알레르기 반응을 일으킬 때 알레르기 염증이 부분적으로 내포되어 있는데 그것이 종양을 제지하거나 당분간 한쪽에 국소화시켜 저지시킬 수 있을 정도로 충분히 강하지는 않다. 인체가 알레르기 염증(치유력)을 일으킬 수 있는 능력을 회복하려면 몸 안의 독을 완전히 배출시켜 신진대사의 평형을 회복시켜주어야만 한다.

　인체에서 완전히 제독을 시키면 치유기관들인 간, 내장의 신경계, 그물 모양의 간엽계 등이 충분히 활동성을 회복해 알레르기 염증을 일으킬 수 있게 된다. 제독을 시킨 뒤에라야 알레르기 염증을 일으키고 그 염증을 강하게 하는 데 필요한 기관들이 작용할 수 있다. 박테리아 제제와 피리퍼 등의 제제를 이용하려면 그것들이 간, 간엽의 방어력, 치유기관 등과 병행하여 내장의 신경계를 자극할 수 있어야 한다. 치유기관의 상태와 에너지를 낼 수 있는 능력에 따라 다른 반응들이 나타난다.

　G. 폰 버그만은 그의 저서에 캠프너가 쓴 논문에서 염증경로에 대하여 언급한 부분을 인용하고 있다.

　"어떠한 자극제에도 백혈구세포가 삼출되고 빠져나가는 것이 멈춘다. 삼출물의 화학적인 성분은 혈장의 성분과 동일하다. 삼출물의 염증세포가 나타나면 그 즉시 염증이 나타난 부분에 정상조직에서 유리된 생명이 활동하게 되며 그 중심에는 염증세포의 신진대사가 이루어진다. 염증반응의 속도는 염증세포의 발현에 따른다. 이들 세포는 산화와 소화신진대사를 일으키며 그 대사에 따라 염증조직에 산성 혈중을 일으키고 산소로 염증이 일어난 공간과 에너지를 발생시키는 물질(당분)이 감소된다. 산이 형성되고 에너지 발생물질이 줄어들면 염증조직의 손상과 부종, 변성, 괴사 등이 일어난다. 염증으로 종양덩어리가 죽으면 거기에 괴사가 발생한다. 그 괴사 속에서 염증 부위에 있는 섬유질과 조직 파편의 백혈구, 효소의 소화력이 중요한 기능을 해야 한다. 그렇지 못하면 소화가 되지 않은 섬유질이 이물로 작용하여 섬유종으로 발전하기 때문이다. 괴사란 말은 암이 사라진 후에 죽은 조직과 세포의 변화된 상태를 말한다. 유괴사란 생리적인 죽음과 관계된 표현으로 세포가 교체된 것이다. 이는 계속 발생하는데 혈액세포와 표피에서 일어난다."

말기암 환자들은 알레르기성 편두통 반응을 비롯하여 여러 가지 알레르기 반응을 상실한다. 치료가 되면서 편두통이 부분적으로 일어나다가 완전히 회복되면 사라진다. 대부분의 알레르기 편두통은 시가용법을 하면 낫는다. 다른 알레르기 증상들도 마찬가지다. 이들에게서 나타나는 알레르기 반응은 몸 안의 독이 머무는 시간에 반비례한다. 알레르기 증상이 나타나는 암 환자들은 몇 년 동안 소금을 먹지 말아야하며 동물지방성 음식과 단백질의 양을 줄여야 한다.

1940년에 스트롱은 "이 순간까지 방어체계를 공격하는 암은 나타나지 않았다."고 했다. 치료법이 독특하지는 않지만 생리적으로 충분하지 않는다고 해서 식사 요법을 거부해서는 안 된다고 강조했다.

낭창의 치료 중 보았던 증상이 암 환자를 치료할 때도 나타났다. 인체를 제독시키면 붉은 색의 발진으로 나타나는데 그 부위가 약간 부풀어 오른다. 며칠이 지나면 부종이 줄어들고 침윤이 나타난다. 그 증상들은 소화효소를 먹으면 용해되어 혈류로 흡수된다. 현미경으로 보면 새로운 모세혈관이 생겨 침윤과 괴사덩어리로 들어가 새살을 만드는 게 보인다.

### 3) 제독으로 인체의 재활성화

모세혈관들이 산화과정과 협력하여 태반조직과 비슷한 호르몬들과 효소까지 분비시킨다. 치료과정은 충혈로 시작하여 여러 단계의 재흡수 과정을 거친다. 이때 혈액사진을 찍어보면 백혈구세포, 림프세포가 증가되고 있으며 단구도 일정부분 증가한다. 치유 도중 리파제가 증가하는 것이 보이는데 그것은 지방질 세포조각을 소화시키기 위해 반드시 필요하다.

식사 요법을 시작하는 초기 단계에 치료를 방해하는 음식물이 발견되는데 그것 때문에 치료가 더디기도 한다. 환자들의 식사를 관찰해 어떤 음식이 치료에 도움을 주고 방해가 되는 지 알아내야 한다. 피부암 환자를 현미경으로 들여다보고 치유되고 있다는 것을 알 수 있으나 정확하게 어느 기관이 또는 어떤 기관들이 자극을 받는지 확실히 알 수 없다. 어떤 부분이 그 기관들을 활성화시키는지도 알 수 없다. 단지 치유기관이 건강한 신체에 나타나 있으며 건강하게 기능하고 있음을 알고 있다. 인체를 충분히 제독시킬 수 있다면 이 방법으로 인체의 기능이 재활성화 된다는 것을 알 수 있다.

이 같은 치료법으로 내장의 기관들도 피부암에서 나타났던 것과 비슷하거나 동일한 현상을 나타난다. 뼈와 폐를 비롯한 여러 기관들을 X—레이로 찍어보면 확인된다. 깊은 암성 궤양의 경우에는 여러 번에 걸쳐 대응 염증이 일어나고 새 살의 부위가 넓어진다. 이런 발적 확장은 여러 번 일어나는데 어떤 부인은 월경 후에 나타났다. 관장을 자주하여 제독을 시키고 식사 요법과 몇 가지 물질을 투여하면 알레르기 치료 염증을 일으키게 된다. 종양의 덩어리를 죽여 분해시킨 뒤에 회복될 때까지의 영양 흡수는 배설기관인 간과 신장에는 무거운 짐을 준다. 밤낮으로 환자들의 독 배설을 도와주지 않으면 혼수상태에 빠질 수도 있다.

두 주일 동안 이 치료법을 진행하면 환자가 혼수상태에서 깨어난다. 이 혼수상태는 몸 안에 축적된 암 덩어리가 자라고 활동을 하면서 내쏟는 독 때문이다. 치료를 하면 처음 열흘 동안 오줌에 염분이 섞여 나오는데 하루에 8그램 정도 드물게는 10그램까지 나온다. 아세톤을 비롯한 두세 물질이 약 1주일 동안 나타나는데 알부민과 하이알린 원주가 섞여 있을 때도 많다. 적혈구 사진을 찍어보면 4~6주에 걸쳐서 회복되는 것이 보인다. 백색의 미분수치는 인체의 생산기관이 계속하여 부담을 지고 있다는 것을 보여준다. 며칠이 지나면 백세포가 독성의 과립을 갖으며 서서히 림프세포가 늘어난다. 백혈구도 늘어난다. 이처럼 환자의 몸이 크게 손상되어 있더라도 독을 빼주고 제독시켜주면 인체의 회복이라는 좋은 결과를 얻게 된다.

이렇게 보통의 살에서 분리되어 따로 숨어 있는 암 덩어리를 정상적인 신진대사 쪽으로 끌어내 정상화 시킬 수 있었다. 그러나 제독은 치료과정의 일부일 뿐이다. 병든 기관들은 장기간 스스로 작업을 하지 못하는데 특히 말기 암의 경우가 그러하다. 인체는 근본적으로 중요한 칼륨, 요오드, 인 등의 미네랄과 산화효소와 보조효소 그리고 호르몬 등을 필요로 한다. 이 모든 효소들은 몸 안에서 활성화 되고 재활성화 되어야 한다. 그렇지 못하면 그 요소들은 상실된다. 중요한 것은 PH가 회복되어 효소가 다시 기능할 수 있어야 하는 것이다.

현대문명이 현대인들의 영양에 많은 변화를 가져왔기 때문에 일부 암전문가들은 암 발생 전의 조건에 대해 말한다. 그러나 현대문명의 발전으로 인해 자연영양 그 자체가 사라져 버렸다는 것을 알아야 한다.

따라서 자연식에 의한 치료가 어렵다는 사실을 잊으면 안 된다. 암이 발생하기 전의 상태는 대개 칼륨, 요오드, 요소의 질소화합물과 요산을 조사하면 알 수 있다. 그 조사로 좋지 않은 결과를 얻어도 쉽게 회복시킬 수 있지만 암 조직은 반드시 없애야 한다. 암조직의 미소사립체가 미네랄과 전위 속에서 화학적인 변화를 일으켜 새로운 단백질을 끌어들이고 암 세포화 하면 그 세포들을 정상으로 되돌릴 수 없기 때문이다. 결국 암을 치유한다는 것은 모든 신진대사를 회복시키는 것으로 장의 소화, 비경구적인 장외 소화력과 방어력, 치유기능 등을 모두 정상화 시킨다는 의미다.

그러나 암의 성장을 근절 시킨다는 것은 병을 치료하는 것을 의미하지 않는다. 수술을 통해 얻는 것은 인체에서 독을 생산하는 종양을 제거하여 인체에 도움을 주는 것이다. 그러므로 수술에서 얻어지는 개선은 초기단계와 국부적인 암을 앓은 환자의 경우에만 효과가 있다.

### 4) 관장의 중요성

몸 안의 노폐물을 제독시키는데 관장은 가장 중요하다. 암 환자의 초기에는 더욱 그러하다. 밤낮으로 4시간마다 커피관장을 하는데 심한 두통, 메스꺼움, 신경과민이나 우울증을 없애기 위해 그보다 자주 시킨다. 경련이나 신장에서 일어나는 통증, 중독진정제를 먹어서 발생하는 움츠러드는 증상도 관장으로 진정시킬 수 있다. 막스 거슨의 병원에서는 환자들에게 피마자기름을 하루 걸러서 두 숟가락을 먹이고 진한 커피를 한 잔 먹인 후 5시간 뒤에 커피 관장을 시킨다. 그런 후 다시 피마자기름 관장을 시키는데 환자들이 관장이 과하지 않다고 느껴야 한다.

환자들은 관장을 자주 해야만 진통제를 완전히 끊는다는 걸 경험을 통해 알고 있다. 치료를 시작하면 어떤 환자들의 경우 두 시간마다 관장을 하기도 하는데 더 자주하는 환자들도 있다. 말기의 암 환자들은 대단히 중독되어 있다. 과거에는 이런 상황을 잘 몰랐기 때문에 제독을 등한시하여 환자들이 간성혼수 상태에 빠져 사망하였다. 때문에 환자들에게 녹즙을 먹이고 관장을 하여 중독된 노폐물을 규칙적으로 자주 배설시켜주어야 한다.

관장 효과를 높이기 위해 관장액이 최대한 많이 창자 안으로 들어가야 한다. 이를 위해서 환자가 오른쪽으로 누워 두 다리를 배 쪽으로 끌어 모으고 깊게 숨을 쉬어야 한다. 관장액은 창자 안에서 10분에서 15분 쯤 머물러 있어야 한다. 10~12분이 지나면 액체 속의 카페인이 흡수된다. 카페인은 하지정맥을 통해 바로 문맥정맥으로 가서 간으로 간다. 환자들은 커피관장의 목적이 장 기능을 회복시키기 위해서가 아니라 간에 자극을 주기 위해서라는 것을 알아야 한다.

독일 괴팅겐 대학의 O. E. 마이어와 호이브너 교수가 이에 대한 실험을 했는데, 카페인이 직접 간세포를 자극하는지 내장신경계를 통하여 간접적으로 자극하는지는 알아내지 못했다. 커피관장을 하면 환자들은 담즙 생산이 증가하는데 담관이 열려서 담즙이 많이 나오게 된다. 치료가 시작되었을 때와 '발적'이 일어나는 동안에 담즙에는 독이 들어있어서 십이지장과 소장에 경련을 일으킨다. 그 때문에 담즙이 위로 들어가서 메스꺼움을 일으켜 담즙을 토해내기도 한다. 이런 때는 박하차를 많이 마셔서 위의 담즙을 씻어내야 한다. 그렇게 하고 나면 치료가 훨씬 쉬워지고 편안해진다.

입으로 마시는 커피는 완전히 다른 효과를 나타낸다. 커피 한 잔에는 카페인이 0.1그램에서 1.5그램 정도 들어있다. 카페인은 반사작용을 높여주어 혈압을 낮추고 심장의 힘을 높여주며 발한시키고 불면증을 일으킨다. 카페인은 심장 박동을 높이고 장의 활동을 활발하게 한다. 그 때문에 위에 들어있는 피마자기름이 빨리 배설될 수 있다. 그러므로 피마자기름을 마신 후에는 커피를 한 잔 마셔야 하다.

### 5) 암 치료를 위한 관장요법

의학계에서 새로운 치료법을 소개하려면 두 가지를 염두에 두어야 한다. 첫째는 의학계와 고통 받고 있는 환자들에게 제안하는 행동 그 자체에 정당성이 있는가이다. 둘째는 그 내용에 대한 토의와 격심한 반대를 이겨낼 만큼 성숙되어 있는가이다. 새로운 치료법이 가치가 있다는 것을 확인시켜줄 객관적인 자료와 이론적 근거가 충분하며 실용적인 방안을 제시할 수 있어야 향후 계속적인 연구와 학문적 임상이 가능한 것이다.

환자를 치료하는 데는 다음의 사항들이 중요한 요소가 된다.
1. 암덩어리와 암세포가 정화된 혈관을 통하여 흡수되어 배설되게 한다.
2. 소화관 내외의 여러 가지 신진대사의 기능 회복을 도와야 한다.(장관과 비장관의 소화기능)
3. 몸 전체에 대한 제독이 신속하고 깊숙이 이루어져야 한다.
4. 암으로 파괴된 부위를 회복시키고 중요한 기관들중 특히, 간을 회

복시킨다.

5. 만일 간과 소화관이 완전히 회복되지 않으면 식사 요법을 부분적으로 또는 철저히 실천하여 가능한 한 재발이 일어나지 않게 한다.

초기에는 몸 전체에 대한 제독이 가장 중요하다. 암을 치료하려면 커피관장을 자주해야 하는데 밤낮으로 4~6시간 마다 해야 한다. 말기암 환자의 경우에는 4시간마다 해야 하는데, 처음 2주는 그보다 더 자주해야 한다. 동시에 피마자기름 요법도 하루 걸러 해야 하는데, 피마자기름 두 숟가락을 먹고 황설탕을 탄 커피 한 잔을 마시고 5시간 후 피마자기름 관장을 한다.

막스 거슨의 병원에서는 다음과 같은 4가지 관장법을 실시하고 있다.

(1) 카밀레차 관장

카페인을 10% 녹인 물을 30방울 이용한다. 체온과 같은 온도의 물 4분의 1 쿼터에 카밀레액을 반 잔 붓고 카페인 물방울을 떨어뜨린다. 카밀레액을 만드는 방법은 말린 카밀레꽃이나 잎을 따로 섞어서 4숟가락을 1쿼터의 물에 넣는다. 그 물을 5분 간 데웠다가 불을 낮추어 10분 동안 끓게 한다. 그것을 1쿼터들이 병에 부어 잘 봉한 후에 냉장고에 보관한다. 카밀레관장은 초기 환자들과 회복기에만 해야 한다.

(2) 커피관장

1쿼터의 물에 세 숟가락의 커피가루를 탄다. 그것을 5분 동안 끓인 후 다시 20분 동안 약한 불에 끓인다. 그 커피를 체온정도로 식혀서 관장액으로 이용한다. 하루 분량을 만들어도 된다.

(3) 피마자기름 관장

피마자기름 관장을 하기 위해서는 다음과 같은 사항이 필요하다. 아침 10시에 피마자기름을 큰 숟가락으로 두 숟가락 먹은 후 황설탕을 넣은 진한 커피 한 잔을 마신다. 4시간이 지난 뒤에 피마자기름 관장을 하면 된다. 1쿼터의 물에 화장용 비누를 풀고 거기에 피마자기름을 서너 숟가락 넣고 저어서 유상액으로 만든다. 카페인 물방울을 30방울 떨어뜨리고 기름을 뺀 소담즙가루를 반 숟가락 탄다. 카페인 30방울을 탄 물 대신에 커피관장액 1쿼터를 섞어서 관장액으로 이용한다.

(4) 녹즙관장(이것은 관장이 아니라 치료 과정의 하나다)

결장암 환자에게는 마시기 위하여 마련한 푸른 잎사귀즙 0.5쿼터를 체온정도로 데워서 이용한다. 이것을 가능한 한 아주 천천히 결장에 흡수시키는데, 결장 수술을 한 환자는 도뇨관을 이용하여 녹즙을 아주 천천히 병든 쪽으로 들어가게 한다. 방광, 질환자의 경우 적은 양의 녹즙을 환부에 들어가게 하여 인체에서 냄새나는 괴사조직이 떨어져 나오는 것을 막아준다. 이때 피가 조금 나와도 상관없다. 실제로 환자들이 이런 요법을 자청하게 되는데 이 요법이 통증과 불안 그리고 불쾌한 냄새를 없애주기 때문이다. 그리고 정해진 시간마다 환자들이 신선한 녹즙을 마시게 해야 한다. 사과와 당근을 절반씩 섞은 사과 당근즙 4잔과 푸른 잎사귀만으로 만든 녹즙 4잔이 하루 분량이다. 이들 모든 녹즙에는 10%의 포타슘그룹(포타슘글루콘산염, 포타슘아세테이트, 인산칼륨의 형태로 혹은 단일 염기로 되어 있는 것)이 들어 있는 활성산화효소가 풍부하게 포함되어 있다. 녹즙에 들어 있는 이들 산화효소는 일단

세포에서 나와 활성화되면 공기 속의 산소나 빛과 온도 변화에 따라 쉽게 파괴된다. 반시간이나 한 시간이 지나면 산화효소의 60%가 손실된다. 따라서 미리 짜서 보관해 두거나 해서는 안된다.

다른 의사들과 달리 막스 거슨은 처음부터 종양을 죽여야 한다고 생각했다. 거슨은 자신의 논문에서 정상적인 세포와 종양세포의 사이에는 열한가지 차이가 있다고 했다. 가장 중요한 점은 다음과 같다. 암세포는 나트륨을 많이 갖고 있으며 발효로 생존하고 전기적으로 음성전위 되고 혈액이나 혈장과 정상적인 교환을 하지 않는다. 그리고 성장과 세포분열에서도 통제 받지 않는다. 거슨은 이 연구를 하면서 발효를 막는 방법이 있어야 한다는 생각을 하게 되었는데 그것은 발효가 이루어져서 활동하게 되는 기초요건을 없애버리는 것이다. 암세포가 살아가기 위해서는 발효가 절대로 필요하다. 이를 위해서 어떤 방법이 있는가? 암 환자들에게 나트륨이 전혀 없는 음식을 먹여야 암세포의 나트륨을 혈액과 임파액을 통하여 축출할 수 있다. 알레르기 감염의 도움을 받아 나트륨 대신에 포타슘과 산화효소를 거기에 불러들여야 한다. 암세포는 발효에 의한 음성전하로 생존에 대항하는 것들을 쫓아버릴 수 있기 때문에 그에 대항하려면 인체를 제독시켜서 재활성화 되는 힘을 최대한 키워야 한다.

### 6) 비경구적인 소화의 중요성

지난 6년 동안 환자들에게 송아지의 간즙을 두 잔이나 석 잔씩 먹였다. 신선한 송아지의 간 속에는 대량의 산화효소와 포타슘그룹에 속하는 미네랄이 들어 있는데 특히 철분과 구리와 코발트가 많이 들어 있다. 그리고 여러 가지 호르몬과 비타민도 활성화된 상태에서 구성되어 있다. 간즙은 송아지의 간과 당근을 반반씩 섞어서 만든다. 간즙에 다른 물질을 넣으면 PH가 바뀌므로 아무 것도 보태지 말아야 한다.

음식과 녹즙에 대한 환자의 반응이 다르고 복잡하며 말기암 환자들의 경우에는 정도가 심하다. 말기암 환자들은 간을 회복시키려면 1년~1년 반 정도의 시간이 필요하다. 처음 몇 주 혹은 몇 달은 간이 매우 약해서 정상적인 기능 회복이 불가능하다. 제독과 산화효소의 재활성화가 이루어지지 않기 때문에 커피관장과 피마자기름 요법으로 간장을 도와줄 필요가 있다. 질병의 상태에 따라 그 요법의 처방 횟수를 줄여나가야 한다. 진찰했을 때 큰 종양덩어리가 나타나지 않더라도 암 조직이 체내에 남아 있을 수 있다는 것과 샘이나 임파선 또는 괴사조직에 숨어 있을 수도 있음을 알아야 한다. 관찰에 의하면 이들 미성숙된 세포들은 쉽게 암세포가 되지 않는데 거기에는 다음과 같은 규칙이 있다. 그것은 세포의 병적 상태가 크면 클수록 빨리 변한다는 것이다. 미성숙된 세포들은 아직 비정상적인 방향으로 충분히 발달하지 않았기 때문에 빨리 반응을 나타내지 않은 것으로 보인다. 이것이 바로 양성종양, 반흔, 유착 등이 빨리 성숙하여 충분히 암세포로 발달되지 않은 이유다.

파괴된 부위의 회복은 만성궤양이나 폐결핵의 강에서 새살이 돋아나는 것과 비슷한 과정으로 나타난다. 새로 나온 조직은 마침내 줄어들고 한동안 반흔으로 보이다가 나중에는 흡수된다.

폰 버그만은 암 환자는 치유염증을 일으킬 수 없다고 믿었다. 그는 치유염증을 일으키기 위해서 필요한 신진대사 반응을 할 수 없으며 인체의 불특정 부위에 암 신진대사가 자리 잡기 때문에 암은 치료되지 않고 그 상태로 유지된다고 보았다. 그러나 그와는 반대로 일정기간 제독을 제대로 하면 활동적인 충혈과 약간의 열을 동반한 가벼운 붉은 물집이 암 환자에게 발생한다. 암 환자에게는 암이 발생하기 전에 지독한 부종이 나타나고 사이아노시스(청색증, 자색증) 현상과 여러 형태들이 겹쳐진 경화현상이 발생하는데 제독을 하여 순환이 회복되면 이러한 사이 아노시스와 부종도 없어진다.

암의 전조 증상은 기관의 조직에서 포타슘 그룹과 요오드의 정상적인 함량이 손실되고 점차 중독되면서 진행된다는 사실을 알아야 한다. 그러한 물질들을 잃는다는 것은 소디움, 염화물질, 수분이 세포 안으로 침입할 수 있게 해주며 부종이 발생하는 것이다. 소디움과 요오드의 친화는 분화되지 않는 것이 하나의 규칙이다. 포타슘과 요오드는 정상적으로 세포분열을 시켜서 성장을 늦춘다. 소디움과 포타슘은 두 개의 미네랄 그룹의 대표로서 각각 반대의 전위를 갖고 있으면서 인체를 평형으로 유지시키는데 내장신경계, 호르몬, 비타민, 효소 등의 도움을 받아야 한다. 이런 모든 요소들은 계속해서 일어나는 부종과 만성적인 중독 때문에 느리기는 하지만 장애를 받는다.

암 환자는 암 때문에 사망하는 게 아니라 괴사조직의 흡수로 일어난 '간성혼수'와 '심한 중독' 때문에 사망한다는 것이 부검으로 증명 되었다. 이에 대한 해결책으로 포타슘과 요오드를 주면서 장기간 충분한 제독을 시켜주었더니 그 같은 실패는 일어나지 않았다. 인체의 모든 기능을 재활성화 시키는 것이 치료의 목적이다. 배설과 회복을 위해서는 내장신경계, 세망계, 세망내피계, 그리고 간이 가장 중요한 기관이다. 거듭 말하지만 오직 제독된 인체만이 저항과 치유 두 능력을 회복할 수 있다.

거슨이 얻은 결과들을 증명하기 위해 아래와 같은 세 가지 실험이 진행되고 있다.

(1) 간이 미세하게 손상을 입는 오랜 동안에는 간에 천자실험을 해도 손상이 나타나지 않으나 미네랄과 효소함량에는 생화학적인 변화가 나타난다는 실험.

(2) 조직에 포타슘 함량을 회복시켜주면 치료가 점차 이루어질 것이라고 믿기 때문에 혈장과 조직 입자에 포타슘을 넣는 실험.

(3) 암에 걸린 쥐를 건강한 쥐와 외과적으로 연결하여 정상적인 쥐의 건강한 신진대사로 암에 걸린 쥐의 암성장이 치료된다는 것을 증명하는 실험.

거슨은 25년 이상 암 환자들을 치료하면서 얻은 경험을 바탕으로 몇 가지 결론을 내리고 있다.

(1) 암 치료법은 인체의 독을 제거함으로서 종양덩어리를 죽이고 흡수하여 배설시키는 것이다.

(2) 간이 심하게 파괴되어 있지 않은 한 간을 회복시키고 종양으로 파괴된 부위를 개선시켜줄 길이 있다.

(3) 암은 부분적인 질병이 아니라 전체적인 질병이며 그 주된 원인은 영농과 식품산업에서 발생되는 음식의 독이다.

(4) 알레르기 반응(치유력)의 회복 여부를 알아보기 위해 일주일 간격 또는 그보다 약간 더 긴 간격으로 피부에 칸타리딘 고약을 바른다.

### 7) 치료에 따른 호전 반응들 －발적

암 환자들이 처음 2주일 동안 치료를 받으면서 '암식사'를 견딜 수 없어 중단하고 싶어 한다. 그 이유는 메스꺼움, 두통 때문이다. 환자들은 치료 중 토하기도 하고 내장경련을 일으키기도 한다. 녹즙을 마시기가 어렵고 커피관장을 견뎌내기도 어렵다. 이런 것들은 '반응시기'에 나타나는 증후들이다. 이런 반응들은 치료를 시작한 후 3~6일 사이에 나타나는데 중환자의 경우는 8~10일 사이에 나타나기도 한다. 그러한 반응은 10~14일의 간격으로 반복해서 나타난다. 여자 환자의 경우는 생리와는 상관없이 나타난다. 여자 환자들은 치료과정 중에 없어졌던 생리가 나타나기도 한다.

치료를 시작하고 3~4개월 만에 아랫배 양쪽에 격심한 경련과 통증을 동반하면서 되살아난다. '반응시기'에 환자들은 고약한 냄새가 나는 담즙을 토해낸다. 담관에서 흘러나오는 이 담즙이 십이지장이나 소장의 상부에 경련을 일으키고 위로 흘러들어가 메스꺼움을 일으킨다. 이럴 때는 황설탕과 레몬을 넣은 박하차를 환자에게 마시게 한다. 환자들은 이 차를 하루에 한 쿼터나 두 쿼터쯤 마셔야하며 어떤 환자는 하루에 4쿼터를 마시게 해야 한다. 이렇게 하면 위에 쌓인 담즙이 씻겨 나오고 경련이 멈춘다.

녹즙은 묽은 오트밀과 섞어야 한다. 환자들은 조리한 음식은 잘 받아들이지 못하나 잘게 썬 사과나 짓이긴 바나나, 사과소스 같은 것은 받아들인다. 이때 일어나는 발적은 대체로 1~3일 간 지속한다. 발적이 사라지면 환자들은 몸이 회복되는 것을 느낀다. 순환이 정상화되고 황달로 일어나는 누런 기미가 나타나기도 하며 눈의 공막에 그것이 비치기도 한다. 관장을 자주하고 치료를 하면 발적이 24시간으로 줄어들지만 이틀 동안 지속하기도 한다. 발적이 처음 일어날 때는 대단히 격렬하여 심한 두통, 정신쇠약, 불쾌감, 우울증을 동반하기도 한다. 이럴때는 침대에 누워 쉬어야 한다. 그 다음으로 일어나는 발적들은 정도가 약해지고 기간도 짧아지는데 관장을 더 많이 하면 견딜만하다. 어떤 환자들은 커피관장을 하루에 10~12번까지 하기도 한다. 관장을 할 때마다 몸이 호전되는 것을 느끼기 때문이다. 이 시기에 발한 발작이 일어나고 몸에서 심한 냄새가 나기도 한다. 이런 현상은 다른 증후보다 그 기간이 길다. 어떤 환자들은 치료 초기에 나타나는 알레르기 반응임을 알고서 의사에게 보내는 보고서에 상세하게 써 넣기도 한다.

어떤 환자들은 신진대사력이 −20이나 그보다 더 낮아서 지난 20여년 동안 연골을 반그레인(1그레인: 0.0648그램)도 먹을 수가 없었다. 모든 의사들이 그에게 연골과 약하게 탄 루골액을 최소단위로 시작하여 먹이려고 애를 썼다. 그리하여 하루에 연골 5그레인과 묽게 탄 루골액 18방울을 먹일 수 있게 되었다.

실험실의 분석에 따르면 환자들의 반응시기에 소변에 알부민이 조금 섞여 있고 소디움이 대량으로 함유되어 있었다. 혈액검사를 해보면 백혈구가 많이(12,000~18,000) 들어있고 치료를 받기전 림프구의 수가 비정상적으로 적었던 환자가 올라가고 그 수가 비정상적으로 많았던 환자는 약간 내려간다. 반응시기에 제독을 시켜주면 환자들은 정신적으로 크게 좋아진다. 치료 시작 후 며칠이 지나면 대부분의 환자들은 공포와 우울증에서 벗어나게 된다. 임상적으로 이들 발적은 치료과정 중의 일부로 보아야할 것이다.

### 8) 투약

투약에서는 환자의 인체 내에 요오드와 포타슘을 넣어야 한다. 요오드는 양성 미네랄에 속하는데 음극이나 음조직으로 이동하고, 포타슘은 음성그룹의 선두인데 양극이나 양성조직으로 이동한다. 세포의 기능을 돕기 위해 미네랄은 활성화되고 이온화되며 일부는 영구적인 유동을 한다.

요오드는 두 가지 형태로 주어야 하는데 유기질인 연골과 무기질제인 루골액이다. 연골은 비교적 많이 투여하는데 처음 3~4주 동안은 하루에 1그램씩 5번, 그 후엔 하루에 1.5그램씩 다섯 번 그 이후에는 하루에 1.5그램씩 세 번을 주어야 한다. 3~4개월 동안 B.M.R.(기초대사율)과 P.B.I.(단백결합요오드)가 정상적으로 유지되면 갑상선제제를 끊어야 한다. 루골액은 언제나 강도를 절반으로 줄여서 써야하는데 첫 몇 주 동안은 하루에 세 방울씩 여섯 번을 주면 치료에 필요한 요오드 결합이 좋게 이루어진다. 루골액은 요오드가 5%, 요오드화칼륨이 10% 들어 있다.

홀러와 싱어에 의하면 염증이 일어나면 요오드가 암 종양에 침입한다고 하며, 염증이 일어나지 않으면 침입하지 못한다고 한다. 그러므로 폰 버그만은 '알레르기 염증용액'이 암세포를 용해할 수 있다는 중요한 말을 했다. 관찰에 의하면 피부암 환자와 흑색육종암 환자의 경우에 치료가 되기 전 유익한 염증반응이 발생했으며 발적이 있는 동안에 그것이 재발하여 격렬한 반응을 보이다가 점차 사라지더니 한참 뒤에 다시 발생했다. 정상세포의 분화를 억제하기 위해서는 요오드가 필요한 것으로 추정된다. 암에 대한 여러 실험에서 요오드가 적으면 암세포가 더욱 빨리 성장한다는 것을 알게 되었다. 많은 양의 요오드가 성장을 중단시켜주기 때문에 초기에 많은 양을 투여해야 한다. 환자들 가운데 20% 정도는 치료 후에도 연골을 더 섭취할 필요가 있다. 주로 림프구의 수가 많은 사람이나 기초대사율이 낮은 지방 과다증을 보이는 사람들이 그런 경우다.

델 콘테와 마리아 스툭스는 최근의 논문에서 "결정적으로 요오드가 뇌하수체를 통해 갑상선 자극 호르몬이 생산되는 것을 억제한다"고 했다. 그러므로 "갑상선에서 요오드에 의해서 이루어지는 억제 작용은 주로 뇌하수체의 억제 때문임"이 명백하다. 방사선 요오드를 이용하여 새로운 연구를 한 분들이 "요오드가 갑상선 세포에서 직접 작용하며 갑상선 자극 호르몬의 활동에 방해를 한다"는 결론을 얻었다.

연골이 나트륨, 염소, 수분 등을 배설시키는데 도움을 준다는 것은 오래된 이론이지만 임상에서 얻은 결론은 다음과 같다. 암 치료에서는 연골이 칼륨 미네랄을 채우기 위한 길을 닦는 한편, 다른 조직과 세포에서는 나트륨, 염소, 수분이 세포내 이동을 하게 된다는 것을 알아야 한다. 부종을 흡수하면 순환에 대량의 찌꺼기와 독이 들어간다. 그 뒤 발적이 발생하는 시기에는 환자가 메스꺼움과 위 팽창 등으로 고통 받게 된다. 제독과 배설은 동시에 빠르고 충분하게 이뤄져야 한다.

포타슘은 조직 단백을 합성하는데 절대적으로 필요한 역할을 하는 것으로 보이나 현재로서는 포타슘을 활용하는 메커니즘이 알려져 있지 않다. 어떤 효소의 반응에는 포타슘 이온이 절대적으로 필요하고 그것 때문에 치료 처방에서 포타슘을 빨리 투여해야 하는 이유의 하나가 된다. 암과 종양을 지닌 동물의 조직에는 무거운 동위원소 K함량이 절대적으로 낮은 것으로 나타난다.

근육과 뇌 그리고 간에는 대개 포타슘 함량이 소디움 함량보다 훨씬 더 많다. 포타슘이 줄어들지 않으면 소디움이 줄어드는 것이 일반적인 규칙이라고 할 수 있다. 마그네슘과 칼슘 사이에도 이와 비슷한 관계가 있는데 마그네슘이 늘어나면 칼슘이 줄어들고 칼륨이 늘어나면 마그네슘이 줄어든다.

질병 정도에 따라 3~4주 동안 모든 녹즙에 찻숟가락으로 4숟가락을 넣어야 한다. 단 간즙에는 넣지 않는다. 그런 뒤에는 포타슘 양을 반으로 줄인다. 어떤 환자들에게는 처음의 처방을 되풀이할 필요가 있는데 일정 기간이 지난 후 식사법 때문에 그런 처방을 다시 하게 된다.

처음에는 칼륨 복용을 처방하지 않았으나 6년 만에 임상실험을 거쳐 적당한 칼륨제를 대량으로 복용하라는 결정을 내렸다. 그 동안에는 임상적으로 환자들의 상태가 좋아보였다. 실험에 의하면 칼륨은 변동을 하여 임상사진과 일치하지 않는다. 전문가들의 견해도 제 각각이다.

모라베크의 논문을 제외하고는 모든 도표에서 암조직의 칼륨이 줄어들지 않는 것으로 나타나있다. 그는 암 초기에는 칼륨이 줄어들고 그 뒤에는 일정하지 않으며 늘기도 하고 줄기도 한다는 것을 알아냈다. 이러한 사실은 라스니츠키가 "암에서는 이온화 된 K이 줄어든다"는 것을 발견해냄으로써 명백해 졌다.

LA의료센터의 조셉 로스 박사는 방사선 포타슘 원자를 추적자로 썼다. 로스 박사와 벨톤 뷔로우스 박사는 만성질병 환자들에게서 포타슘이 현저하게 감소되며 그 가운데 한 물질은 근육이 수축하고 힘을 쓰는데 중요한 역할을 하는 걸 발견했다. 그들은 방사선 원소와 정상적인 인체의 포타슘을 희석시킬 수 있는 정도가 인체의 총 포타슘 함량을 나타낼 수 있다는 결론에 도달했다. 이러한 검증에 의하여 의사들은 환자는 포타슘이 부족하다는 것과 부족함을 메우기 위해 포타슘을 얼마나 투여해야 하는 가를 배우게 된다.

임상에 따르면 인체에서 부족한 포타슘을 투여하여 정상이나 정상에 가까운 상태로 만든다는 것은 대단히 어렵다. 건강한 인체에서도 포타슘을 투여하여 정량의 상태로 만들기 어렵다. 중병에 걸리면 수개월 혹은 때에 따라서는 1~2년 동안 포타슘을 투여하여 여러 중요한 기관들이 정상적인 포타슘 함량을 유지할 수 있게 해야 한다. 사실 우리는 모든 기관들에 대하여 분리실험을 해보지도 않았고 혈액의 포타슘 함량이 모든 기관에 대한 정보를 제공해 주지도 않았기 때문에 각 기관에 얼마만큼의 포타슘을 보충해 주어야 하는지 알지 못한다.

바넬과 스리베너는 최근 논문에서 혈장의 포타슘 함량이 인체의 포타슘 필요치를 나타내주는 지침으로 이용할 수 있다고 보았다. 그러나 말기암 환자와 만성질병 환자들에게서 얻은 경험에 따르면 그 견해는 옳지 않다. 혈장은 지지하고 교환해 주는 통로일 뿐이다. 혈장에서 보이는 낮은 수치는 최선의 치유를 나타내고 있는 것인 지도 모른다. 왜냐하면 고장 난 조직에서 높은 수치를 보이는 것은 포타슘을 잃었기 때문에 파괴된 조직들이 포타슘을 재 흡수할 수도 있기 때문이다.

목적을 달성하기 위해서는 혈장의 수준이 정상치가 될 때까지 투여하라고 권하고 싶다. 치료 초기에는 포타슘의 변동이 잦다. 치료 후기에도 가벼운 변동이 계속된다. 정상적인 사람에게도 그런 일이 일어난다는 것을 보았으며 생리 중이거나 임신 중인 경우 그런 일들이 더욱 잦다. 감기가 들어도 일시적으로 포타슘이 일탈한다. 혈액의 포타슘 수치를 읽는다는 것은 잘못된 지침이다. 치료 초기에 포타슘 수치가 정상보다 높은 것을 보았지만 그것은 결코 인체에 포타슘이 비정상적으로 있음을 나타내는 것은 아니다. 반대로 그것은 인체가 대량의 포타슘을 상실하고 있음을 나타낸다. 회복기에는 그 반대 현상이 나타나기도 하는데 포타슘의 수치가 정상치보다 낮다면 인체가 혈장으로부터 대량의 포타슘을 재흡수 하여 정상치보다 낮게 가도록 평형에 영향을 주고 있을 것이다.

나이아신은 비타민 B2의 하나인데 치료 초기부터 충분하게 투여해야 한다. 나이아신의 투여를 중단하거나 너무 빨리 줄여도 안 된다. 나이아신은 간세포에 충분한 당원을 가져다준다. 그리고 나이아신은 단백질의 신진대사를 도와 소동맥과 모세혈관을 열게 한다. 그러나 피가 나면 나이아신 투여를 중단해야 한다. 나이아신은 세포에서 전위를 높여주다. 특수한 펠라그라질병 현상을 고쳐주고 설염, 구내염, 질염, 요도염, 직장염, 피부홍반, 정신장애, 포르피린뇨증 등을 치료해 준다. 나이아신은 장기간 투여해야 하며 한 회 50밀리그램씩 하루에 여섯 번 투여한다. 드물기는 하지만 더 많이 투여할 때도 있다. 그런 식으로 4~6개월 동안 투여하다가 점차 줄여나간다. 초기에 나이아신을 투여하면 온몸에 붉은 반점이 퍼지고 열이 나는데 머리와 팔에 더 심하게 일어나 환자들이 놀라기도 한다. 이런 반응은 일시적인 것으로 몇 분이 지나면 없어진다. 식사나 녹즙을 마신 후 먹으면 좋다.

9) 비타민과 미네랄

비타민이나 미네랄 결핍을 보충하기 위해 한 가지 비타민이나 미네랄을 투여하지 않는 것이 좋다. 위너 콜라드를 비롯한 전문가들에 따르면 하나의 비타민이나 미네랄을 투여하면 장관이나 신경계에 좋지 않은 기능 변화를 초래할 수 있다. 암의 경우에는 나이아신이 예외이다. 나이아신은 펠라그라를 고쳐주는 대신에 티아민 부족현상을 일으킨다. 콜라드는 비타민이나 미네랄이 부족하여 발생한 만성질병에 하나의 비타민이나 미네랄을 투여하면 오히려 만성질병을 초래할 수 있다고 보았다.

가벼운 급성질병에는 인조 비타민이 도움을 줄 수 있으나 암은 다르다는 사실을 간과해서는 안 된다. 의사들은 병들고 독이 쌓인 인체를 대할 수밖에 없다. 이런 상태에서는 암세포가 마음대로 자라고 간섭받지 않는다.

알라바마의 버밍햄에 있는 톰 스피스 박사가 영양부족에 관한 연구를 하다가 비타민 B12를 발견했다. 그는 비타민이 특히 영양결핍에서 발생하는 몇 가지 빈혈증을 막는 역할을 한다는 사실을 알아냈다. 척수에 발생하는 퇴행성 변화도 B12를 많이 투여하면 거의 정상으로 회복된다고 했다. 그 비타민의 핵심은 코발트 물질이며 그 물질은 모든 과일과 채소에 소량으로 함유되어 있지만 하루 섭취량은 알려져 있지 않다. B12는 아미노산을 결합하여 단백질을 형성시키는 것으로 추정된다. 병든 인체 특히 암을 가진 인체는 아미노산을 결합하여 단백질을 만들지 못하고 대신에 그 물질을 태워 찌꺼기를 만든다. 동물실험에 따르면 B12는 잘못된 조직들을 회복시킬 수 있는데, 노쇠했거나 만성질병에 걸렸거나 수술을 받았거나 퇴행성 질병에 걸린 것과는 관계없다.

이것이 모든 비타민 복합제에 B12가 포함된 이유다.

　미네랄이 들어있는 비타민 복합제든 미네랄이 없는 비타민 복합제든 그것을 먹으면 며칠 안에 암이 재성장하거나 새로운 암이 퍼지는 것을 수차례 관찰했다. 환자는 단기간이나 혹은 더 긴 기간에 신진대사가 자극을 받아 약간 좋아진다는 느낌을 받는다. 그러나 전문가들은 암 조직이 가진 흡입력 때문에 암이 재발한다고 한다.

　골수암으로 고생했던 어린이도 보았는데 칼슘 복합제를 먹은 후 10~14일 동안에는 상태가 아주 좋아진다. 하지만 이후에는 암이 급속히 성장하여 치료가 불가능하기에 이른다. 암이 있는 인체에서는 칼슘복합제가 나트륨과 같은 역할을 하는 것으로 보인다. 루돌프 켈러는 칼슘은 나트륨 그룹에 속하며 경계선에 머물러 있다고 보았다.

　암 치료법을 연구하는 15년 동안 막스 거슨은 여러 차례 좌절했다. 그가 가장 힘이 들었을 때는 31명의 환자들 가운데 25명을 잃었을 때였다. 그들은 여러 달 동안 앓다가 상태가 호전되어 가는 환자들이었다. 거슨은 환자들의 기운을 북돋아주기 위해 찰즈 후킨스 박사가 고안해 낸 방법에 따라 반대 성호르몬요법을 실시했다. 그 치료를 받은 환자 5명은 처음에는 상태가 좋아졌다가 몇 주가 지나자 완전히 나빠졌다. 거슨은 절망에 빠지게 되었다. 간의 회복을 위한 치료는 그 과정이 어렵고 재생시키는데도 오랜 시간이 걸린다.

### 칼륨

　거슨 박사는 만성적인 퇴행성 질병을 가진 환자는 효소생성 뿐만 아니라 근육 수축과 강화에 도움을 주는 기초요소의 하나인 칼륨의 현저한 감소를 보인다고 보았다. 만성적인 질병 초기에는 세포로부터 칼륨이온의 손실과 세포 속으로 나트륨이온의 침입이 세포에서 전위의 손실, 부적절한 효소 생성, 감소된 세포 산화, 조직손상증후군등으로 세포 생리적인 기능부전의 결과를 야기한다. 세포에 의한 거의 모든 신체 효소들의 구조는 촉매제로써 칼륨을 요구한다. 대조적으로 나트륨 침투는 세포가 효소를 생산하는 것을 억제한다. 그러므로 효소활동을 자극시키기 위해서는 세포의 활용을 위해 과다 나트륨은 억제하고 칼륨은 치환하는 것이 필수적이다.

### 10) 기관의 효소 분포

의학자들이나 관련 된 저술가들은 바우어의 저서 『암문제』에서 거론한 "수수께끼 같은 암을 효소화학으로 해결할 수 있으리라는 어떤 확신이 든다."는 말을 인용하거나 라빈 박사가 1957년 미국 상원 청문회에서 보고한 것과 같이 생화학으로 암이 해결될 것이라 말한다. 그러나 암을 정복하기 위해서는 다음 사항을 알아야한다.

세포에 있는 여러 조건들이 근본적, 기능적으로 바뀌어야 하며, 각 세포에서 일어나는 신진대사가 단백질과 지방의 소화와 교환에서 병리학적으로 변형된다는 사실에 유념해야 한다. 그 변화에, 앞서 말한 병리에 적응하고 있는 효소신진대사들을 자동적으로 변형시킨다.

실제적으로 유기체에서 발생하는 모든 반응은 효소의 활동에 의한다. 효소는 대단히 특별한 행동을 한다. 효소는 세포 안에서 일어나는 어떤 저항을 극복하기 위해 반응을 일으킨다. 이는 다음과 같은 사실을 의미한다.

세포 안에 있는 분자들은 활성화 되어야 하고 인체를 통해 필요한 활성에너지가 공급되어야 한다. 예를 들어 세포 안에서 당원인 글리코겐은 효소 반응에 의해 일산화탄소와 수분으로 분해된다. 이것이 가장 단순한 세포신진대사 기능이며 오랫동안 지속된다. 그에 비해 단백질이나 지방의 신진대사도 같은 세포내에서 동시에 이루어지나 속도가 더 빠르고 혼란스럽다. 효소기능은 대개 사슬반응으로 조직되어 있다. 어떤 것들은 살아있는 유기체와 뒤엉켜 있으며 그것들을 그대로 두면 세포나 조직에서 떨어져 나갈 수 없다. 그러므로 효소는 아래와 같은 두 가지로 구별된다.

(1) 분리시켜 빼낼 수 있는 효소
(2) 분리되지 않는 효소

효소는 간에서 재활성화 되며 각 세포로 보내진다. 암치료의 목적 즉 효소기능의 회복을 위해서 세포의 내용물이 회복되어야 한다. 그것은 암세포에서 일어날 수 없지만 다른 세포에서는 일어날 수 있고 또 그렇게 할 필요가 있다. 만성 종양의 조직과 체액에서는 많은 음성전기물질이 발견되었다. 이런 전제에서 정상적인 조직이나 비정상적인 조직 그리고 조직에 있는 전기의 양극에는 미네랄 집합체가 있으리라 생각된다. 갑상선에 높은 음전하의 중심이 있음을 발견했는데 그것은 세포외 그룹의 축적에 기인하고 있다. 세포외물질(음성)과 세포내물질(양성)로 분류하는 것은 전류 속에 있는 무기질에도 적용된다.

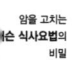

# 2 회복기에 있는 암 환자의 어려움

**1) 치료의 문제**

암의 증후가 나타나기 전으로 환자의 상태를 회복하는데 목적이 있다. 암의 초기나 중기의 증상을 보였던 환자들은 이렇게 회복될 수 있다. 상태가 더 악화된 환자의 경우에는 부분적으로만 회복 가능하고 말기암 환자의 경우에는 회복이 어려울 수도 있다. 환자의 몸 상태가 회복되면 집으로 돌아가는데 아래와 같은 문제에 직면하게 된다.

(1) 집에는 치료기구가 없다.
(2) 주변의 도움을 받기 어렵다.
(3) 암 식사를 만들 수 없고 경험도 부족하다.
(4) 병원에 있는 동안 식사와 녹즙을 제공받았지만 집에서는 이를 도와주는 사람도 없을뿐더러 의사도 없다.
(5) 필요한 신선한 식품을 구입하기 어렵다.

(6) 일반 약국에서는 적절한 약을 구하기 어렵다(의사들이 맞지 않은 약이나 대용물을 권하는 경우가 있다).

(7) 의사의 재검사와 관찰이 이루어지지 않는다.

### 2) 경제적인 문제

(1) 치료와 수술로 많은 비용을 지출했기 때문에 돈이 부족하다.

(2) 치료기간이 길다.

(3) 치료에 철저히 응하려면 필요한 일을 장기간 할 수 없다.

(4) 보통의 가정에 비해 식품비가 더 소요 된다.

(5) 환자 가족의 생활 파괴를 막고 비용을 줄이기 위해 환자를 보험에 가입시켜 병원이나 치료소로 보내려는 경향이 있다.

### 3) 암 환자들의 정신적인 부담

(1) 주변으로부터 받는 좋지 않은 영향.

(2) 친구들과 다른 의사로부터 듣는 반대 의견.

(3) 몸을 회복시키기 위해서는 오랜 시간이 필요하다.

(4) 현재와 미래의 생활방법에서 일어나는 변화.

핵심은 환자의 생존이며 완치하려는 의지다. 소수이긴 하지만 환자들 가운데는 10~12%는 병의 심각성을 모르고 있다. 환자가 엄격한 식사 요법을 따르려면 자신의 병이 심각하다는 것을 깨달아야 한다. 이들 환자들은 다른 환자들이 나을 수 있다는 것을 알면 만족해하며 치료를 받으면서 자신도 나을 수 있다는 희망을 갖게 된다. 하지만 환자들 가운데 일부는 치료를 거부하고 어떤 환자들은 옛날의 식사습관을 버리지 못해 무염식을 거부한다. 환자들 가운데는 염세적인 사람도 있는데 환자의 심리적인 상태와 가족을 비롯한 주변인들의 도움이 필요하다. 환자는 다른 환자들이 얻는 긍정적인 치료결과를 직시해야만 좋은 결과를 얻을 수 있다.

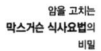

# 3 치료 중 암 환자들이 저지르는 실수들

　암 환자들은 대개 4~6주 정도 치료를 받으면 몸과 정신이 건강해 지는 것을 느낀다. 그러면서 병원에서 만든 치료계획과 과정을 지키려고 노력한다. 그러나 관장을 하고 녹즙을 마시고 식사를 하는 과정에서 자신을 돕는 사람이 없음을 깨닫게 된다. 암은 다른 질병과는 다르다. 암 치료는 1~2년 정도 꾸준히 치료를 받아야만 그 효과를 기대할 수 있다. 암은 증후나 특수한 질병을 치료하는 게 아니라 몸 전체의 기능을 회복하는 것이다.

　그러나 환자들은 몸을 어느 정도 회복하여 집으로 돌아갔을 때 병원에 있을 때처럼 자신을 돕는 의사들이나 기구가 없어 실수를 저지른다. 그들은 병원에서 금지하는 식품들을 어느 정도 섭취해도 크게 해가 되지 않을 것이라고 생각한다. 환자를 돌봐주는 사람들이 하루에 필요한 녹즙을 오전에 한꺼번에 만들어 놓고 환자에게 시간에 맞춰 먹게 하는 경우가 있다. 그렇게 하면 녹즙의 효과와 효능이 떨어져 버린다.

그 이유는 다음과 같다.

(1) 녹즙은 활성의 발효를 하는 생물질로 구성되어 있어 산화효소를 바로 중성화시켜 버린다. 그 신선한 물질이 병든 인체에 필요한 물질이다.
(2) 인체에는 활성화된 산화효소를 평행되게 공급해야하며 하루 종일 공급해 주어야 한다. 시간마다 신선하게 짠 녹즙을 먹어야 이러한 것을 얻는다.

시장에서 파는 채소와 과일 중에는 식사용으로 사용하기 어려운 것이 많다. 특히 화학약품을 사용하여 장기간 보관한 것으로 플라스틱 용기에 넣어 파는 것들이 그것이다. 색소로 붉게 물들인 채소나 과일과 알루미늄 용기를 사용하는 것은 좋지 않다. 녹즙을 짜는데 필요한 준비물로 간 즙을 짜기 위해서는 분리된 분쇄기와 압착기가 필요하다. 분쇄 과정에서 공기가 들어갈 수 없는 원심분리기를 사용할 수 있다. 분쇄기 바퀴가 돌아갈 때 충분한 공기의 저항을 받으면 양전기가 발생하면서 주위 벽에 음전기의 발생을 촉진시킨다. 양전기와 음전기의 교환이 산화효소를 죽여서 녹즙에 해를 입힌다.
채소를 조리할 때는 맛있게 만들어야 한다. 습관화된 맛을 완전히 바꾸려는 자세가 필요하다. 채소를 고를 때에도 각별한 주의가 필요하다. 채소에 신선한 약초와 말린 약초 그리고 여러 과일을 섞어 맛을 내야 한다. 회복기에 있는 환자는 주변의 충분한 도움을 받지 않고 치료하기란 쉽지 않다. 놀라울 정도로 몸이 회복된 환자들이 잘못된 충고와 치료법 그리고 가족들로 인해 치료를 중단하는 경우가 있다.

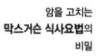

# 4 암 환자에 대한 24가지 규칙
## ―1977년 노먼 프리츠가 작성

1 분쇄기와 압착기가 따로 있는 녹즙기를 사용하는가?

2 간즙으로 이용하는 송아지 간은 신선한가? 얼리지 않은 것으로 4파운드 이하 짜리인가?

3 요리와 관장에 사용하는 물은 플루오르 물질, 염소, 연수제, 기타 화학약품을 타지 않은 것인가?

4 소금, 담배, 술, 홍차 등은 완전히 끊었는가?

5 아스피린을 제외한 약은 먹지 않는가?

6 방취용 화장품, 염색제, 퍼마넨트 기구, 립스틱은 없는가?

7 플로오르가 들어있는 치약이나 플로오르 물질요법, 중탄산소다, 소금 등은 끊었는가?

8 스프레이, 공기청정기, 살충제, 페인트 연무 혹은 이들과 비슷한 것들은 가정에서 없애 버렸는가?

9 식사법, 약의 투여, 관장에 사용되는 분량은 지시대로 사용하고 있

는가?

10 금지된 단백질, 지방질, 기름 그 외에 금지된 식품이 식단에 오르지는 않는가?

11 종합식사 요법에서 소개된 그 외의 금지된 식품도 제외시켰는가?

12 허용되는 것을 제외하고 모든 양념은 사용하지 않는가?

13 알루미늄으로 된 주방 기구는 사용하지 않는가?

14 햇볕과 TV에 노출되는 시간을 극소화시키고 있는가?

15 식사용과 녹즙용의 채소와 과일은 유기농법으로 재배된 것인가?

16 녹즙을 짜는 천은 삶아 주는가?

17 환자와 보호자들은 반응, 발적, 제독의 중요성을 이해하고 있는가? 그리고 피마자기름 요법을 계속하는 것이 중요하다고 이해하고 있는가?

18 환자를 충분히 도와주고 있는가? 환자는 충분한 휴식을 취해야 하며 치유력을 증진시키기 위해 기운을 보전해야 한다.

19 환자들에게 처음의 3~4주 동안 치료를 받던 식으로 엄격하게 집중적으로 해야 한다는 것을 알고 있는가?

20 환자를 도와주는 사람이 반응과 발적이 일어나는 동안에는 식사를 바꾸어야 한다는 것을 알고 있는가?

21 스프를 만들기 위해 맷돌을 사용하는가?

22 의사의 처방에서 말한 것처럼 환자의 상태에 따라 치료에 변화를 주는가?

23 식사에 여러 가지로 변형을 주어 맛을 내야 한다.

24 녹즙용 사과는 단것보다는 시큼한 것을 사용해야 한다.

## 5 실패한 처방
   —결코 특수하지 않다

　막스 거슨의 환자들은 대부분 말기암에 걸려 녹즙을 먹을 수도 없을 만큼 상태가 좋지 않았다. 거슨은 그들을 위해 아시돌펩신 형태로 만들어 하루에 2알씩 식사 전에 3번씩 먹였다. 중독된 기관들이 트립신, 리파제, 디아스타제 등을 분비 못하거나 분비량이 줄어들어 있으므로 환자들은 췌장 소화효소가 필요했다. 이 모든 효소는 췌장에서 분비하는 것들이다. 어떤 환자에게는 췌장액효소를 하루에 3번에서 5번까지 3알씩 주었는데 상태가 호전되면 양을 줄였다. 이들 효소는 종양이나 암이 하는 소위 비장관성의 소화에도 필요한 물질이다. 치료 후반부에서 보이는 암치료는 장관외소화라고 생각된다. 암의 치료가 장관외소화임을 안 이후로 거슨은 모든 치료의 목적을 여기에 두었다. 암덩어리가 죽고 나면 암덩어리가 용해되어야 한다는 뜻이다.
　앞에서도 언급했듯이 거슨 박사의 가장 큰 실패는 말기 암환자들에게 성호르몬을 투약 한 것이다. 찰스 후긴스 박사의 추천 때문이었지만 결과는 처참했다. 처음에는 상태가 호전되다가 3~5주 사이에 환자 대부분이 사망했다. 성호르몬은 조금만 사용해도 간을 자극시켜 환자들을 위험한 상태로 만들어버린다. 다른 실패는 루골과 연골 제품으로 카리딘 때문이었다. 다른 호르몬제, 비타민류, 난소물질, 비타민E, A……D 등도 투여해 실패했다. 거슨 박사는 암 환자들에게 맞는 적당한 포타슘 복합제를 찾지 못했다. 거슨 박사는 X—레이 검사로 석회질이 아주 많이 망가진 환자들과 골육종을 합병한 혈우병 환자 세 사람에게 칼슘과 인복합체를 투여했다. 이 결과 출혈은 멈추었지만 종양의 크기가 커졌다. 이 환자들 가운데 몇이 사망했다. 이 치료의 결과로 호르몬제, 일부 비타민제, 칼슘과 인복합제, 카리딘 같은 물질들은 종양을 키우는 효소를 갖고 있다는 것을 알게 되었다. 그리고 말기 암 환자에게 대구 간유와 지방 그리고 달걀의 노른자, 크림 등이 좋지 않다는 사실을 알았다.

거슨 박사는 환자들에게 성호르몬 대신 식사 전 로얄제리 50밀리그램 두 알을 먹여 큰 효과를 보았다. 거슨 박사는 사과, 살구, 감자, 토마토 등의 함량을 조사했으며 이들 모두에서 포타슘 함량이 줄어들었고 소디움의 함량이 늘어난다는 것을 알았다. 그리고 더 깊게 연구한 결과 토양의 건강이 인류의 건강과 직결되어 있다는 사실을 알게 되었다. 그래서 그는 '토양이 생산해 내는 식품을 외부신진대사라고 불러야 한다'고 했다. 그는 이것이 인체신진대사의 기초를 이루어 소화기관의 기능을 이끌고 유지시켜주며, 그들의 활동을 통하여 장외성의 소화와 그 장외성 소화에 기대는 다른 기능들도 유지한다고 보았다. 거슨 박사는 암 종양과 세포는 삭혀야 하며 소화관과 장외소화기능을 정상으로 회복시켜주는 것을 원칙으로 하여 암치료가 전개되어야 한다고 강조했다.

4부

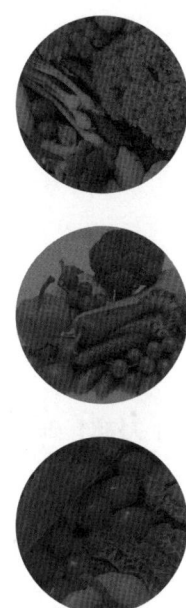

# 식사요법으로 암을 고친 사례

# 1 두경부

| **사례1** 뇌하수체의 거대 종양 |

● D.S.B씨. 여성. 44세. 기혼. 자녀 2명

임상 진단 : 뇌하수체의 거대종양. 주위의 뼈도 부분적으로 파괴되어 있었음.

● 1943년 6월 마운트사이나이 병원 보고

환자는 1941~1942년 사이에 두 눈이 차츰 어두워져 가는 것을 느꼈음. 복시현상도 2개월간 계속됨. 오른쪽 눈의 측두에 하강이 진행되어 1943년 3월에는 완전한 반맹이 됨. 1943년 4월 오른쪽 눈에 반쯤 남아 있던 시야도 줄어드는 것을 느낌. 6월에 검사한 결과 왼쪽 눈의 측두에 맹증이 와 있었음. 1942년 11월부터 생리가 없음. 1942년과 1943년 사이에 체중이 15파운드나 감소.

입원 당시에는 두 눈의 망막이 창백하고 분명히 볼 수 없었으며 양쪽이 안 보이는 반맹에, 오른쪽 눈은 코의 4분의 1부를 보지 못하는 시야 결손 상태. X—레이 치료로 시각의 명료도는 조금 나아졌으나 시야는 개선되지 않음. 퇴원하여 다른 의사에게 감. 의사가 뇌하수체 절제를 권했는데 환자가 거절.

● 초진과 치료

초기진단 : 뇌하수체의 색소형성선종

1944년 3월 고담 병원의 내 부서에 보내졌을 때 환자의 상태는 다음과 같았다.

뇌하수체샘에 엄청나게 큰 종양. 터어키안이 대단히 비대해져 있었고 주위의 뼈들이 부분적으로 파손된 상태였다. 오른쪽 눈은 보이지 않았다. 왼쪽 눈은 시신경이 거의 파괴되어 있었다.

환자는 의식이 없이 앰블런스에 실려 왔다. 즉시 치료를 시작했다. 환자의 친척 가운데 한 분이 많은 양의 과일과 야채즙을 공급할 수 있게 해주었다. 8개월 후에 남편의 비서 일을 다시 할 수 있었다. 지금도 그 일을 충분히 해내고 있으며 왼쪽 눈의 망막이 절반밖에 작용하지 않지만, 불편 없이 읽고 쓸 수 있다.

부기 : 환자의 터어키안이 너무나 비대하여 우리 병원의 뛰어난 방사선의사가 말하기를 자기는 물론 다른 이들도 그렇게 비대한 것을 일찍이 보지 못했다고 했다.

● 1957년 6월 15일. 안과의사의 보고서

시력 : 오른쪽―도움이 되는 시야 없음. 코의 상부 4분의 1부위에 빛을 느낄 수 있을 정도.

왼쪽―20/20. 각막감응 정상.

공동가동역이 충분함. 근육의 기형변칙이 없음.

오른쪽―빛에 대한 반응이 없음(직접광). 오른쪽에서 왼쪽으로의 동감성 반응이 있음. 왼쪽에서 오른쪽으로의 동감성 반응은 이끌어내지 못했음. 직접광에 대한 반응은 빠름.

안압 : 두 눈 모두 18.

슬릿트램프 검사 : 정상. 다만 오른쪽 눈에 그물모양의 조직이 있으며 흔적일 뿐 의미는 없음.

내부 : 오른쪽 시신경유두에 시신경 위축 현상이 보이며 모든 눈의 혈관이 좁아져 있음. 왼쪽 시신경유두에 일과성의 가벼운 창백(뇌하수체종엔 다 있음).

시야 : 오른쪽―코 상부 4분의 1부위에 빛 감응이 있을까 말까 한 정도. 왼쪽―일시적 시야 협착(이 정도는 8~10년 전에 내가 경험했던 것보다 작은 편임).

환자는 건강하며 일도 잘 하고 있음.

| **사례 2** 왼쪽 소뇌교각의 신경초종 |

- C. H씨. 남성. 48세. 기혼. 자녀 2명

임상 진단 : 왼쪽 소뇌교각의 신경초종. 뉴욕의 프렌치 병원에서 진단.

- 생검과 수술보고

왼쪽과 후두골부위에 조그마한 구멍을 내, 그곳을 통해 소뇌교각으로 접근 시도. 내부 청각공 부위에 딱딱한 종양덩어리가 있었음. 그것은 보통의 청각 신경종이 아니라 방추형 세포 육종과 흡사함. 대부분의 조직을 절제했음. 뼈가 파괴되어 있음을 알게 되었음.

표본 검사에 의한 병리학적 보고는 왼쪽 소뇌교각의 신경초종으로 진단되었음.

- 과거의 병력

1948년 11월 말부터 두 다리가 약해지고 걷기에 어려움이 있었다. 그 뒤 수개 월 동안 다리가 점점 더 나빠지고 혀에도 영향을 주었다. 혀를 움직이고 말을 하기가 어려워졌다. 왼손도 약해졌으며 손가락을 움직이기 어려웠고, 손뿐 아니라 손의 관절도 움직이기 어려워졌다. 아침에는 말을 잘 하다가도 낮에는 말하기가 힘들기도 했다. 환자는 담배도, 술도 하지 않았다. 신경거마로 두 눈에 안진이 있고, 혀가 오른쪽으로 처져 있음이 발견되었다. 힘줄과 피부반사가 불규칙적이었다. 1949년 초에 여러 증후들이 더 심해져갔다. 1949년 5월 23일 수술을 했다.

● 초진과 치료

나는 그를 1949년 3월 23일에 한번 본적이 있었으나, 내 치료는 그가 수술을 받은 이후 1949년 5월 23일부터 시작되었다. 그때 환자의 뇌신경 5, 7, 8번과 소뇌 기능에 장애가 있었다. 왼팔과 다리에 경련이 있고 실조되어 조절이 되지 않았으며 입의 왼쪽 끝이 밑으로 처져 있었다. 종양이 완전히 제거되지 않아서 환자의 부인에게 수술 후의 예후가 절망적이라고 알려주었다. 6월말에 환자가 균형이 완전하지 못한 상태지만 지팡이에 의지하여 걷기 시작했다. 1949년 7월 말, 왼팔이 움직였다. 부분적으로 감각이 회복되었으나, 통제가 잘 되지 않았다. 얼굴 왼쪽 부위의 감각이 서서히 회복되었다. 1949년 10월 말에 왼쪽 다리와 팔이 움직여졌으며 더 튼튼해 졌다. 혀와 왼쪽 얼굴의 움직임도 크게 회복되었다. 1950년 11월에 환자는 자동차 공장에서 일을 하기 시작했다. 오른쪽 눈의 시력이 정상이었다.

정상적으로 읽고 쓸 수 있게 되었다. 왼쪽 눈은 안쪽으로 쏠려 있었다. 복시를 피하기 위해 검은 안경을 썼다. 1950년 말경에는 수술자리에 있던 튀어나온 부위가 만져지지 않았다. 그 후 반 년 뒤에 그 부위가 평평하게 가라앉았다. 그 뒤 수 년 동안 환자는 시계수리인, 자동차수리인, 라디오 수리인 등의 직업을 가졌다. 왼쪽팔과 다리는 여전히 약했으며, 왼쪽 다리에 경련이 있었고 실조되어 있었다. 마지막 본 것이 1957년 7월이었다.

● X—레이 검사

왼쪽 추체골의 전상부가 부분적으로 파괴됨. 터키안이 완전 비대. 전후의 벽이 얇아졌으며, 뒤쪽 벽은 부분적으로 파괴되어 있음. 현재 앞쪽 벽과 아래쪽 벽이 다 뚜렷해졌으며, 뒤쪽 벽에는 변화가 없음. 추체돌기에는 근본적인 변화가 일어나지 않았음. X—레이 검사로 왼쪽 추체골의 전상부가 거의 회복되었음을 알게 됨.

부비동에는 공기가 차 있음.

● 안과 전문의사의 보고서

1957년 7월 5일. 왼쪽 눈의 외직근은 완전마비. 7번도 마찬가지.

왼쪽 각막에 궤양 있음. 눈을 감을 수 있게 수술 권유.

시력 : 오른쪽—20/40. 왼쪽—20/200

동공반응은 가능함. 유두는 건강해 보이나 좌측 유두는 약간 몽롱한 상태임.

| **사례 3** 해면아종 |

● P. V. 군. 남성. 16세

임상진단(수술후) : 시상 왼쪽에 해면아종.

● 생검과 수술결과

처음에는 두통과 간헐적인 복시가 2년 반 동안 있었음. 지난 3개월 반 동안 얼굴 왼쪽에 감각이 없었음. 검사에 의한 객관적인 판단은 다음과 같았음.

(1) 오른쪽 전두골에 치유 반흔이 있고 양후두엽에도 치유 반흔이 있음.

(2) 두 눈이 동일하게 반맹.

(3) 창백한 시신경유두.

(4) 아래와 위를 볼 때 복시.

(5) 왼쪽 얼굴, 몸의 왼쪽 앞부분, 왼쪽 다리와 발에 지각과민 증세와 이상 감각이 있음.

(6) 오른쪽 눈이 황반이 없이 반맹임.

● 시험실 검사보고

요분석 음성. 척수액—맑고 무색이며 단백질 30mg%. 판디시험반응 0. 세르만 반응 음성. 혈액 칸 시험 음성.

● 진단의 경과

(1) 1950년 2월 20일. 시상부 병변에 관계가 있을 수 있는 뇌파검사는

심각한 변화가 없었으며 노스트라졸로 행한 광성 자극에도 변화가 없었음.

(2) 1950년 3월 20일. 시상부에 일어난 장애의 내용과 위치를 고려하면 뇌파는 지극히 작은 이상을 보이고 있음.

(3) 두골의 X—레이 검사. 1950년 3월 17일 실시. 왼쪽 앞 두부에 절개 흔적과 뼈조각이 아무렇게나 있는데, 치워지지 않았음. 그 뼈조각 밑에 소량의 액이 고여 있음. 왼쪽 두부엽의 안쪽 부분이 많이 제거되어 있음. 뒤쪽에 의학적인 석회질화가 보이고 있는데 종양의 잔류를 나타내는 것임.

(4) 뇌종양 촬영도. 1950년 2월 2일 실시. 왼쪽 시상부의 중앙과 뒤에 병소가 커지고 있음. 현재 찍은 기체조영법 사진과 1947년 주리히에서 찍은 사진을 비교해보아도 크게 차이가 없음.

(5) 1950년 2월 28일에 수술. 왼쪽의 골성형 절개수술을 통해 종양을 들어냈음.

● 요약

이 신생물은 고도의 세포상임. 신경교종으로 보임. 중앙부에 석회질화가 되어 있음. 그 물질은 뇌의 앞쪽, 막상골의 위, 시상부 안에도 있음. X—레이 치료를 계속하라고 권하고 싶음. 수술 후 3일 째 환자에게 실어증이 일어났는데, 정신적으로 명료하고 말을 알아들어서 지도에 잘 응했음. 같은 날, 왼쪽 3번째 뇌신경의 마비가 보였으며, 수술 후 마지막 날부터 왼쪽 5번 신경이 활동을 했는데, 이 신경이 운동기능을 포함하고 있음. 퇴원할 때까지 점진적으로 말이 회복되어 갔음. 처음에는 프랑스어, 독일어, 헝가리어, 고전 라틴어 등이 뒤섞였음. 제일 먼저 프랑스어를 할 수 있었으며, 그 다음에 헝가리어, 그 다음에 영어를 할 수 있었음. 상처는 합병증 없이 나아갔음. 퇴원할 때 환자의 5번째 신경 왼쪽을 비롯하여 양쪽 지각력, 운동력 등 모든 기능이 회복되었음. 왼쪽 3번째의 허약함도 개선되었으며 왼쪽 동공이 오른쪽보다 약간 컸는데 간단한 반응은 엉성했으며 눈의 움직임도 그와 같았음. 왼쪽의 앞 몸통, 왼쪽 다리와 발에 일어났던 지각과민과 이상감각 증세도 완전히 사라졌음. 잘 읽지 못하던 환자가 읽을 수도 쓸 수도 있게 되었음. 기억력이 약하고 집중력이 제한적임.

● **초진과 치료**

1951년 6월 17일에 내가 처음 보았을 때 환자의 상태는 다음과 같았다.

지난 두 주 동안 오른쪽 눈의 윗부분과 아래 눈두덩이 마비되었다. 3, 4주 전부터 걸음걸이가 더 나빠지고, 균형을 잡기가 대단히 어려웠으며 손으로 연필을 쥘 수 있는 감각이 없어졌다. 지난 번 수술을 받은 후부터 왼쪽 눈이 감겨졌다. 눈을 뜰 수는 있었으나 이중시 때문에 감고 있으려고 했다. 전보다 훨씬 허약해진 기분이었는데도 체중은 1951년 1월 이래 10파운드나 늘었다. 수술 후 왼쪽에서 침이 흐르고 오른쪽 눈두덩이에 무감각증이 오면서 침이 오른쪽에서도 흐르기 시작했다. 그것을 억제할 수 없었다. 오른쪽 팔과 다리를 움직이기가 대단히 어려웠다. 처음 수술 후에 후각을 잃었다. 후각은 두 번째 수술 뒤에 되찾게 되었는데 왼쪽에서만 조금 살아났다. 환자가 자신의 내부에서 나쁜 냄새를 느꼈으나 남들은 느끼지 못했다. 환자는 창백해 보였으며 의기소 침해 있었다. 말을 퉁명스럽게 했고 발음이 명확하지 않았다. 치료를 시작해 몇 주가 지나자 오른쪽 다리와 팔에 경련이 일어나고 힘줄이 느슨해졌다.

● X—레이 검사 결과

두개골 양쪽에 커다란 수술자국이 있다. 두정부염과 시상부 아래 중앙 부분에 미세한 석회질화가 넓게 이루어져 있다. 처음 수술과 두 번째 수술 후 두 명의 신경과의사가 예후가 좋지 않아 생명이 비교적 짧을 것이라고 부모들에게 말했다. 1955년 4월 21일에 환자는 몬트리올에서 재검 받았다. 그때 그의 상태는 좋았으며 음악에 흥미가 깊어서 많은 레코드를 소유했는데 그 대부분이 클래식이었다. 환자는 아래 위 입술을 절반만 사용하면서도 말을 썩 잘 했다. 그의 혀는 약간 오른쪽으로 처져있었으며, 모든 신체에 대한 감각이 거의 다 회복이 되었으나, 오른쪽 팔 다리는 부분적으로만 회복되었다. 그는 옛날보다 훨씬 잘 볼 수 있다고 했다.

● X—레이 보고

"귀하가 지시한 대로(1951년 11월 23일자의) 환자 두개골을 재검했습니다. 저는 현재 사진들을 수술을 받은 직후 몬트리올 신경과에서 찍은 사진들과 비교해보았습니다. 제가 관찰할 수 있는 한 1950년 3월 이래 커다란 변화가 없습니다. 석회질화를 제거한 흔적이 전혀 없다는 것은 종양의 재발을 막지 못한다는 뜻입니다. 환자는 실제적인 생활을 영

위하기가 어려워 가족에게 짐이 될 뿐입니다. 어머니가 앓고 있어서 남의 도움이 없이는 식사를 마련할 수 없습니다. 이러한 이유 때문에 식사 요법이 계속되지 못하고 있습니다."

이 환자처럼 간이 만성적으로 상한 사람들은 식사 요법을 계속 해야 살 수 있는데, 식사 요법으로도 어느 정도만 경감할 뿐이다. 이와 비슷한 환자들, 뇌수술을 받고 X—레이 치료를 받은 많은 사람들은 모두 절망적인 상태를 보일 뿐이다. 교감신경의 본부인 세 번째 뇌실 기저에 상처를 입은 증례들은 모두 이 같은 예에 속한다.

● 1957년 7월 27일의 마지막 보고

이 증례를 출판사에 건네준 후, 나는 그 소년이 1957년 6월 8일 갑자기 사망했으며, 나의 충고에도 불구하고 2년 동안이나 식사 요법을 하지 않았음을 알았다.

| **사례 4** 소뇌교각종양 |

● R. W. C씨. 목사. 35세. 기혼. 자녀 2명
임상 진단 : 소뇌교각종양.

● 과거 병력

1955년 3월 전화 소리를 잘 들을 수 없게 되었음. 그 몇 달 전에 입안 왼쪽이 욱신거리고 산이 많이 고이는 것을 느꼈음. 환자는 소년시절부터 정맥동에 이상이 있었음. 1940년부터는 전두동에도 이상이 악화되었다는 진단을 받았음.

1940년 8월에 편도선 절제수술. 그 전 7월에 맹장염 수술을 받았음. 환자는 몇몇 병원에서 신경분석 치료를 받았으며 목의 측두가 뻣뻣하고 아래 척추가 아파서 정골요법 치료를 받았는데, 그 두 병은 긴장 상태에서 더 심했음.

일 년 전에 왼쪽 아래 눈두덩이에 경련이 일어나고 혀 왼쪽 절반이 따끔거리는 증상 발생. 말은 쉽게 할 수 있었으나, 몇 달 전부터 입 왼쪽 아래 부위까지 무감각해짐. 때때로 현기증이 일어나면서 평형감각을 잃어 걸을 때 자연적으로 오른쪽으로 기울어짐. 왼쪽 귀에 이명이 생기고 청력을 잃었음.

● 팬실베니아 대학병원 신경외과부장의 보고서

1956년 2월 17일 귀하의 환자인 목사 R. W. C 씨를 보았음. 환자는 35세 백인이며, 기혼자로 침례교 목사임. 왼쪽 얼굴에 이상감각이 일어

나고, 때때로 걸음걸이가 안정치 못한데 이러한 증상들이 약 1년 전부터 일어났다고 함. 대학시절에 심한 신경쇠약증에 빠진 적이 있으며 대단히 신경질적이고 긴장에 싸인 성격이었다고 함. 검사 결과 왼쪽 안면 신경이 조금 허약하고 왼쪽 각막과 얼굴 왼쪽 감각이 약간 상실되었음을 알게 됨. 왼쪽 청력이 상실된 증거가 분명함. 신경검사 결과 균형감각은 정상이었음. 이 환자의 경우 왼쪽의 신경 5, 7, 8번의 장애를 치료했음. 물론 감염으로 발생한 장애와 소뇌교각종양에 대한 다른 진단도 필요함. X—레이 사진을 판독하여 만일 청각신경종의 의심이 있으면 다음 달에 입원시켜 전기뇌조영과 전정검사를 한 후 후두하부를 수술하려 했음.

이 증례는 대단히 흥미가 감.

추신 : 위와 같이 기록한 뒤에 X—레이 사진을 검토한 결과 청각신경종으로 보여서 환자에게 3~4주 안에 입원하라고 했음. 그러자 그는 박사님께 가보겠다고 했으며 추후의 결정을 나에게 알려주겠다고 했음.

● **초진과 치료**

내가 그를 처음 본 것은 1956년 3월 8일이었다. 환자는 당시 입 왼쪽 언저리를 위로 올릴 수 없었으며 왼쪽 입천정과 목젖이 오른쪽으로 처져있고, 걸음걸이가 비틀거리며, 눈을 감고 있을 때는 왼쪽으로 돌 수 없었다. 피부와 힘줄은 정상으로 반사 했으며, 두 무릎의 반사력은 약했다. 얼굴, 목, 아랫배의 왼쪽 감각이 약했으며 운동 실조나 경련은 일어나지 않았다.

청력시험 : 오른쪽—정상. 왼쪽—음성.

1956년 9월말, 의기소침도 많이 줄어들었으며, 눈을 감고도 많이 걸을 수 있게 되었다. 피로할 때만 불안정해졌다. 입의 왼쪽 언저리와 입천장도 정상이 되었다. 1957년 5월에 파트타임으로 여섯 달간 일을 하게 되었으며 그 뒤에는 남의 집을 방문하는 것 외에는 모든 일을 할 수 있었다. 정신적으로 많이 자유로워졌으며 자신감이 더 커졌다.

- X—레이 전문의의 보고서

1956년 3월 9일. 두개골, 척추측면 기저 검사. 뼈가 변한 것으로 보이지는 않음. 그러나 블루멘 바하 사태 부위가 엷어졌음은 분명함.

1956년 7월 23일. 두개골 측면 검사. 1951년 3월에 본 것과 같은 상태임.

- 안과 전문의 보고

1956년 5월 22일

시력 : 오른쪽—20/20—2. 왼쪽—20/20—2

동공부동 : 오른쪽 눈 동공이 왼쪽 눈의 동공보다 큼.

각막반사 : 오른쪽 눈은 정상으로 보임. 왼쪽 눈의 반사는 알아낼 수 없었음. 완전히 마비된 것으로 보임.

위를 응시할 때를 제외하고 움직임은 모두 정상. 모든 방향의 동명성 운동에서 미세한 안구진탕. 오른쪽 측면을 응시할 때 여러 가지 안구진탕을 증가시킨다는 것이 흥미로움(이 사실은 소뇌교각종양이 있다는 뜻임).

내부의 정밀검사를 위해 동공확대: 오른쪽 눈—정상으로 뚜렷함. 세정맥에 약간 충혈. 왼쪽 눈—시신경유두부와 코와의 경계 부분이 약간 흐림. 세정맥 출현.

1956년 6월 21일
시력 : 오른쪽―20/20. 왼쪽―20/20.
동공 : 좌우동일. 오늘은 동공부동증 없음.
각막반사 : 오른쪽―정상. 왼쪽―감퇴. 그러나 반사력이 많이 개선됨. 오늘은 상부 응시에 장애가 일어나지 않음. 왼쪽 끝 응시에는 안진이 있음. 안진에서 객관적인 변화를 발견할 수 없음.
안저가 정상이며, 맥관구조도 정상으로 보임. 시야 검사지 동봉.

1956년 11월 2일
가벼운 결막염. 세균 염증으로 일어난 일시적인 증세로 보임.
동공 : 동일함.
각막반사 : 오른쪽―정상. 왼쪽―반사력이 약간 감퇴.
공역가동력 충분함.
근육 정상.
내부 : 정상. 증상이 가벼워짐.

1957년 1월 25일
이중시 없음.
동공 : 부동증 없음.
왼쪽 눈 각막반사가 약간 감퇴.
내부 : 정상.

근육 : 정상. 이상수반이나 마비성 없음.

공역가동력 충분함.

시야검사(지면법 검사에서 변화 없음).

1957년 3월 29일

시력 : 오른쪽—20/20. 왼쪽—20/20

동공 : 동일함. 윤곽이 뚜렷하고 반응이 교감성으로 그리고 직접적으로 일어남.

각막반사 : 오른쪽—정상. 왼쪽—반사력이 약간 감퇴되어 있는 것으로 보임.

공역가동력은 충분함. 측면 끝을 응시할 때 가벼운 안진이 간헐적으로 일어남.

유두, 맥관구조, 기저가 대체로 정상.

시야검사를 했는데 정상범위 안에 있는 것으로 보임.

1957년 5월 17일

시력 : 정상.

증상이 가벼워져 있음.

추신 : 환자를 처음 대했을 때 유두는 뚜렷했으나 세정맥은 비정상적으로 넓어져 있다고 생각했음. 그러나 오늘은 이것을 발견할 수 없으며 모든 맥관구조도 객관적으로 정상으로 보임.

1957년 8월 1일

시력 : 오른쪽—20/20. 왼쪽—20/20.

혈관구조 정상.

시야 : 완전함. 복사본 동봉함.

지난 검사 이후 시야에 어떤 변화가 있다고 하더라도 약간 회복된 것으로 보임.

- **1957년 12월의 보고**

환자가 정상 상태에 있으며 1년 이상 일을 해왔음.

| **사례 5** 뇌하수체종양 |

● G. C. S 씨. 남성. 47세
임상 진단 : 뇌하수체종양.


● 과거 병력

퀸즈 제너럴 병원의 보고서 내용이다.

환자가 1953년 7월 6일 입원했는데, 한 달 반 동안 주로 두통이 심하고 시력이 크게 감퇴되었다고 했음. 4~5년 동안 시력이 점진적으로 나빠졌는데, 21살 때 매독에 걸렸으며, 치료했으나 아직 보균하고 있음. 진단결과 키아스마로 판명.

눈 시력이 크게 감퇴되었는데 특히 왼쪽이 심했음. 뇌혈관조영검사로 두부의 앞쪽이나 두정 앞 부위에 종양이 있으며, 수막종인 것으로 보임. 그 때문에 시력이 감퇴되고 심리적으로 과거 일에 매달리게 되는 것으로 보였음. 7월 20일에 퇴원하면서 후에 수술을 받으러 오겠다고 했음.


와세르만 검사 : ―+4, 혈당―78mg%

두개골의 X―레이 검사 : 왼쪽 앞부분에 곡선의 방사선 통과 흔적이 있는데 전에 수술 받은 자리로 보임. 안공은 대칭성으로 되어 있으며 양쪽의 크기가 정상임. 양쪽 안공에 병든 흔적이 없음. 터어키안이 비대해 있거나 파여 있지 않음. 상상의 앞쪽도 정상으로 보임. 앞쪽 상상과 등의 안장형함요가 조금 얇아져 있고 미네랄이 감소된 것으로 보임. 분명한 파괴가 있다고 할 수는 없으나 치료받을 필요가 있는 것으로 보임. 안장형함요의 기저는 정상인 것으로 보임.

혈관조영검사 : 대뇌의 앞 동맥이 위로, 옆으로 그리고 뒤로, 쏠려 있었으며 왼쪽 보다 오른쪽이 더 심한 것으로 보이는데, 그것은 앞쪽에 계속하여 자리 잡고 있는 질병이 있음을 나타냄. 전기 뇌조영은 정상상태를 나타냈음.

흉곽 X—레이 검사 : 음성.

최종진단 : 뇌종양. 환자는 자신의 형인 의사와 의논한 후 수술 거부.

● 초진과 치료

내가 그를 처음 본 것은 1953년 7월 22일이다. 당시 환자는 거의 실명 상태였다. 자신의 방에서도 방향을 잡지 못해 이리저리 해매야 했다. 심한 두통과 현기증이 계속된다고 했다. 일어나서 걸어가려면 균형을 잡지 못해 불안한 자세로 비틀거렸다. 두개골의 앞뒤에 무겁고 둔한 통증, 오른쪽 눈 위에 찌르는 듯한 통증이 일어나 몇 분이나 계속되었다. 힘줄이나 피부의 반사에는 별다른 특징이 없었다.

1953년 7월 23일에 전문가로부터 X—레이 검사를 받았는데 그 결과는 다음과 같았다.

안배의 윗부분이 대단히 얇고 탈석회질화 되어 있었다. 뒤 상상부위가 작고 불규칙했다. 앞 상상부위는 정상이다. 안배 부위에 종양이 있는 것으로 의심이 갔다. 오른쪽 안와 위의 중앙 경계가 왼쪽과 비교하여 더 얇다. 시신경공에는 병리학적인 상태가 있지 않았다. 치료를 시작하고 며칠이 지나자 두통 등의 통증은 줄어들었으나 오른쪽 얼굴에서 실룩거리는 경련이 일어났으며 때로는 경련이 매우 강하고 아팠다.

1953년 9월말이 되자 환자는 통증, 두통, 현기증 등에서 벗어났다. 걸음걸이도 자유롭고 확실해졌으며, 두 주 후부터는 오른쪽 얼굴이 정상화되어 지속되었다.

1953년 12월에 일터로 복귀했는데, 왼쪽 눈으로 더 잘 볼 수 있었으며, 옛날보다 훨씬 나았다. 그러나 그는 가운데 있는 것을 잘 볼 수 없었다. 오른쪽 눈은 읽고 쓰는데는 정상이었다. 1954년 5월 26일에 와세르만 검사를 했더니, 매독에 대한 치료를 따로 하지 않았는데도, 음성으로 나타났다.

- **안과의사와 X—레이 전문의의 보고**

1954년 2월 6일

두개골의 전후와 측면에 X—레이 검사 실시. 안배와 뒤쪽 상상부에 석회질화가 약간 증가되어 있음. 다른 쪽은 전과 같음.

1954년 말에 환자는 보험 대리인 시험에 합격했으며 변호사 시험공부를 시작함. 공부 때문에 점점 식사 요법과 치료를 포기하게 됨. 1955년 3월 왼쪽 눈에 옛날의 상태가 재발하여 손가락을 구별하기도 어렵게 됨. 오른쪽 눈의 시력은 괜찮았음. 1955년 5월에는 오른쪽 눈도 나빠져 새로운 증상을 나타냄. 1955년 6월 16일에 재검한 결과 아래의 상태가 나타남.

1955년 6월 16일

시력: 오른쪽—20/30. 왼쪽—현재 안경으로는 빛 감지가 안 됨.

동공 : 오른쪽—빛에 대한 직접 반응과 집중에 한계가 있음. 오른쪽 눈에서 왼쪽 눈으로의 동감성이 없음.

각막반사 : 정상. 안진 없음. 마비가 수반되는 근육 이상 없음.

안압 : 정상.

검안경 검사 : 오른쪽—앞쪽 유리체에 부유물이 조금 있으나 안구는 맑음. 맥관구조 검사를 했더니 망막의 전 세동맥이 좁아져 있음. 측두 부위의 유두가 뚜렷이 창백해 보였음. 시신경 위축은 객관적으로 초기. 전형적인 뇌하수체선종임. 왼쪽—앞쪽 유리체에 약간의 부유물이 있으며 안구는 맑음. 망막의 세동맥이 뚜렷이 좁아져 있음.

시신경위축 : 성격상 초기임.

시야검사 : 왼쪽 눈에서 빛 감지 결여로 시야검사가 어려웠음.

오른쪽 눈의 시야는 다음과 같은 특징을 나타냄

(1) 시야가 좁혀져가고 있음.

(2) 위쪽 측두 4분의 1부위 바깥 측면의 안점에 있는 박명 때문에 맹점이 커지고 있음.

해석 : 시야로 봐서는 전형적인 뇌하수체선종이 아님. 그러나 내 20년 이상의 경험에서 이와 같은 환자의 경우에 이러한 기이한 시야가 나타나는 것을 보아왔음.

1955년 7월 말에 환자는 다시 회복되어 느낌이 좋아졌는데 왼쪽의 시력은 회복되지 않음.


1955년 11월

환자는 육체적으로나 정신적으로 만족한 상태가 되었으며 특별한 호소도 하지 않게 되었다.

1955년 12월 2일

시력 : 오른쪽-20/25. 왼쪽-지난 번 검사 때와 동일함.

현재의 안경으로는 빛의 감지가 되지 않음. 오른쪽-빛과 집중자극에 대한 반응은 한계가 있음. 오른쪽 눈에서 왼쪽 눈으로의 동감성은 없음. 왼쪽-동감성 없음. 집중과 빛의 자극에 대한 반응이 없음.

각막반사 : 정상. 안진 없음.

수반성이나 마비성 근육이상 없음.

안압 : 정상

내부검사 : 오른쪽- 앞 유리체에 부유물질이 있고, 시신경의 측두가 약간 창백함. 왼쪽-유리체가 약간 혼탁하며 시신경 위축이 진행되었음. 맥관구조가 대단히 좁아져 있음. 오른쪽 눈의 시야도 좁아졌음.

1957년 8월 3일

시력 : 오른쪽-20/70-1. 왼쪽-빛의 감지 안됨.

결막은 정상이고 전방도 정상.

동공부동증 : 오른쪽 눈이 왼쪽 눈보다 큼.

동공 : 불규칙적임. 오른쪽 눈에 빛과 집중에 대한 반응이 있음. 왼쪽 눈에 직접적 또는 동감성의 반응이 없음. 오른쪽 눈에서 왼쪽 눈으로의 동감성 반응을 나타내지 못하고 있음.

내부검사 : 오른쪽 눈- 창백하고 혈관이 좁아져 있음. 위축이 진행되고 있음. 왼쪽 눈-왁스 같은 창백성 있음. 혈관이 좁아지고 있음.

내부안구 긴장도 : 오른쪽—18. 왼쪽—18

공부와 일 때문에 환자가 1956년 크리스마스 때부터 식사 요법을 중단했다.

| **사례 6** 경부와 상흉부척수내 신경교종 |

● A. H 양. 여성. 15세
임상 진단 : 경부와 상흉부척수내 신경교종

● 병력

1945년 9월 뉴욕에 있는 베스 이스라엘 병원에 입원. 걷기가 어렵고 오른쪽 손의 4번째와 5번째 손가락에 이상 감각증이 있고, 오른쪽 팔 아래 부분이 차고 무감각하며 온 몸에서 땀이 흐른다고 했다. 냉증과 무감각증은 점차 두 손과 팔에도 퍼졌다. 생리가 끊어졌으며 심한 허약 증세가 일어났다. 심한 통증이 등에서 목으로 머리와 이마도 퍼졌다. 열은 없었다.

척수종양 진단을 받고 1945년 10월 15일에 흉추 1번에서 흉추 3번의 추궁을 들어내는 대수술을 했다. 추궁 절제는 두 번에 걸쳐서, 상부까지 확대하여 척추와 경추 4에서 경추 7번까지 했다. 병원의 보고서는 이러했다.

"경막이 비대하여 그것을 절개했더니 척수에 반짝이는 적회색의 물질이 있었는데 마치 신경교종조직에 침윤된 듯했음. 삭이 경막의 절개 부위를 통하여 부풀어 나왔음. 측면과 전면을 조사했는데 앞에 위치한 수질외의 종양이 아님을 확인하기 위해서였음. 가느다란 침을 삭의 중앙에 넣었으나 낭종의 액은 나오지 않았음. 환자의 하지 운동력이 비교적 괜찮다고 판단되어 생검을 하기 위해 삭을 절개하는 것은 않기로 했음. 감압을 위해 경막은 열어놓은 채 단절된 1번의 장선을 써서 근육과 근막의 층을 덮었음. X—레이 치료를 한 번 했더니 환자가 거의 탈진해져, 그 치료법을 중단했음."

● 초진과 치료

내가 환자를 처음 본것은 1945년 10월 27일이었다. 당시 환자는 매우 허약했으며 수술을 받은 뒤에 팔 아래와 어깨에 근육 경련이 일어나고 심한 발작이 서너 번 있었다고 했다. 이러한 증상들이 이미 설명한 증상에 추가하여 일어났다. 신체에 대한 검사로 아래 사항들을 알아냈다. 오른쪽 팔과 손 전체가 허약하고, 오른쪽 작은 손가락이 약간의 청색증을 가졌으며 무감각했다. 오른쪽에 바빈스키 징후가 있으며, 오른쪽 상복부의 반사력이 상실되었고, 양쪽 힘줄 반사력이 증가되어 있었다. 동공은 확대 되어 있었고, 손가락에서 손가락으로 그리고 손가락에서 코로 이어지는 운동의 실조증, 불균형과 불확실성을 띄고 있었다.

위 수술보고서에도 관계했던 신경전문의로부터 다시 신경검사를 받게 했다.

즉시 치료에 들어갔다. 상태가 점점 좋아졌으며 다음 해에 세 차례의 심한 발적상태를 일으켰다. 1946년 10월 발적이 일어나고 있는 동안에 신경검사를 했더니, 오른쪽 손의 감각이 약하고, 양쪽 슬개골 반사가 증가되었다. 또 두 복숭아뼈에 간대성 경련(클로누스)이 일어나고, 양측에 바빈스키 징후가 발생했다. 원래의 감압으로 얻을 수 있는 좋은 효과를 기대했는데 환자가 더욱 나쁜 쪽으로 나가고 있다고 결론지었다.

그 후부터 환자가 계속 좋아졌다. 1948년 5월에 같은 의사로부터 신경조사를 받았는데, 확실히 좋아졌다. 남아 있는 증상으로는 무릎 경련이 약간 심하고, 오른쪽에 바빈스키 징후가 있다는 것이었다.

환자는 1949년 중반까지 3년 동안 식사 요법을 실천하여 모든 것이 좋아졌다. 이어서 4년 동안 식사 요법을 한 후 환자는 타자를 치고, 춤도 추었으며 스케이트도 탔는데 심했던 신경질병이 전혀 나타나지 않았다.

그후 1952년 7월에 머리 가운데 통증이 있고 현기증이 일어나서 갑자기 의식을 잃었다고 했다. 이러한 의식상실증은 1~2초 지속되며 하루에 서너 번 일어난다고 했다. 오른쪽 다리가 더 약해지기 시작했다. 길을 걸으면 다리가 뻣뻣해지고 오른쪽 팔엔 경련이 일어났다. 뒤에는 오른쪽 손가락들이 힘을 잃어서 오른손으로 책이나 종이도 들 수 없었다. 음식도 왼손으로 먹어야 했다. 7월 말에 뇌종양이라는 진단을 받았는데, 종양이 왼쪽 기저 중심부의 중앙에 있다고 했다. 즉시 치료하여 몇 달 후에 통증과 허약에서 벗어났다. 1952년 12월 초 환자는 통증이 없어지고, 현기증도 사라졌으며, 오른쪽 다리가 더 튼튼해져서 층계도 오르내릴 수 있게 되었으나 오른쪽 팔은 여전히 뻣뻣하고 운동력이 약했다. 1956년 6월 28일에 환자를 마지막으로 보았다. 지난 2년 동안 식사 요법을 잘 지키지 않았다고 했다. 오른쪽 팔과 손가락의 뻣뻣함이 증가되어, 사용빈도가 훨씬 줄어들었다. 그는 재활치료를 받게 되었으며 카이로프락틱사의 도움을 받았다. 통증도 없어졌으며 불편함도 사라졌다. 현기증도 혼란스러움도 없어졌다. 시력이 정상이었으며, 자신의 느낌에 의하면 왼쪽의 청력이 정상 이상으로 뛰어나다고 했다.

1957년 7월 27일에 받은 보고에 따르면 오른쪽 팔다리의 뻣뻣함을 줄이려고 계속 기계치료를 받고 있다고 했다. 그에 대한 나의 견해를 물어서 내 경험으로는 카이로프락틱이나 기계치료로 큰 도움을 받을 수 없으며, 그보다 나은 결과는 식사 요법을 꾸준히 지키고 실천한데서 온 것이라고 했다.

그러나 이 환자도 다른 환자들처럼(전체의 15퍼센트 정도), 어떤 특수한 경우에서는 식사 요법을 계속 지키지 못했다. 몸 전체의 기능 회복이, 특히 간의 회복이 중요하며, 그 후에는 그 회복상태를 지속시키는 것이 중요하다. 그렇게 하지 않으면 최상의 효과로 부분적인 결과를 낳거나 일시적인 치료를 가져다 줄 뿐이다. 이러한 관찰을 통해 알게 된 것은 환자들이 신진대사의 계속적인 검사를 해야 한다는 것이다.

| **사례 7**  경부삭혈관종 |

● C. H. CH 씨. 남성. 50세. 기혼. 자녀 4명

임상진단(수술 후): 경부삭혈관종

● 생검과 수술보고 그리고 병력

47세의 중국인으로 왼쪽 하지에 감각이 없고 온도에 대한 감각이 둔해졌다. 두 달 동안 어깨부위가 아팠는데 왼쪽보다 오른쪽이 더 심했다. 한 달 반 동안 심한 변비로 고생을 했는데 일주일씩이나 변을 볼 수 없었다. 한 달 전부터는 왼쪽 하지가 약해졌으며 입원하기 며칠 전부터는 오른쪽 하지도 약해지기 시작했다.

검사 결과 걸음걸이가 일정치 못했으며 오른쪽 하지가 허약하고, 오른쪽 다리의 심도반사도 더 컸다. 경추 7번에서 왼쪽과 아래쪽의 온도감각이 상실되었으며 감각층이 있는 것으로 보이는 흉추 3번 아래쪽에서도 온도감각이 약해졌다. 흉추 1번에서는 감각이 민감했다. 척수가 황백색이며 부분적으로 뭉쳐 있고 총 단백질은 50mg였다.

수술 중 기형화된 맥관이 경추 5번에서 흉추 1번으로 뻗어 있음이 발견되었다. 판토파크를 이용하여 척수조영을 했다. 관찰자들 가운데 한 사람이 맥관이 변형된 것으로 판단했다.

1947년 12월 4일에 수술을 했다.

맥관 변형(혈관종)으로 경추 절제수술을 했다. 부분마취를 하여 경추를 4번에서 흉추 2번으로 이어지는 부위를 절개, 경추 6, 7번과 흉추 1번을 절제하여 박편을 들어냈다. 경막을 열었다가 봉합하는 사이에 비

정상적인 동맥이 삭의 표면에 이리저리 나타났다. 경막을 닫고 상처를 보통의 방법대로 봉합했다.

1947년 11월 25일에 위 환자가 마운트 사이나이 병원에 입원했는데 온도감각이 둔하고 왼쪽 하지에 약간의 마비가 있다고 했다. 두 달 동안에 어깨 사이에 통증이 있음을 감지했다.

수술 후에 그는 19번의 X—레이 치료를 받았다. X—레이 치료를 받은 후 양쪽 팔과 다리가 마비되더니, 목 아래 모든 몸에 마비가 일어났다. 내가 없는 사이 1949년 5월부터 의사 M씨가 환자에게 내 치료법을 적용시켜 치료했다. 양손과 양팔의 부기는 고쳐졌다. 양손에서 차고 더운 것을 느끼게 되었으며 점점 온몸도 그것을 느끼게 되었다. 배고픔을 느끼게 되었고 식욕이 좋아져 더 먹게 되었다. 그의 정신 상태는 항상 좋았다.

● 초진과 진료

1949년 9월 8일 내가 처음 보았을 때 환자는 목과 머리를 제외한 전신에 마비가 있다고 했다. 두 팔과 두 손은 물론이고 몸의 근육들이 움직여지지 않았다. 두 다리가 뻣뻣했으며 약간의 비자의적인 불수의 운동이 일어날 뿐이었다. 양쪽 상완의 이두근 그리고 손목과 손가락 관절에 특히 왼쪽 손에 경련이 가끔 일어났다. 휠체어를 타게 되었다. 오줌과 대변을 가릴 수 없었고, 변의를 느끼지도 못했다. 1949년 10월이 되자 환자는 기운이 나고 덜 피로해졌다. 오른손은 어느 정도 움직일 수 있게 되었으며 오른손의 손가락 1과 3도 움직일 수 있었다. 왼쪽 팔을 더 낫게 움직일 수 있었으나 다리는 좋아지지 않았다. 그러나 전신에서 부기가 사라졌다. 1950년 1월에는 환자의 상태가 좋아졌다. 두 다리에서 일어나던 경련과 원하지 않는 움직임이 현저히 줄어들었다. 환자가 침대에서 일어나 바로 앉고 왼쪽으로 몸을 돌리고, 수술 후 중단되었던 땀도 흘리게 되었다. 왼팔을 등 뒤로 돌리고 앞으로 뻗기도 했다. 다리는 아직 움직여지지 않았다.

1951년 6월에 소변이 나오려는 것을 느낄 수 있었으며 밤새 한 번 정도 침대를 오줌으로 젖게 했다. 아직도 대변의 통제는 되지 않고 있으나 24시간에 2~3회 변을 보고 있었다.

1952년 12월에 어느 정도 활동을 할 수 있었다. 왼손으로 잔과 전화 송수화기를 들 수 있었다. 오줌은 비교적 잘 통제하나 대변의 통제는 하지 못했다. 그러나 대변을 규칙적으로 제 시간에, 즉 아침과 밤에 보게 되었다. 수술 후 그의 기초 신진대사율이 -20 혹은 -23도까지 내려갔는데 오랜 시간이 걸려 다시 오르게 되었다.

마지막 보고는 나의 1957년 7월 23일자 요청서에 따라 이루어졌다. 환자의 현 상태를 아주 잘 묘사하고 있는데 이 환자의 경우 끝까지 회복이 진전되어 갔으며 아주 예외적인 사례였다.

"7월 23일에 박사님께서 보내신 청에 따라 저는 항상 박사님의 치료에 감사하고 또한 저의 건강에 대한 심려에 고마워한다고 진실하게 말할 수 있습니다.

박사님의 치료법은 저의 내장기관 기능을 거의 정상으로 회복시켰습니다. 소화기관은 제가 보통의 사람들과 같이 먹어도 탈이 없는 정도로까지 회복되었습니다. 물론 운동이 부족하기 때문에 장의 운동은 기계적으로 도움을 받고 있습니다. 더운 날씨와 습기가 있는 날에만 숨이 짧아집니다. 빈혈이 사라지고 두통도 없습니다. 저는 정상인과 같아 보이며 친구들이 저의 빠른 회복에 놀라워합니다. 오직 하나 기를 죽이는 것은 신경조직이 좋아지지 않는다는 것입니다. 몸 아래쪽에 감각이 없습니다. 음식을 먹기 위해 왼손으로 숟가락이나 포크를 쥘 수도 없습니다. 오른손은 약하고 경련 증상이 있습니다."

| **사례 8** 오른쪽 이하선의 악성종양 재발 |

● E. M 씨. 여. 58세. 자녀 1명

임상 진단: 오른쪽 이하선의 악성종양 재발. 만성 골관절염.

● 생검 보고(로체스터 제너럴 병원의 병리학적 보고)

이하선염 부근의 종양. 몇 개의 불규칙적이고 매우 딱딱한 결절의 회백색 조직 근육이 있음. 현미경 검사 결과 뚜렷한 림프 모양의 기질인 이하선의 악성 혼합종양임.

● 과거의 병력

1946년 초에 오른쪽 이하선 샘에서 덩어리를 발견.

1946년 3월 13일 로체스터 제너럴 병원으로 갔다. 거기에서 수술을 받아 종양덩어리를 제거했다.

1948년 3월에 환자는 오른쪽 귀 밑과 다른 이하선샘에 종양덩어리가 있음을 느꼈다. 가정의가 다시 수술할 것을 권했으나 환자는 거절했다.

● 초진과 진료

1949년 9월 19일 초진 당시 환자의 오른쪽 이하선샘에 종양이 있었는데, 크기가 호두만했으며 하악골각 아래 부풀은 샘덩어리가 있었다. 왼쪽 이하선에도 귀 주위에 움직이는 덩어리가 있었는데 크기가 개암만했다. 왼쪽에는 멍울이 없었다. 내 치료소에서 즉시 식사 요법을 실천하게 했다. 그 외 경중의 관절염이 있었고, 지난 2년 동안 발한과 홍조가 잦고 생리가 불규칙해졌고, 우울증과 공포가 일어났다. 56세까지는 생리가 정상적이었다.

4주의 치료를 받은 후 오른쪽 종양이 작아지고 부드러워졌다. 그러나 왼쪽의 종양은 그대로였으며, 딱딱하고 더욱 둥글어졌다. 이제 양쪽의 종양들이 움직이게 되었다.

4개월의 치료로 양쪽의 종양들이 많이 줄어들었으며 멍울이 만져지지 않았다. 생리 불규칙도 최소화 되었다. X—레이 검사로 불쾌한 골관절염도 국지에 한정되어 가는 것을 알았다. 그것은 6번째 경부 척추, 왼쪽 천장골의 연골, 오른쪽 엉덩이의 연골 그리고 왼쪽 엄지에 남아 있었다.

일 년 뒤 환자는 생리불규칙과 관절염으로 더 이상 고생하지 않았으며, 종양은 두 개의 조그만 반흔이 남아 있을 뿐이었다. 1955년 5월 4일. 환자는 이제 어떠한 고통도 불편도 느끼지 않았다. 오른쪽 이하선 샘에서는 귀 아래에 한 개의 조그마한 반흔이 보였으며 왼쪽의 이하선에서는 약간 길고 딱딱한 반흔이 귀 앞으로 나와 있었다.

마지막으로 본 것은 1957년 7월 30일 이었다. 환자는 이제 66세가 되었다. 지난 몇 주 동안 두 이하선샘이 가볍게 부풀어 올랐다고 했다. 그는 1956년까지 부분적으로 식시요법을 실천했으며 건강했다. 그는 1956년 중반쯤 3개월 기한으로 유럽여행을 떠나면서 식사 요법과 완전히 결별했다.

나는 그의 양쪽 이하선샘의 아래 부위에 개암 크기의 부풀음이 있는 것을 보았다. 그것은 정상 조직보다 딱딱했으며 주위에 멍울은 없었다. 환자는 건강해보였고, 관절염에 대한 불평도 없었다. 복부도 팽만하지 않았으며, 단지 나이에 비하여 간이 비대하고 약간 딱딱했다.

이 증례를 소개하는 까닭은 우리 의사들이 재발하는 만성 질병. 악성 관절염. 동맥경화. 당뇨병 등을 앓는 사람들에게 생애의 나머지 시간에도 부드러운 식사를 하고 여러 가지 지방(신선한 버터는 제외)과 소금은 제외해야 한다고 가르쳐야 함을 강조하기 위해서다.

| **사례 9** 오른쪽 윗입술 기저세포암 |

● C. W 씨. 여. 61세. 기혼. 자녀 없음
임상 진단 : 오른쪽 윗입술 기저세포암

● 생검보고(뉴욕시 고담 병원과 필라델피아 랑케나우 병원)
진단 : 기저세포상피종
현미경 조사 : 절편들은 피하조직에 상피세포가 차 있는 포로 이루어져 있음.

● 과거의 병력
오래 전에 환자의 코 밑에 조그마한 사마귀가 한 개 나 있었다. 그 사마귀가 커지면서 가렵기 시작했다. 지난 4개월 동안 그 사마귀가 궤양이 되더니 점점 더 깊게 자라났다.

● 초진과 치료
1946년 2월 3일에 초진을 했다. 오른쪽 코와 윗입술 연결 부위에 1.5~2cm정도의 설치궤양이 서서히 진행되고 있었다. 속에 깊은 구멍이 형성되고 있었다.

환자는 전에 두 명의 전문의로부터 진찰을 받았다. 두 의사 모두가 X—레이 요법, 라디움 요법 등으로 그 부위를 절단하거나 태워내기를 주저했다. 왜냐하면 움푹 패인 곳과 입의 점막 부위를 구별 짓는 부위가 아주 얇은 조직이었기 때문이다. 그 의사들은 격막에 구멍을 내려고 하지 않았다. 그렇게 하려면 오른쪽 윗입술을 완전히 들어내야 하기 때문이다. 나는 즉시 치료를 시작했다, 6주가 지나자 궤양이 현저히 나아졌으며, 과립 조직을 형성했다. 1946년 7월에 궤양은 멎었으며, 아주 훌륭한 반흔을 형성했다. 1948년 7월에 들자, 재발의 징후가 없었으며, 멍울도 없어졌다. 말을 하고 음식을 먹는 등 입술을 놀리는 운동을 할 때 아무런 어려움도 없었다. 그 후부터 환자에겐 아무런 증상이 없었으며, 종양 재발의 징후도 일어나지 않았다.

최종보고는 1957년 7월 24일에 있었다.

"저에게 옛날의 고통이 전혀 재발하지 않아요. 선생님께서 훌륭히 치료해 주셨기 때문입니다."

이 증례는 1949년판 실험의학 외과지 7권 4호에 게재되었다.

| **사례 10** 왼쪽 상악하의 선종 |

● R. B 씨. 남 .47세 기혼. 자녀 없음
임상 진단 : 왼쪽 상악하의 선종. 상부 폐엽에 전이.

● 생검보고(메모리얼 병원)
복합 타액샘종양

● 과거 병력
1942년 2월에 메모리얼 병원에서 왼쪽 타액샘종양 제거 수술을 받았다. 3개월 후에 환자는 혈담을 객출하면서 심한 기침을 하게 된다. 입 안에서 나쁜 맛이 돌고 오른쪽 폐에서 심한 통증이 일어났다. 숨쉬기가 어려워졌다. 누울 수도 없고 침대에서 잠을 잘 수도 없었다. 의사가 기관지경 검사를 실시해, 다음의 사항을 알아냈다. 기관벽이 정상보다 더 두꺼웠다. 오른쪽 상부배엽 기관지의 아래 벽에 상당한 울혈이 있었다. 상엽 기관지의 열리는 부위 다음의 주기관지가 좁혀져 있었다.

● 초진과 치료
1942년 6월 17일에 초진했을 때 상태는 다음과 같았다. 환자는 불안해했으며, 창백해 보였고, 혓바닥엔 설태가 끼어있었다. 혈압은 120/72, 맥박은 88로 규칙적, 체중은 146파운드였다. 오른쪽 쇄골 아래 부위와 오른쪽 폐의 중앙 견갑골 부위에 경증의 탁도가 있었다. 들숨은 거칠고 날숨은 길었으며, 수포음은 없었다. 하루에 세 숟가락 정도의 담을 뱉는데 암황색에 붉은 기가 있으며 농도가 젤리와 같았다.

두 주가 지나자 담을 뱉기가 용이해지고 숨쉬기도 편해졌으며, 담에는 역시 붉은 색이 비쳤고 체중이 156파운드가 되었다. 4주가 지나자 환자가 침대에 누워 잘 수가 있었는데, 덜 불안해 했으며, 숨쉬기도 정상이 되었다. 가래가 덜 나왔으며 피가 비치지도 않았다. 왼쪽 폐의 고통도 사라졌다. 1942년 8월 말이 되자, 기침이 없어졌으며, 가래를 뱉지 않고, 숨쉬기가 정상으로 돌아왔다. 체중이 160 파운드로 불어났다.

● **1942년 6월 17일의 X—레이 검사 결과**

상부 오른쪽 폐에 불규칙적인 탁도가 있었는데, 농도가 일정하지 않았다. 줄 같은 그늘이 오른쪽 문에서 뒤로 뻗어있었다. 등 뒤의 척추측만증이 오른쪽으로 뻗어 있었다. 5주 뒤인 1942년 7월 22일 탁도가 거의 사라졌으며 오른쪽 문 쪽으로 몇 가닥 가느다란 줄이 뻗어 있었다.

1942년 9월 중순부터 환자는 일터로 돌아갔다. 5년 반 동안 재발이 없었다. 그는 1948년 6월 1일에 사망 했는데, 환자 어머니의 말에 따르면 관상혈전증이 일어나 15분 만에 죽었다고 했다. 그는 선술집 주인이었는데 담배와 술을 많이 했다.

이 증례는 내가 미국에서 다루었던 첫 암환자였기에 참고하기위해 여기에 제시한다.

# 2 소화기계

| **사례 1** 복막 뒷부분의 임파육종 |

● R. H 씨. 여. 32세. 기혼. 자녀 1명

가족병력 : 어머니가 유방암. 뇌에 전이

임상진단(수술후) : 복막 뒤의 임파육종

● 생검과 수술보고

"귀하의 R. H 부인에 대한 문의에 대하여 답을 드립니다. 1949년 9월 14일에 그 환자의 수술을 담당했는데, 그는 복막 뒤에 임파육종을 앓고 있었습니다."

● 병력

환자는 1949년 6월 복부 왼쪽 배꼽 가까이에 덩어리 한 개가 있음을 알았다. 아무런 통증이 없었다. X—레이 검사로 췌장 낭종일 것이라는 모호한 진단을 받았다. 필라델피아 대학병원에서 검사하고 수술을 받았다. 의사들이 복막 뒤쪽에 커다란 혹 한 개가 있음을 발견했으나 큰 혈관 옆에 위치하고 있어서 절제할 수 없었다.

6~7월에 X—레이 치료를 받고 종양덩어리는 사라졌다. 그런데 환자가 쇠약해지고, 피곤해졌으며, 신경질적이 되고, 잠을 자지 못했다. 그러다가 배꼽 가까이 복부 아래쪽에 다시 덩어리가 자라고 있는 것이 만져졌다. 1949년 9월과 10월에 20회의 X—레이 치료를 받았다.

● 초진과 치료

1950년 9월 17일 환자를 초진했다. 환자가 의기소침해 있었으며, 창백하고, 대단히 신경질적이었다. 병원에 있기를 싫어했다. 검사로 복부 아래 4분의 1부분에 커다란 종양이 있는데 표면이 불규칙적이며 배 속 깊숙이, 척추 앞부분에서 왼쪽에 치우쳐 있는 것으로 만져졌다.

1950년 9월 23일 부인과 의사의 검사로 위에서 말한 장소에 종양덩어리가 한 개 있으며 주위에 멍울은 없다는 것을 알았다.

1950년 9월 24일 입원시킨 후 즉시 치료에 들어갔다. 1개월이 지나자 종양덩어리가 더 이상 만져지지 않았다. X—레이 치료로 인공불임을 일으켜 생리가 되살아나지 않았다. 생리가 없는 대신 코에서 출혈이 일어났는데 일주일이나 지속되었다. 1951년 10월 24일에 생리가 다시 시작되었으며 그 후부터 정상화되어 규칙적이 되었고 5일간 지속되었다.

1954년 3월 16일의 추적검사에서 종양의 재발이나 멍울이 없음이 나타났다. 환자는 아주 건강한 상태이며 집안일도 잘하고 있다.

1957년 8월 13일에 전화로 보고를 했는데, 그는 최고로 건강한 상태에 있다고 했다.

| **사례 2** 복막 뒷부분의 임파육종 |

● W. S 씨. 남성. 32세. 기혼. 자녀 2명

임상 진단 : 복막 뒷부분의 임파육종. 진행성으로 주위의 샘과 양쪽 기관지에까지 퍼짐.

● 생검과 수술보고

1951년 6월 29일에 복막 뒤의 샘들을 절제. 맹장수술.

질병의 발견 : 오른쪽 장골부위에 임파선 덩어리가 있었는데 가장 높은 곳에 있는 것들이 가장 크고, 가장 작은 것들은 대퇴골의 동맥 쪽으로 향해 있었다. 가장 큰 샘은 직경이 5cm가 되었다. 샘을 둘러싼 복막 뒤에 약간의 수종이 있으며 샘들은 부드럽고 약했다. 풍수는 뚜렷해 보이지 않았다. 복막내 결절이나 대동맥 주변의 결절은 없었다.

조치 : 척추 아래를 마취, 오른쪽 아래의 직근을 뚫고 도구를 들이밀어 복부를 조사했다. 멍울들을 덮어누르고 있는 복막을 열어 짧고 굵으며 날카로운 도구를 써서 거대한 멍울들을 제거했는데, 장골의 혈관과 요관들을 본래대로 보존하기 위해 주의를 기울였다. 지혈한 후 옥시셀 첨두의 작은 부분을 지지구조에 넣어 멍울들을 절제했다. 복막이 그 부위 꼭대기 근처에 있어서 우연히 충수절제를 하게 되었는데 석탄산 처리로 역위절단을 하여 지갑을 닫는 식으로 봉합했으며 복부도 닫았는데 배액법을 취하지 않았다. 수술 처음부터 끝까지 탈지면을 사용했다. 환자는 수술을 잘 견디어 냈으며 건강한 상태에서 병실로 돌아갔는데 수술대에 있는 동안 수혈을 받았다.

병리학적인 진단 : 맹장의 섬유종. 거대세포 임파육종.

● **과거의 병력**

1951년 5월 1일에 환자가 복부 안 오른쪽에 종양이 한 개 자라고 있음을 알게 됨. 오하이오주 신시네티시에 있는 병원에서 X—레이 치료를 받았음.

1951년 9월에 복부 왼쪽 아래 4분의 1부위에 새로운 덩어리가 나타났는데 X—레이 치료로 멍울들이 사라졌음. 몇 달 후에 새로운 멍울들이 나타났으며, 의사가 비장에 적출주사를 2cc씩 일주일에 세 번 놓았음. 환자가 소금과 설탕. 그리고 흰 밀가루를 제외한 부분적인 식사 요법을 취했음. 그러나 개선되지 않았음.

● **초진과 치료**

내가 초진을 한 것은 1952년 3월 24일이었다. 당시 환자는 천장골관절의 뒤 아래 부위에 통증이 있다고 했으며 때때로 과민증이 심하다고 했다. 환자는 때때로 새로운 멍울들이 나타나는 것을 보았으며 지난 몇 주 동안 계속 기침을 했다고 했다. 검사해보았더니 왼쪽 겨드랑이에 커다란 멍울이 한 개, 왼쪽 아래복부 4분의 1부에 두 개의 작은 종양이, 오른쪽 샅에 몇 개의 멍울이 그리고 왼쪽 샅에 더 많은 멍울이 있었다. 천장골뼈 가까이에 있었던 제일 처음에 나타났던 장간막 멍울은 없어진 것으로 보였다. 복부는 부드럽고 팽만해 있지 않으며, 간도 비대하지 않고 표면이 매끈했다. 심장이 비대해 있지 않았다. 심장의 소리도 정상이었다. 혈압은 118/68, 맥박은 66으로 규칙적이었으며, 폐의 하부 폐엽에는 기관지염이 퍼져 있었으나, 탁음은 일어나지 않았다. 환자는 정상인 것으로 보였으며 겉으로는 평온했으나 속으로는 감정적이었으며 쉽게 흥분했다. 몇 달이 지나자 멍울들이 사라졌다. 1953년 23일에 최종검사를 했는데, 왼쪽 겨드랑이에 두 개의 딱딱하고 조그마한 멍울이 남아 있었으며, 오른쪽 겨드랑이에 한 개의 작고 딱딱한 결절이 있었다. 양 샅과 복부에는 없었다. X—레이 검사에 의하면 양쪽 기관지에 반혼이 형성되어 있었다. 환자가 내 식사 요법을 시작하여 6~8개월 정도가 지나자 몸이 회복되어 종양의 재발이 일어나지 않게 되었으며 다른 고통에서도 벗어났다. 그 후 환자는 전보다 더 좋아져서 종일 일을 하는 좋은 결과를 얻었다. 환자는 물론 환자의 가족들도 다른 많은 가족들이 그렇게 하는 것처럼 식사 요법을 지켰다.

### ● X—레이 전문의의 보고

1952년 3월 25일. 흉부, 배복과 측면, 골반 전후에 X—레이를 찍음. 양쪽 폐문이 비대, 특히 왼쪽 문이 비대해져 있음. 폐조직 자체에는 병이 없음. 골반과 하부 요추는 병리학적인 상태가 아닌 것으로 보임.

1952년 12월 31일. 흉부, 배복의 측면, 두개골의 측면, 양쪽 유양돌기 등에 대한 X—레이 사진 촬영 후 비교. 양쪽 폐문의 비대는 앞서 말한 바와 같음. 따라서 치료진행 과정이 안정되어 가는 것으로 보아도 됨. 두개골과 유양돌기에 병리학적인 상태가 없음이 나타나고 있음.

1953년 9월 24일. 흉부의 대조 촬영사진. 폐의 오른쪽 문에서 중간과 아래쪽으로 뻗은 폐의 문리가 약간 작아진 것으로 보임. 그렇지 않다면 전과 같은 상태임.

1957년 7월 29일의 최종보고.
"제가 치료에 대한 보고를 중단한 이래 계속하여 정말 건강하게 지내고 있으며 맡은 일도 완전히 하고 있습니다."

| **사례 3** 임파아세포종 |

● W. H 씨. 남성. 38세. 기혼. 자녀 3명

임상 진단 : 임파아세포종. 혹은 호즈킨씨병. 진단에서 차이가 있음.

생검 : 메이오클리닉에서 실시. 임파아세포종.

● 과거의 병력

1943년 4월. 환자가 목 오른쪽 부위가 부어서 메이오클리닉으로 갔음. 임파아세포종으로 진단을 받은 후 X—레이 치료를 받았음. 그 후에 멍울이 양쪽 샅에, 오른쪽 겨드랑이에, 장간막과 기관지샘에 나타났음. 심도 X—레이 치료로 대부분의 멍울들이 사라졌으나 두 달 후에 재발. 다시 6개월 동안 X—레이 치료를 받았으며, 그렇게 8개월이 지나갔음. 최종치료는 1947년 3월에 이루어졌음. 그러나 멍울들이 재발하자 메이오클리닉에서 생검을 하지 않기로 했는데 생검을 해도 종양이 새로이 퍼졌기 때문이었음. 환자는 두 번 더 치료를 받았는데, 한 번은 그 병원에서, 그리고 한번은 개인 병원 의사로부터였음.

● 초진과 치료

내가 그를 처음 본 것은 1948년 3월 10일이었다. 목의 왼쪽에 커다란 임파선 종양이 있었다. 환자는 대단히 쉽게 피로해지며, 오후에는 잠을 자야하고, 등에서 엉덩이까지 심하게 통증이 있는데 아침에 심하다고 했다. 몇 달이 지나자 환자가 회복되었으며 멍울들이 상당히 작아졌다. 검사해보았더니 기초대사가 현저하게 낮아져갔는데 —22였으며 뒤에는 −18로, 몇 년 뒤에는 −3 다시 −2로 내려갔다.

1949년 9월 28일. 앉아서 책을 읽으려는데 근육이 뻣뻣해졌다. 뻣뻣함이 팔과 손가락에서보다 양쪽 허리와 장딴지에 더 심하게 일어났으며 두 눈껍질과 근육들이 뻣뻣해지고 당겼다.

한동안 환자는 날음식과 녹즙을 먹기가 싫어졌다. 그러자 오른쪽 흉골쇄골의 근저에 새로운 종양덩어리가 나타났는데, 크기는 조그마한 토마토만 했으며 딱딱하고 경화되었다. 자라지는 않았으며 다른 멍울들이 생겨나지도 않았다. X—레이 검사에서 폐는 음성이었으며 복부. 간장, 비장에서 별다른 특징이 없었다.

1950년 1월 30일에 재검을 했는데, 오른쪽 흉골쇄골근육에 더 작고 딱딱한 덩어리가 있었다.

인상적인 것은 그것이 모두 석회질화 되어 있었다는 것이다. 1년 뒤에는 그것이 더 작아졌다.

환자의 일반적인 상태는 좋아졌으며 식욕도 좋았다. 환자의 체중이 정상이었으며 일도 하게 되었다.

1950년 3월 21일에 재검을 했더니 상태가 역시 좋았다.

1951년 2월 13일에 X—레이 촬영. 왼쪽 폐문의 하부에 환상의 그림자가 보였는데 두께가 2cm 되는 것으로 부분적으로 석회질화가 된 캡슐로 주위가 대단히 희미했다. 그 부위 아래와 위에 석회질화가 된 것들이 보였다. 그러한 것들은 옛날의 종양덩어리가 남긴 매우 희미한 반점 주위에 부분적으로 석회질화가 된 캡슐이 형성되어 있음을 나타낸다.

이 책을 정리하는 중에 재혼한 그의 옛 부인으로부터 환자가 1953년 7월 8일에 죽었다고 들었는데 그것은 내 치료를 받은 후로 만 5년이 지난 때였다. 그는 죽을 때까지 의기소침해 있었으며 두려움에 차 있었다고 한다. 환자는 자가치료를 2년 동안 하다가 중단을 했는데, 간장이 충분히 회복되지 않았다고 믿었기 때문이다. 환자는 다른 이의 충고를 받아들여 장기 단식을 한 후에 죽었다고 했다.

| **사례 4** 진행성 임파육종 |

● K. D. N 양. 여성. 11세
임상 진단 : 진행성 임파육종. 퍼지고 있음.

● 생검과 그 전의 치료
"의심의 여지가 없이 환자의 가정의가 귀하에게 1954년 11월 26일 환자의 왼팔 위, 삼각근의 종지근 가까이에서 1×2cm정도의 조그마한 결절을 제거했다고 말할 것입니다.

그에 앞서 두 달 전에 그 결절이 발견되었다고 합니다. 미네소타 의과대학의 의사가 병리학적으로 보고하기를 그것이 임파육종이라고 했습니다. 1954년 12월 10일에 어느 의사가 연속적인 절제 수술을 하여 12개의 결절을 제거했고 그 의사 역시 악성의 임파아세포종의 증거가 있으며 임파육종으로 분류하고 싶다고 했습니다. 환자는 우리 병원에서 간단히 검사를 받았으나 충분히 검사를 할 수가 없었는데, 그 까닭은 형제자매 가운데 수두환자가 있었기 때문입니다. 외래환자로 취급하면서 심도 방사선 치료를 해주었습니다.

16일간 9번 치료하여 총 2700뢴트겐을 환자에게 쏘였습니다. 1955년 1월 초 우리가 환자를 마지막으로 대했을 때 가슴에 X—레이 사진을 찍었으나 악성의 흔적을 발견해내지 못했습니다.

그 후 바로 환자는 뉴욕으로 가서 귀하의 치료를 받았습니다. 방금 저는 가정의와 얘기를 나누었는데 그가 귀하에 대하여 간단히 소개해 주었습니다. 저는 귀하가 처치할 조치에 대하여 진심으로 알고자 하며,

그에 대하여 기록으로 보내주시면 감사하겠습니다. 환자가 집으로 돌아오면 저는 그를 꼭 돌봐주고 싶으며, 그때 치료를 하면서 귀하와 계속 관계를 유지하고 싶습니다."

● 과거의 병력

1954년 9월 어머니가 환자의 왼쪽 상박골 윗부분에 덩어리가 있음을 알게 되었다. 1954년 11월 26일 미네소타주 릿치휠드의 메모리얼 병원에서 수술을 받았다. 1954년 12월 6일 왼쪽 겨드랑이에 있는 멍울들을 제거했다. 어머니에 따르면 5~6개의 멍울이 있었는데, 모두 합쳐서 주먹만 하다고 했다. 현미경 검사에 의하면 악성 임파아세포종이라고 했다. 환자를 미네아폴리스 대학병원에 가서 치료받게 했다. X—레이 요법으로 종양이 서혜부의 샘과 인체의 다른 부위로 번지는 것을 막을 수 있었다. 절단을 권유 받았다고 어머니가 말했다.

● 초진과 치료

1955년 2월 12일 초진 때의 상태는 다음과 같았다.

왼쪽 상박골의 첫 반흔에서 한 개의 결절이 만져졌고, 크고 작은 멍울들이 양쪽 샅에 있었으며, 커다란 덩어리 하나가 복부 중앙에서 만져졌다(장간막의 멍울들이라고 짐작되었음).

세 개의 멍울이 더 있었는데, 하나는 흉골쇄골 근육의 하부종지근에, 다른 하나는 왼쪽 삼각근에, 그리고 나머지 한 개는 왼쪽 겨드랑이에 있는 반흔에 있었다. 환자는 창백해 보였고, 음식 먹기를 어려워했으며, 쉽게 피로해 했다. 팔과 다리의 통증을 호소하고, 멍 한 상태에 있었다.

3주가 지나자 소녀의 전체적인 상태가 크게 좋아져서, 복부 종양이 사라지고, 통증이 없어졌으며, 잘 먹고 마시면서 보통의 아이처럼 뛰어다녔다. 가정의가 이 증례에 대하여 대단히 흥미를 가져 매달 소녀를 검사했다. 처음부터 비장은 만져지지 않았으며, 심장이 정상이었고, 폐가 깨끗했으며, 체온이 정상이었다. 포타슘, 요산, 요소의 질소화합물 등이 처음부터 정상이었으며, 기초대사는 -2였다. 치료 과정에서 기초대사가 -10까지 내려갔으며 포타슘은 3주 만에 17.6m%에서 16.1m%가 되었다. 종양환자의 경우 가끔 이러한 현상이 일어나는 것이 관찰되었다. 다른 기관들이 포타슘과 요오드를 대량 흡수하기 때문에 일어나는 현상이 아닌가 싶다.

1955년 10월 3일에 보내온 가정의의 보고는 이러했다.

"경부, 겨드랑이, 서혜부 등에서 임파결절이 만져지지 않음. 폐의 숨소리가 맑고 정상임. 심장은 정상. 심장 소리도 맑고 웅얼거림이 없음. 복부에서 만져지는 것이 없음."

1957년 2월 6일자의 최종의료 보고는 "비정상 없음" 이었다.

어머니가 보내온 보고에 따르면 소녀가 보통의 아이들처럼 뛰어다니며, 수영도 다니는 좋은 학생이라고 한다. 적혈구수와 임파구의 비율에서 약간의 증감이 나타는 경우가 많이 있다. 요는 혈액보다는 드물게 알부민의 흔적에서 변화를 나타내는데 농세포에서 알부민이 조금 증가한다. 특히 '발적' 이 일어나는 처음 며칠 동안에 그렇다. 요나 혈액은 2차적인 감염이 일어나서 농양이 발생하거나 다른 복합증상이 발생하지 않는 한 투약이나 다른 조치를 하지 않아도 스스로 정상화된다. 1957년

9월 2일 환자 자신이 보내온 보고서는 다음과 같다.

"저는 정상적으로 학교에 다닙니다. 농구도 하고 스케이트도 타며, 자전거도 타고, 수영도 합니다. 빵도 굽고 바느질도 많이 합니다. 저는 또한 공부도 정상적으로 하는데, 지난 2년 동안 늘 그랬습니다."

● **1958년 6월 6일자 의사 보고서**

"검사결과, 근본적으로 음성임."

| **사례 5** 임파육종의 재발 |

● H. W씨. 여. 58세. 기혼. 자녀 2명
임상 진단 : 임파육종의 재발

● 생검과 수술보고(3번의 수술에 대한)
(1) 1952년 9월. 롱아일랜드의 플라싱에 있는 파이 병원에서 왼쪽 옆구리의 샘을 절제. 흑종양으로 판명
(2) 1953년 4월. 헌팅턴 병원에서 다시 왼쪽 옆구리 샘을 절제.
(3) 1953년 11월. 같은 병원에서 오른쪽 옆구리 샘 절제.

● 헌팅턴 병원의 보고서
입원하기 6개월 전 왼쪽 옆구리에 통증이 없는 덩어리가 생겼음. 그 덩어리를 절제했으며 임파육종으로 진단내렸음, 다른 치료는 하지 않았음. 그 동안 환자의 상태는 양호했으며 감정적으로 심한 스트레스를 느낌. 2주 전에 같은 부위에 종양이 재발. 이번엔 급속하게 자랐으며 옆구리가 몹시 아팠음. 그러나 통증이 다른 부위로 확대되지 않았으며 특별한 관련증상도 없었음.

수술 : 1953년 4월 21일. 왼쪽 옆구리 임파선 결절을 절제.

병리학상 보고 : 왼쪽 옆구리 현미경 진단 결과 검사 부위에 거대한 소포의 임파육종(골수에는 이상이 없는 것으로 추정).

1953년 11월 15일에 재입원하여 1953년 11월 20일에 퇴원.

수술 : 1953년 11월 17일. 오른쪽 옆구리의 결절 제거.

병리학상 보고 : 거대한 소포 임파육종임.

퇴원시 진단 : 오른쪽 옆구리에 거대한 소포의 임파육종임.

● 초진과 치료

환자를 처음 본 1954년 4월 16일의 상태는 다음과 같았다.

왼쪽 하악골 아래 두 개의 커다란 덩어리가 있었다. 왼쪽 옆구리에 몇 개의 덩어리가 더 있었다. 3주의 치료로 이 모든 종양들이 사라졌다. 환자는 일터로 돌아갈 수 있을 것으로 믿고 식사 요법을 중단했다. 그러나 1954년 10월 21일 환자는 다시 치료를 받으러 왔다. 양쪽 샅에 몇 개의 작은 덩어리가 나타나 있었다. 두 주의 치료로 왼쪽 샅의 덩어리들은 사라졌으나, 오른쪽 샅 덩어리들은 바이러스 감염으로 더 커졌다.

1955년 6월 2일. 오른쪽 샅에 큰 덩어리 1개와 작은 덩어리 2개가 있었다. 자라지는 않았다.

1955년 9월 6일. 왼쪽에 큰 덩어리가 하나 남아 있었으며, 크기는 오얏만 했고 딱딱했다.

1955년 10월 20일. 퇴원했다. 양쪽 샅과 왼쪽 내전근 부위에 많은 덩어리가 있었다. 위는 팽만하고 간은 비대해졌으나 겉으로는 평평했다. 환자에게 장기간 치료에 치중하라고 했으며, 그렇지 않으면 책임질 수 없다고 했다.

1956년 1월 24일. 왼쪽 샅에는 이상이 없었으며 오른쪽 샅에 개암열매만 한 덩어리가 한 개 있었다. 그 후 모든 덩어리가 사라졌으며 반흔도 조직에서 흡수되었다. 그 전에는 거기에 덩어리가 발생하고 부풀어 오르기도 했다. 환자는 계속하여 식사 요법을 더 충실히 지켰으며 모든 종양으로부터 해방되어 현재까지 종양의 재발이 일어나지 않고 있다.

최근의 보고 : 골반, 가슴, 두개골, 척추 등을 여러 번 X—레이로 검사했는데 다음과 같이 나타났다. 폐에 병의 흔적이나 선병증의 증거는 없음. 척추중앙부에 비대관절염형의 변화가 있다.

환자를 최근에 본 것은 1957년 5월 16일이었다. 만져지는 종양이나 결절은 없었다. 간의 상태는 좋아보였다. 관절염도 많이 치유되었다.

1957년 8월 6일. 환자로부터 온 최종 보고 : "생의 마지막 순간까지, 건강을 지키기 위하여 선생님의 치료법을 실천하겠습니다."

| **사례 6** 복부 임파육종 |

● O. C씨. 남. 54세. 기혼. 자녀 1명

임상 진단 : 복부 임파육종. 부분 폐색증. 수술 불가능.

생검 : 임파육종

● 경과

1953년 10월10일. 환자가 가슴에 심한 통증을 느꼈음. 몬트리올 병원에 가서 진찰을 받은 결과 대장에 폐색이 일어났음을 알게 됨. 1954년 1월 9일 수술. 종양을 부분적으로 절제. 그 후 40번의 X—레이 치료를 받았음. 진전이 없었으며 복부에 심한 통증이 있었음. 변을 보기가 대단히 어려웠으며 관장해야 해결할 수 있었음. 30번의 심도 X—레이 치료를 추천했으나 환자가 거절.

● 1954년 1월 9일의 수술 보고서

오른쪽 부위를 수술했다. 복부 결장의 간장만곡에 결장의 외부에서 발생한 커다란 덩어리가 있었다. 그 아래에 오얏 크기의 종양들로 이루어진 커다란 덩어리들이 있었으며 위의 소만곡 부위에도 있었는데 심장까지 미치고 있었다. 임파육종으로 샘들을 절제해야 하는 육종 수술은 불가능한 것으로 보았다. 그래서 부분적인 폐색이 있기 때문에 장골 횡돌기 수술을 하기로 했다. 맹장이 극도로 확장되어 있었으며 직경이 12cm나 되었다.

수술후 진단 : 복부 임파육종.

● 초진과 치료

1954년 4월 2일에 초진이 있었다. 환자가 오른쪽 아랫배와 등 아래가 아프다고 호소했다. 지난 몇 달 동안 체중이 20파운드나 줄었으며 몬트리올 병원에서 포도당을 20회 주사로 맞았고, 수혈도 2번 받았다고 했다. 배 오른쪽 아래 4분의 1부위에서 조그마한 토마토 크기의 덩어리를 만져볼 수 있었는데, 닿으면 아프다고 했다. 그 덩어리 위에 더 큰 덩어리가 만져졌는데 길이가 3인치, 폭이 2인치였다.

환자의 코 위와 아래 격막에 농양이 있었다. 즉시 치료에 들어갔다. 1954년 5월 1일 환자는 크게 회복되었다. 두 종양이 이제는 만져지지 않았다. 변을 보기가 쉬워졌고, 고통도 없어졌다.

환자의 체중도 늘었는데 109.5 파운드에서 113파운드가 되었다. 비대해졌던 간이 평평해 졌으며 작아졌다. 1954년 7월까지 환자는 크게 회복되어 통증이 없어지고, 대장이 정상이 되었으며 체중이 125파운드가 되었다. 1954년 12월에 환자는 일터로 복귀했으며, 통증이 없어졌고, 대장이 정상화 되었다. 오른쪽 간엽에는 반흔으로 보이는 딱딱한 덩어리가 만져졌다. 환자는 정상을 되찾은 것으로 보였고 모든 일을 할 수 있는 능력도 회복했다.

● X—레이 보고

대장에 바리움을 주입하여 회맹부의 판까지 넣었다. 그리고 회장의 일부에도 주입되게 했다.

간장만곡 아래 있는 상부 하행 결장에 사과만 하게 바리움 주입이 잘못된 부위가 나타났다. 배변 후의 피막도 보았다. 폐색증은 없었다.

관찰을 더 할 필요가 있었다. 발견된 것이 종양을 나타낼 수 있다.

● 바리움 관장

1954년 12월 3일. 바리움은 모든 결장, 회맹부의 판까지 그리고 회장 부위까지 채웠다. 근접 횡행결장과 회장 사이에 있는 분합도 볼 수 있었다. 상행결장에서 잘못된 것이 더 이상 나타나지 않았다.

1956년 6월 22일. 바리움을 전 결장에 넣어 회맹부판과 회장의 선류까지 채웠다. 상부 상행결장 중간 부위에 조그마한 호두 크기의 덩어리가 보였다. 계속 관찰을 요한다.

1957년 2월 14일에 최종검사 : 통증 없음. 식욕 양호. 대장 정상. 신경질 없음. 두통 없음.

그는 식사에 매우 주의를 기울이는데, 여행을 할 때도 그랬다.

| **사례 7** 왼쪽 신장육종 |

● M. M 씨. 수녀. 44세
임상 진단 : 왼쪽 신장육종 재발.

● 생검 보고(펜실베니아 알렌타운의 시크레드 병원)
　1945년 2월 19일 환자에게 수술을 했다. 1945년 2월 11일에 입원 했을 때, 수술 전의 진단은 난소 낭종으로 보았다. 그러나 개복을 했을 때, 커다란 종양 하나가 골반에서 횡경막까지 퍼져 있는 것을 보았다. 이 종양은 난소종이 아니라 복막후의 종양이었다. 나는 하행결장과 횡행결장에 상처를 주지 않으려고 조심하면서 복막의 뒤층을 열었다. 종양은 왼쪽 신장에서 뻗어난 이후에 점점 벌어지면서 넓은 쪽 돌기에까지 침윤돼있었다. 곧 왼쪽 신장과 종양을 절제했다. 왼쪽 요부의 복막 뒷부분에 천자를 넣어 펜즈로식 배농법을 실시했다. 그리고 뒤 복막층을 닫아 복막 뒷부분을 막았다. 종양의 크기가 손이 들어갈 정도의 접시만 했으며, 신장의 크기는 정상이었다.
　병리학적인 검사에 따르면, 크기가 신장을 포함하여 45cm, 덩어리의 실제 무게가 23파운드나 된다고 했다(운반시에 상실된 무게를 포함해서). 현미경 검사에 의하면 종양은 작았으며, 둥근 방추세포형이었다. 사실 이러한 종양의 재발은 너무도 당연한 것으로 오히려 재발하지 않는다면 이상할 것이다. 다른 부위에서 그와 같은 덩어리를 발견할 수 없었으나, 수녀 감독과 나는 그 수녀가 더 깊은 치료를 받아야 한다고 결론을 내렸다.

● 과거의 병력

환자는 1946년 7월 16일부터 8월 4일까지 18차례 X—레이 치료를 받았다. 그리고 지난 여름인 1947년 6월 24일부터 42차례 X—레이 치료를 받았다. 환자는 치료 도중 잦은 구토, 현기증, 부수적인 빈혈증, 쇠약, 체중 감소(10파운드 감량) 등으로 더 이상 X—레이 치료를 받기 어려웠다. 정상적인 치료법으로 철분, 간주사, 비타민과 스틸베스트 투여 등을 했으나 효과가 없었다. 환자는 폐경이 되면서 얼굴이 붉어지고 발한이 일어났다. 가끔 위가 뒤틀리고 심한 변비로 고생했다.

● 초진과 치료

나의 초진은 1947년 10월 29일에 이루어졌다. 환자는 매우 창백했고, 복부팽만을 호소했으며 왼쪽 다리가 허벅지 25인치 위에까지 부어서 다리를 펴거나 움직일 수 없다고 호소했다.

왼쪽 배 4분의 1 부위(옛날에 수술 받은 자리 약간 아래)에 만져지는 두 주먹만 한 크기의 커다란 종양이 한 개 있었다. 처음 두 달 동안 치료를 받으면서 환자는 대단히 쇠약하고 피로 했다. 그 뒤 3주 동안에 나아지기 시작했다. 환자는 전형적인 호전반응을 겪게 되었는데, 거의 모든 뼈와 관절, 목, 오른쪽 귀, 그리고 복부 주변에 그러한 반응이 나타났다. 그리고 곧 회복되어 갔다. 1948년 9월에 환자는 대단히 튼튼해졌음을 느꼈으며, 종양이 없어지고 다리도 옛날의 크기로 회복되어 움직일 수 있었다. 그런데 뚜렷한 예외적인 증세가 있었다.

환자는 타자는 칠 수 있었으나 펜이나 연필로 글씨를 쓸 수 없었다. 1949년 3월에 그는 완전히 회복되어 "이제 나의 몸 안에서 아무것도 자라고 있지 않다는 것을 느끼고 있어요." 라고 말했다. 공포와 걱정에서 완전히 헤어나기까지는 아직도 1년 반 이상이 필요했다. 환자는 1954년 6월 20일에 다음과 같이 말했다.

"지난 수 년 동안 대단히 좋아졌습니다. 제가 처한 환경 때문에 특별한 식사 요법을 더 이상 지킬 수는 없습니다. 그러나 생야채, 과일, 녹즙을 최대한 많이 먹으려고 노력합니다. 체중이 늘었으며 다른 종양이 자라지 않고 있다고 확신합니다."

"일리노이주 웨드론에서 여러 의사들로부터 검사를 받았으며 1년 전에는 제가 있는 병원에서도 검사를 받았습니다. 검사 결과는 '음성적'이었습니다. 선생님께 방문한 이후로 저는 제가 맡은 일을 다 할 수 있는데 1949년까지는 학교에서, 그 후부터는 실험실 기사로 일하고 있습니다."

이것은 1955년 12월 5일의 보고였다.

1957년 7월 21일 최종보고 : "저는 대단히 좋아졌습니다. 여기 성마리병원의 실험실에서 하루 종일 일을 하고 있습니다. 식욕이 좋으며 체중이 줄지도 않습니다. 새로운 종양이 자라는 증거는 전혀 없습니다."

| **사례 8** 직장상부 선암 |

● J. D 씨. 여, 45세, 기혼, 자녀 3명
임상 진단 : 직장상부 선암의 재발, 하복부에 전이

● 생검보고

직장 조직(항문관과 항문을 포함시킨 14cm의 직장의 한 조직)을 절개하여 폈더니 폭이 9cm가 되었다. 항문에서 5.5cm 거리에 둥글고, 딱딱하며, 붉은 결절 성장물질이 위로 올라와 있었다. 직경이 4.3cm, 높이가 0.8cm였다. 거의 중앙이 궤양화 되어 함몰되어 있었고 2.2×4cm의 크기였다. 조직 주위에서는 명울이 보이지 않았다.

조직학적 검사 : 치밀한 섬유 조직의 간질 내부에 많은 수의 비정상적인 명울 구조물이 악성을 띤 상피 원주와 나란히 있었다. 이 구조물들은 길고 홀쭉하며 가지를 쳤는데, 어떤 것들은 길어서, 불규칙적인 형태를 이루고 있었다. 그 조직들이 근육 속으로 파고 들어가 있는데, 복막까지 미치지는 않았다.

병리학적인 검사 : 직장선암 2기, 악성

● 수술보고

"1946년 3월 22일. 복부 회음부 항문 S상 결장 절제수술의 한 단계를 했으며 상부 직장이 암이어서 괄약근 일부는 남겨두었습니다. 양측 난관 난소 절제수술도 했습니다. 수술 당시까지는 전이가 없었습니다. 그러나 골반에 체액이 약간 고여 있었는데, 그것이 임파선에 발생한 어떤 장애를 나타내는 것이 아닌가 생각했습니다. 그 동안 환자가 매우 건강하게 지냈다고 생각했는데, 1948년 검사를 했을 때는 직장벽 바깥에 암이 재발되었음이 발견되었으며, 그것은 재발이 전이되었음을 의미하는 것입니다. 저는 박사님의 치료에 그 환자의 병이 어떻게 반응할 것인가를 꼭 알고 싶습니다."

● **초진과 치료**

내가 이 환자를 초진한 것은 1948년 5월 27일 이었다.

복부검사에서는 병리학적으로 이상이 발견되지 않았다. 환자는 아랫배가 쑤시고 아프며 변을 보기가 점점 더 어렵다고 호소했을 따름이다. 여러 번의 관장을 시켰는데 점점 더 아파서 계속하기가 어려웠다. 환자는 수술로 폐경 상태였는데 얼굴이 붉었으며 발한이 있었다.

1948년 7월에 직장경 검사를 했더니 암이 재발해 있었고 그에 더하여 직장벽 바깥에도 전이되어 있었다. 즉시 종합식사 요법을 처방했다. 그는 비교적 빨리 회복되었으며 1949년 9월 16일 부인과 전문의에게 검사를 받게 했더니 아래와 같이 보고해왔다.

"복부에 두 개의 흔적이 있음. 바깥 생식기는 정상. 질의 벽과 경부는 정상이나 위축되어 있음. 골반에서 만져지는 덩어리는 전혀 없음. 양쪽 자궁 부속기 부위가 두꺼워져 있으나, 아마 수술의 결과로 발생한 것으로 보임. 자궁에서도 종양이 만져지지 않음. 나의 견해로는 골반에 병이 없는 것으로 판단됨."

그 후 몇 년 동안 암이 발견되지 않았으며, 멍울이나 다른 전이 증상도 없었다. 그러나 환자가 몇 번이나 방광에 급성 감염을 일으켰다.

직장과 항문의 기능이 크게 회복되었다.

● X—레이 검사 보고

1952년 1월 26일자 X—레이 검사에서 아래쪽 두 개의 흉추, 요추, 골반, 대퇴골 상부 끝 등에 전이 흔적을 발견할 수 없음. 천장골의 관절도 깨끗함. 척추 안의 추간판도 좁아져 있지 않음. 요도 기상에서 신장이 희미하게 보이고 있으며 크기와 위치가 정상임. 신장, 자궁, 방광 등에서 석회질화가 이루어지지 않았음.

정맥 주사에 의한 요도 조영을 해보았더니 양쪽 신장이 정상적으로 그리고 즉시 배설했다. 양쪽 신장의 골반과 신배에도 충분히 차 있었다. 병리적으로 잘못되어 있거나 요도질환의 흔적도 없었다. 각 요관의 상부도 뚜렷해보였으며 정상이었다. 직립의 자세에서는 오른쪽 신장이 약간 아래로 처진다. 왼쪽 신장은 그렇지 않다. 정맥 요도 조영으로는 음성임.

1956년 8월 1일의 보고. 환자의 느낌이 매우 좋다고 했음.

1957년 8월 7일의 최종 보고 : "저는 옛날에 지냈던 것보다 요즈음의 상태가 훨씬 더 좋으며 온갖 가사 일도 다 하고 있어요."

| **사례 9** S상결장의 선암 |

● H. H 씨. 남, 64세, 기혼, 자녀 2명

가족 가운데 환자 없음.

임상 진단 : S상 결장의 선암, 폐쇄되어 있어서 수술을 요함

● 생검과 병리학적인 보고

결장이 넓게 침윤되어 있음. 궤양성의 퇴행성 선암이며 지방의 결장 간막에도 전이되어 있음

● 과거의 병력

언제나 두통이 있었으나 특별히 아파본 적은 없었음. 지난 몇 개월 동안 두통이 사라졌다고 했는데, 그것이 암 진행의 전조라고 우리는 생각했음.

1954년 4월부터 변에 분홍색이 비치는 것을 알게 되었음. 가스가 많이 차고 변을 보기가 더 어려워졌으며 변에 피가 섞인 점액질과 고름이 약간 섞여 나왔음. 전문의로부터 직장검사를 받았으나 음성이었음. 바륨검사를 했으나 역시 질병이나 병리학적인 문제가 발견되지 않았음. 그 뒤 7월에 X—레이 검사로 항문 위 8~9인치에 병변이 있음을 알게 됨. 전문의가 수술을 권함

● 초진과 진료

나의 초진은 1954년 7월 16일에 이루어졌다. 환자가 아랫배가 아프

고 소화가 잘 안되며, 가스가 많아 고통스럽고, 변을 보기 어렵다고 호소했다. 관장을 해야 했다. 치료를 시작했다. 환자는 매우 비관적이었으며 수술을 거부했다. 2~3주가 지나자 피가 섞인 대량의 점액을 배설하던 것이 멈추었으며 변의 형태가 제대로 되었다.

1954년 8월 5일, 환자가 알레르기성 두통이 일주일에 두 번씩 일어나고 있으며, 옛날처럼 심하지는 않다고 했다. 이러한 상태는 다른 증례에서 보아온 것이었다. 그러한 알레르기 반응은 인체가 충분히 제독되었을 때 일어난다.

1954년 10월 4일, S상 결장을 여러 번 와이핑하여 세포와 점액 찌꺼기와 셀루로즈 섬유질이 있으나 암세포는 없다는 것을 알게 되다.

그 후 6~7개월이 지나자 환자의 변에 점액, 피, 고름이 섞이지는 않았으나 변이 연필처럼 가늘어졌다. 하루에 6~8번씩, 어떤 날에는 그보다 더 자주 변의가 일어났다. 그에게 주어진 최상의 치료법은 피마자기름을 마시고 피마자관장을 하는 것이었다.

1955년 4월 8일에 X―레이를 찍어본 결과 전에 암 궤양이 형성되었던 부위가 협착되어 있었다. 암이 퍼지지 않았으며 반대로 줄어들었음을 알게 되었다. 그러나 수술을 해야 할 부분적인 병소가 있었다. 환자에게 수술 동의를 얻고 1955년 4월 말에 수술을 했다. 수술을 받은 후 나쁜 증상들이 사라지고 결장과 배가 아픈 것도 없어졌다.

● X―레이 검사 결과

1954년 6월 25일. 바륨 투입으로 조사를 했더니 S상 결장의 하단에 나쁜 부위가 있는데 환상의 종양물질이었다.

1954년 8월 20일, 바륨을 투입했더니 직장에서 맹장까지 장애 받지 않고 들어갔다. S상 결장의 끝에 결장의 내강이 좁아져 있고 거기에 나쁜 부위와 점막의 파괴가 채워져 있음. 이들은 S상 결장암의 특징을 나타내는 것임.

1955년 4월 19일, 직장과 결장의 하단까지 관장액을 채워서 확대시켰음. S상 결장에서 가장 가까운 부위까지 관장액을 채웠더니 거기에 반지 모양의 깊은 함요가 있는 것이 보였다. S상결장에서 바륨이 멈춘 곳이 보이는데, 아래로 내려가는 결합 부위이며 하행 결장에는 바륨이 적게 흘러들어간 흔적이 보일 뿐임. 여러 개의 협착 외에도 넓게 퍼진 유착이 있음.

1957년 8월 2일의 최종 검사. 암 증상 없음. 식욕이 좋고, 장운동이 잘 되며 체중도 정상임.

1957년 11월 28일, 내장에서 하등의 증상이 없었다. 단지 노인성 동맥경화증으로 약간의 고통이 있었다.

# 3 유방, 내분비계

| **사례 1**  오른쪽 유방경성암 |

● R. L 씨. 여성. 49세. 미혼

가족병력 : 양친이 암으로 사망. 아버지는 췌장암. 어머니는 유방암이 뼈에 전이.

임상 진단 : 왼쪽 난소에 초콜릿 색깔 낭종. 오른쪽 유방에 경성암. 임파절도 있음. 갑상선기능항진증. 고혈압과 협심증. 1947년 2월 18일에 입원.

● 생검과 수술보고

오랫동안 하복부에 통증이 있었는데 경련이 따르는 자연적인 급성복통으로 주로 생리후에 일어났음. 자궁출혈이나 월경통은 아니었음.

입원한 날의 통증은 과거의 것과 비교하면 훨씬 더 심했음. 경련. 메스꺼움. 구토가 일어났음. 체온은 오르지 않았음. 통증이 아주 격하게 일어났음. 오랫동안 변비가 심하여 관장을 해야 했음. 통증은 치골에까지 이어졌으며 주로 하복부 4분의 1부위에 심하게 일어났음.

1947년 2월 10일에 수술한 결과.

왼쪽 난소에 초콜릿 색깔의 낭종이 있었는데 크기는 그레이프 푸르트 정도였으며 자궁을 오른쪽에서 누르고 있었음. 자궁은 정상이었으나 장막하 조직의 섬유종이 있는데 그 크기가 호두만 하고 뒤쪽 벽에 붙어 있었음. 오른쪽 난소는 정상이었으며 한쪽 극에 출혈성 낭종이 있었음. 복강에는 냄새가 나지 않는 녹색의 액체가 꽤 있었는데 갈색이 도는 녹색 조각들도 있었음. 자궁의 표면과 S상결장의 골반부 공박에 핀 머리 크기의 붉은 점들이 보였는데 자궁내막증의 가능성을 나타내는 것으로 추정됨.

● 병리학적 보고

왼쪽 난소에 자궁내막증 종양. 왼쪽 팔로피오수도 난관에 자궁 내막증. 복막액이 말랐음. 앤더슨의 저서 〈병리학〉(1948년) 1143쪽에는 다음과 같은 설명이 있다.

"난관에 발생하는 자궁내막증은 비정상적인 성격을 띤 난관 점막에서 아래로 성장하여 난관의 점막벽에 자리한 자궁의 내막성의 섬을 의미하거나, 아니면 난관에 있는 선근증의 섬들이 부분적으로 자궁내막증의 성격으로 변화된 것을 말한다."

● 1952년 4월 11일에 입원한 병원의 보고서

입원 3주 전에 스트랭병원에서 덩어리를 발견 하여 생검했으나 결과는 없었다. 그 후 일주일 뒤에 환자가 의사에게 오른쪽 유방 위 바깥 4분의 1부위에 생검을 시도한 바늘 자국과 함께 딱딱한 종창이 있는 것을 보였다. 그 당시에 천자를 위한 바늘 자국이 종창에 어느 정도 책임이 있는지를 가늠할 수 없었으며 생검 결과가 음성이었으므로 변화를 보기 위해 일 주일 더 기다려 보기로 했다. 그래도 변화가 없었으므로 입원하여 생검을 받아보라고 권했다.

입원한 다음날 수술을 했는데 그 덩어리가 동결한 세편으로 암임이 확인되었다. 따라서 즉시 유방 절제수술을 했다.

병리학적 진단 : 주변에 임파절을 가진 오른쪽 유방의 경성암.

● 과거의 병력

1934년 X―레이로 두개골에 칼슘이 고여 있거나 병이 있는 것으로 판단되었는데, 그것은 부갑상선의 비대에서 발생한 것으로 보였음. 32회의 심도 X―레이 치료로 일시적인 효과를 보았음.

1947년 초콜릿 낭종이 터졌음. 환자는 브루클린병원에 입원하여 왼쪽 난소와 왼쪽 난관 절제수술을 받았음. 1951년 생리가 중단되어 환자에게 에스트로젠 호르몬을 투여. 생리가 되살아난 일 년 뒤 종양이 다시 재발. 1952년 11월 5일 주변선들을 포함하여 오른쪽 유방을 절제.

● 초진과 치료

내가 처음 본 1953년 5월 13일에 앞가슴이 통증이 일어나면서 숨이 막힌다고 호소했다. 오래서 있을 수도 없었다. 오줌이 자주 나오고 고

혈압 중세. 쉽게 피로해지고 지쳐버린다고 했다. 신경질적이고, 안정성이 없으며 쉽게 흥분했다. 혈압은 178/102였으며 맥박은 78로 규칙적. 심장은 비대해 있지 않으며, 소리는 약했다. 폐도 정상. 오른쪽 쇄골 윗부분에 멍울들이 몇 개 있었다. 복부는 정상이며 간은 비대하지는 않으나 약간 딱딱했다.

1953년 7월 28일부터 즉시 치료시작. 혈압이 138/94, 맥박은 66으로 정상. 두통이 줄어들었으며, 앞가슴의 통증도 줄어들고, 생리가 없어졌다. 1953년 11월 말에도 두 다리에 힘이 없다고 호소. 모세혈관의 출혈이 있었음. 비타민 C를 정맥주사 하여 효과를 보았다. 생리중단으로 일어나는 문제를 극복하기 위해 환자가 5그레인짜리 난소제를 매일 두 알씩 먹기 시작하여, 현재 까지도 먹고 있는데, 현기증, 발한, 의기소침 등을 해결했다.

이 환자의 경우는 몇 가지의 병리학적 조직 증상이 혼합된 것이다 비정상적인 신진대사가 한편에서는 여러 가지 병을 일으키고 다른 한편에서는 여러 가지 다른 결함을 일으켰다. 신진대사 결함이 먼저 발생한 것으로 보인다. 다른 부조현상(질병 전단계 – 역자)은 거기에서 유발된 것이다.

혈장의 칼슘대사는 8.8에서 9.9mg%였으나 인은 3.8에서 4.2mg%였는데, 내 치료 기간 중에는 이런 특징이 일어나지 않았다. 알칼리와 인에 대해서는 검사하지 않았다. 대동맥에 석회질화가 일어나지 않았다는 것은 놀라운 사실이다.(1956년 6월 19일, 1957년 5월 1일 X—레이 검사 결과). 그보다 놀라운 사실은 두개골이 정상이라는 것이다(1956년 7월 17일 X—레이 검사 결과). 앤더슨 저서 「병리학」,(1948년)의

1081쪽에는 다음과 같은 설명이 있다.

"부갑상선에 호르몬이 증가되면 뼈에서 칼슘을 과도하게 작용시켜 섬유암종성의 골염이라고 말하는 두개골뼈의 변화를 일으킨다. 혈액에는 칼슘과 알칼리인이 증가되어 있으며 인의 함량은 낮다. 혈장의 과도한 칼슘은 부드러운 조직에 침전하는 경향이 있어서 혈관 벽조직이나 신장에 심한 해를 일으킨다. 칼슘의 과도한 양은 요로 배설되기도 하며 대부분의 환자에게서 신장결석으로 나타난다."

부갑상선 종양조직은 "초기 갑상선 기능항진증을 가진 대부분의 환자들의 부갑상선 조직 종양물질의 과도한 증가로 발생한다."고 설명할 수 있다.

- X—레이 보고

1953년 5월 24일. 두개골에 대하여 두 방향에서 X—레이 촬영. 흉부의 뼈 양쪽과 외벽 앞쪽에 작고 불규칙적인 홈이 여러 개 있음(복사에서는 잘 보이지 않음). 이러한 것들의 발견은 갑상선기능항진증이라는 진단이 옳음을 증명함. 폐에서는 병리학적인 상태가 보이지 않음.

- 병원의 외래환자담당 보고서

1956년 7월 17일 실시.

혈액 : 혈당 112.

혈청의 시험관내 항원 항체반응 : 음성.

전혈구수 : 정상.

요검사 : 정상.

**흉부촬영** : 대동맥이 있는 심장 부위 커지지 않았음. 폐가 깨끗하며 병소가 없음.

1957년 5월 1일 흉부 X—레이. 대동맥이 있는 심장 부위와 척추인접 대동맥의 크기가 비대해있지 않음. 폐는 아주 깨끗하며 공기소통이 잘 되고 있음. 전이된 병소가 없음.

| **사례 2** 양쪽 갑상선과 S상 결장의 선암 |

- H. D 씨. 여. 68세. 자녀 1명

임상 진단 : 양쪽 갑상선과 S상 결장의 선암

- 생검과 병력

아래 사항은 환자가 오래곤주 포트랜드에 있는 빈센트 병원에 입원했을 때의 기록을 요약한 것임.

최초의 입원 : 1940년 5월 21일~5월 29일.

진단 : 중독성결절 갑상선종.

수술 : 1940년 5월 23일 갑상선 절제.

병리학적 보고 : 갑상선의 암종선암.

두 번째 입원 : 1942년 2월 24일~3월 2일.

진단 : 갑상선암.

수술 : 1942년 2월 25일 갑상선의 왼쪽 부위에서 결절 제거.

병리학적보고 : 재발성 또는 전이성암. 갑상선에서 발원.

세 번째 입원 : 1946년 3월 9일~3월 29일.

진단 : 직장 S상 결장암. 1기에서 2기임.

수술 : 부분적으로 대장절제. 문합수술을 했음.

병리학적 보고 : S상 결장의 선암. 1기에서 2기.

네 번째 입원 : 1946년 6월 3일~6월 7일.

진단 : 변형갑상선.

수술 : 갑상선 제거.

병리학적 보고 : 변형의 퇴행성 만성질병. 갑상선암에서 기인 한 것으로 추정.

다섯 번째 입원 : 1947년 7월 16일~7월 18일.

진단 : 짓무른 만성 자궁경관염과 자궁경부 유두종.

수술 : 자궁경부 유두종 제거와 생검.

병리학적 보고 : 만성자궁경관염. 자궁경부 유두종.

여섯 번째 입원 : 1948년 3월 5일~3월 6일

진단 : 식도경련

수술 : 식도경 검사.

병리학적 의견 : 이상 없음.

일곱 번째 입원 : 1948년 12월 14일~12월 18일

진단 : 갑상선암의 재발

수술 : 1948년 12월 15일. 갑상선 절제수술.

병리학적 보고 : 갑상선암 재발

● **초진과 치료**

1949년 4월에 초진을 했다. 환자는 몇 년 전부터 혈압이 178에서 200

까지 오르내린다고 호소했다. 혈압이 192/90, 맥박은 88로 규칙적이었으며, 심장은 왼쪽으로 손가락 1.5배 정도 비대. 두 번째 혈관의 소리가 항진하고 있으며 폐는 정상. 갑상선 주변에는 많은 반흔과 개암만한 한 두 개의 결절이 있었다. 복부는 팽창되지 않았으며, 간은 갈비뼈에서 네 번 째 손가락째가 약간 딱딱했다. 위의 왼쪽 4분의 1부위에 레몬만한 두 개의 종양이 만져졌으며, 서로 이어져 있었다. 그 뒤 몇 해 동안 종양이 사라졌다. 환자는 건강했으며 튼튼해졌다. 혈압이 168/80으로 낮아졌다. 1952년 7월 21일 부인과에서 검사를 받고 직장검사도 받았는데 반흔덩어리와 끈같은 것이 형성되어 있었으나 종양의 활동은 더 이상 없었다. 갑상선이나 부갑상선의 결절은 더 이상 손에 잡히지 않았다. 1952년 7월에 재검사를 했는데, 환자의 상태는 좋았으며, 혈압은 168/80, 맥박은 64로 규칙적이었다. 복부는 팽창되어 있지 않았고, 간의 크기는 거의 정상이었으나 약간 딱딱했다. 간이 딱딱해 진 것은 아마 환자의 나이 때문인 것 같았으며 기초대사율은 −6이었다. 몇 년 동안 연골과 포타슘요법을 취하라고 했다.

최후의 보고는 1957년 7월에 다른 환자들로부터 들은 것인데, 그 환자는 건강하다고 했다.

| **사례 3** 갑상선종 |

● T. A 씨. 여. 47세. 기혼. 자녀 없음
임상 진단 : 갑상선종

● 생검보고

1945년 11월 19일 갑상선종으로 메모리얼 병원에 재입원했다. 환자의 목 오른쪽 아래 딱딱한 덩어리가 있었는데 5×6cm의 크기였으며 음식을 삼키면 그 덩어리가 위로 올라갔다. 환자는 3주 전에 그 덩어리를 인지했다고 말했다.

갑상선종이라는 진단 결과가 나왔다. 흡인생검법으로도 그 덩어리가 암이라고 진단되었다.

X─레이로 흉부검사를 한 결과 그 암에 따른 확대와 전이는 없는 것으로 판명되었다. 기초대사는 ─6과 0이었다. 목수술로 갑상선의 절제를 권했으나 환자가 거절했다.

● 과거의 병력

환자는 지난 2~3개월 동안 매우 신경질적이었다고 했다. 그는 심장의 동계(활동이 심하여 보통 때보다 울렁거림─역자)로 고통을 받았으며 쉽게 피로를 느꼈다. 층계를 오르기가 어려웠으며 힘든 일을 하기도 고통스러워했다. 목줄기 아래 종양 덩어리가 생겨 지난 몇 주 동안 급속히 성장했다고 했다. 체중이 늘었으며 두 팔과 배에서 살이 늘어진다고 불평했다.

● 초진과 진료

　1946년 3월 12일 초진을 했는데 상황은 다음과 같았다. 그는 암에 대하여 대단히 공포가 있다고 했으며 수술은 받고 싶지 않다고 했다. 쉽게 흥분하거나 우울해지고 잠을 잘 수가 없다고 했다. 류마티즘으로 고생을 하는데 비가 오기 전에는 더 심하며 생리 때는 경련이 일어난다고 했다. 혈압이 낮아서 102/68이었으며 맥박은 규칙적으로 68이었다. 기초대사는 0에서 −6. 생리 기간이 길어서 대게 10일씩 계속되며 몹시 아프다고 했다. 즉시 치료에 들어갔다. 6주가 지나자 종양덩어리는 사라졌으나 나머지 상태는 서서히 개선되어 일 년이 걸렸다.

　1947년 8월 갑자기 점막하의 섬유종으로 질에서 심한 출혈을 해 그것을 절제하지 않을 수 없었다. 수술을 했더니 역시 진단대로였다. 전문의로부터 부분적으로 자궁 절제수술을 받았다. 그 후부터 환자는 종양에서 해방되었으며 다른 고통들도 사라졌다. 그는 더 이상 질병으로 호소하지 않았으며 옛날의 최전성기때와 같이 일상적인 일을 잘 할 수 있었다. 그를 마지막 본 것은 1953년 5월 8일 이었다.

　최종 보고서 : 1957년 7월 29일. 환자는 아무런 증상이 없이 잘 지내고 있었으며 일도 잘 하고 있었다.

| **사례 4** 오른쪽 유방의 선암 |

● A. L 씨. 여. 47세. 미혼

진단 : 오른쪽 유방의 선암. 3기. 유방을 완전히 절제했음. 흉추 5번과 6번에 전이되어 있음.

1944년 자궁의 부분제거 수술을 받음.

1945년 메이요 클리닉에서 오른쪽 유방을 완전 절제.

"1945년 3월 29일. 우리 병원의 외과팀에 의하여 시행된 오른쪽 유방 절제 수술로 종양을 제거. 병리학적으로 선암 3기로 판명되었으며 옆구리 샘에도 전이되어 있었음."

1945년 11월에 오른쪽 위 안쪽 가슴벽에 조그마한 결절이 발생. 11월 15일에 절제. 병리학상으로 이 결절이 감염지방임이 판명되었음.

1946년 12월 5일 환자는 다시 수술을 받았음. 이때 자궁출혈 때문에 부위를 확장시켜 소파수술까지 했음. 스크레이핑 조사로 생리 주기가 늘어나고 있음이 판명되었음.

1949년 6월. 왼쪽팔에 마비가 왔음.

1949년 10월. 양 어깨에 통증이 왔음.

1949년 11월. 흉추 5번과 6번, 그리고 거기에 연결된 갈비뼈에 전이. 시카고의 일리노이스 연구소에서 진단. 심도 X—레이 치료 받음. 남성 호르몬 투여. 크레이비오젠을 2회 주사.

1951년 2월. 불임수술을 받다. 점점 나빠져 나라 안의 여러 치료소를 다니며 치료를 받았음.

● 초진과 치료

1952년 5월 22일에 초진이 있었다. 등의 상부, 두 팔과 어깨에 심한 통증이 있다고 호소했다. 매우 허약하고, 신경질적이었다. 환자는 "죽음에 대한 설교"를 써두었다.

6개월이 지나자 완전히 일할 수 있는 능력을 회복했다. 통증이 없어졌다. 최종보고서가 작성된 1957년 8월까지 계속 일을 하고 있다.

● X—레이 보고

1952년 5월 23일. 5번째 흉추에 여러 개의 진한 혼탁물이 있으며 뒤쪽 3분의 2부분까지 퍼져 있음. 척추의 구조가 거의 대부분 소멸되어 있음. 인접된 척추 공간이 좁혀져 있고 거기에 대단히 협착한 돌출부가 있음. 오른쪽 5번째 갈비뼈의 추골 부위와 신경궁까지 골성형 과정이 이루어지고 있었음. 골성형암이었음. 요추 4번과 5번 사이의 추간 공간은 우측에서 좁아져 있음. 여기에도 돌기가 형성되고 있었음. 위에서 언급한 추의 인접 부위들에도 골경화증이 발생해 있음이 인지됨. 이들은 골관절증의 변성으로 보이며, 골형성성의 암이 아닌가 의심이 감.

1952년 6월 26일. 척추의 측면 촬영으로 흉추 5번에 석회질화가 하부 경계를 따라 앞쪽에서 형성되고 있음을 발견. 오른쪽 옆에서도 석회질화가 이루어지고 있음. 아니면 거기도 앞에서 말한 바와 같은 상태가 일어난 것임.

1953년 4월 9일. 측면 촬영으로 전에 보였던 제 5흉추의 앞쪽에 있었던 석회질화가 역전하여 다시 정상적인 뼈 구조로 변한 것이 보임. 5번째 갈비뼈에서는 명확한 변화가 일어나지 않았음.

1953년 9월 8일. 흉추 5번 좌측과 뒷면에 작고 불규칙적인 석회질화 부위가 보일 뿐임. 흉추 5번과 6번 사이의 척추내 공간이 부분적으로 말살되어 있음. 기타의 병리학적인 상태는 보이지 않음.

1954년 2월 16일. 5번 흉추 뒷면에 경미한 석회질화가 보일 뿐임.

1954년 12월 2일. 5번 흉추의 측면에서 매우 적은 석회질화가 보임. 흉추 5번과 6번 사이의 척추내 공간이 부분적으로 말살된 것 외에 별다른 병리학적인 상황이 보이지 않음.

X—레이상으로 보아 이 회복은 병리학적인 물질을 흡수한 후 1년 안에 뼈가 회복될 수 있음을 증명하는 것임. 전에 병리학적인 상태에 있던 뼈물질에 거의 정상적인 조직이 형성되어 있음.

이것은 암에 걸렸던 뼈조직도 반흔형성이 되어 마침내 정상적인 뼈조직으로 까지 회복될 수 있음을 보여주는 것임.

- **최종검사와 X—레이 사진**

1957년 8월 1일. 병리학적으로 아무 것도 없으며 간호사로 정상적인 근무를 하고 있었다.

| **사례 5** 오른쪽 유방의 선암 |

● L. W 씨. 여. 47세. 자녀 1명

임상 진단 : 오른쪽 유방의 선암. 옆구리 임파절까지 확대. 완전 절제수술 후 재발.

● 생검과 수술

1945년 5월 25일 월트리트 병원에서 처음으로 진단받았음. 용혈성의 포도상구균과 알파용혈성의 스트렙토균에 의한 심한 감염으로 옆구리 임파결절의 완전절제 수술을 받았음.

1946년 10월 1일. 기관지염 증상이 있었으며 폐결핵은 아니었음. 체중이 123파운드로 줄었으며 혈압이 110/80, 맥박이 70으로 규칙적이었음. 심하게 위축이 일어남. X—레이 치료를 받아 피부가 탈색되어 있음. 가슴을 X—레이로 조사했더니, 오른쪽 폐의 위 3분의 1 중심부에 구름 같은 것이 있었으며, 소엽내 흉막 부위까지 퍼져 있었음. 그 부위는 X—레이 침윤으로 보이나 자연적인 전이로 볼 필요는 없을 것임. 가족들에게 더 치료해 보아야 별 효과가 없을 것으로 통지했음.

병리학적 진단 : 유방선암으로 옆구리 임파절에까지 번졌음.

● 초진과 치료

1945년 10월 29일 초진시의 상태는 다음과 같았다.

환자가 악액질의 황달기가 있고 결벽증 상태. 심한 기침으로 호흡이 곤란, 심한 좌측선병증, 매우 허약, 계속적인 메스꺼움과 구토, 복통확장과 간의 비대. 오른쪽 옆구리에서는 선병증이 나타나지 않았다. 가슴에 대한 X—레이 촬영으로 오른쪽 상엽에 침윤이 진행되고 있음이 나타났는데, 자연적인 전이가 아니며 X—레이상 침윤이 확실해보였다.

호흡곤란으로 첫 주에는 침대에 앉아 있기만 했다. 즉시 치료를 시작했다. 한주가 지나자 메스꺼움과 구토는 사라졌으나 기침은 여전했으며 계속 쇠약했다.

1946년 1월. 왼쪽 옆구리의 멍울은 사라졌다. 1개월만에 환자가 회복되었다. 그후 1년 동안의 치료를 받으면서 환자가 평상의 생활과 식사로 돌아갔으나, 소금과 지방은 제외했다.

1949년 10월에 재검사로 두개골, 척추, 가슴에 X—레이 촬영을 했는데, 전이의 흔적이 없었다. 폐의 오른쪽 위 부위에서도 1945년 10월의 첫 조사 때에 비해 뚜렷하게 나타나지 않았다.

이 환자에 대한 우리들의 견해는 다음과 같다.

"환자는 심도 X—레이 요법으로 인하여, 아니면 활성의 암진행에 의하여, 혹은 그 양자에 의하여 거의 말기암 증상에까지 갔었는데, 우리들의 치료로 대단한 효과를 보았다. 그러나 이 환자의 경우 질병의 어떠한 치료에서 최선의 효과를 보았는지 정확하게 말할 수 없다. 이 증례를 소개하는 것은 이와 같이 상황이 혼합된 사례가 자주 일어나기 때문이며 이 경우에는 즉각 구조 조치를 해야 하고 밤낮으로 최대한 엄격한 제독조치를 해야함을 알리기 위해서다."

1957년의 최종보고 : 환자는 건강해졌으며 일을 하고 있다고 했다.

이 증례는 위장외과지 1949년판 40권 7호에 게재되었다. 이와 비슷한 증례가 미의학지 21권 211~226p에 소개되어 있는데 "폐에 대한 방

사선 영향에 의한 결정적인 폐기능 부전" 이다

(병리학 연보. 1957년. 44쪽 참조).

| **사례 6** 오른쪽 유방의 퇴행성암 |

● E. C 씨. 여. 61세. 미혼

임상 진단 : 오른쪽 유방의 퇴행성암. 옆구리에 전이. 5번째 갈비뼈 연골 부위에 재성장.

● 생검보고

옆구리 전이를 동반한 퇴행성암. 3기의 마성암. 현미경 검사에 의하면 비대한 과염색성, 다형성, 상피성 세포가 무수한 분열을 일으키는, 즉 세포의 퇴행성 성장을 일으키는 것으로 보인다. 멍울의 형성은 보이지 않는다. 임파의 결절부위가 완전히 종양으로 바뀌었다.

● 과거의 병력

1947년 3월 20일. 환자는 겨드랑이 전이 부위와 함께 오른쪽 유방의 완전 절제수술을 받았다. 7년 전에 갑상선종에 대한 X—레이 치료를 받았으나 효과가 없었다. 그래서 갑상선 대부분을 절제하는 수술을 받았다. 캘리포니아주 오클랜드의 페랄타 병원에서 수술을 받았다. 그 후로 환자는 소량의 연골을 계속 먹어왔으나 점액수종의 초기증상이 일어났다.

● 초진과 치료

1947년 6월 26일에 초진이 있었다. 흉골 근처 다섯 번째 갈비뼈에 커다란 부풀음이 있었다.

오른쪽 겨드랑이에 몇 개의 조그마한 멍울들이 있었다. 환자는 오른쪽 팔의 통증, 특히 이두근의 근육통을 호소했다. 피부가 위축되어 번질거렸으며 양쪽 아래 눈꺼풀이 부풀어 있었다. 최초의 혈압은 154/92, 맥박은 규칙적으로 54였다.

1947년 6월 26일 내 치료소에 입원시켰다. 곧 종합식사 요법을 실천하기 시작하여 5주가 지나자 종양과 멍울이 사라지고 기타의 증상들이 크게 줄어들었다. 시간이 지나자 완전히 회복되었다. 마지막 보고에 의하면 그는 교직에서 은퇴했으며 매우 건강하다고 한다. 재발하지 않았으며 어떠한 장애도 없었다.

마지막 보고는 1955년 크리스마스 때와 1957년 8월 5일에 있었다. 그는 대단히 건강한 상태였다. "저는 정상적으로 활동하고 있어요. 10년 전과 거의 같아요. 여전히 식사에는 신경을 쓰고 있어요."라고 말했다.

| **사례 7** 유방암 |

● M. H 씨. 여. 44여. 기혼. 자녀 없음

가족상황 : 어머니는 엉덩이뼈 암으로 사망. 여형제 하나가 유방암과 뼈 전이로 사망.

임상 진단 : 유방암의 잔존.

● 생검과 수술 보고

1952년 6월 12일 그리니치 병원.

환자는 1949년 3월 16일 왼쪽 유방암을 수술 받았음. 그때 현미경 검사를 했는데 부위는 매우 작았으나 대단한 악성이었음. 왼쪽 유방을 절제수술 했음. 현미경 조사로 겨드랑이 임파결절에는 전이되지 않은 것으로 판명되었음. 이 수술로 환자는 아무런 사고 없이 완전히 회복되었음. 1950년 3월에 왼쪽 겨드랑이에 몇 개의 작은 결절들이 발견되었으며 3월 16일에 절제. 현미경 검사에서는 음성으로 판명되었음.

1951년 2월 25일경 왼쪽 겨드랑이에 조그마한 덩어리가 또 발생한 것을 발견. 그에 앞서 열흘 전인 1951년 2월 15일에 의사로부터 정기검사를 받았는데 그때는 아무런 증상이 없었음.

왼쪽 겨드랑이에 발생한 작은 덩어리는 전혀 통증을 주지 않았음.

1951년 3월 5일에 그것을 절제했는데, 유방에서 유래된 전이성 암으로 보였음. 세 번째 수술을 받은 후 1951년 4월 심도 X—레이 치료를 받았음.

● 초진과 치료

 1952년 6월 12일 초진이 있었다. 1952년 5월에 나타난 새로운 덩어리가 있었으며, 오른쪽 겨드랑이에서 새로운 덩어리가 또 발견되었다. 검사를 해보았더니 왼쪽 겨드랑이의 새로운 결절은 크기가 호두만 한데 두 번째와 세 번째 수술을 했던 바로 그 반흔 부위에 있었다. 다른 검사를 해보았더니 아무런 이상이 발견되지 않았으나 왼쪽 팔이 오른쪽 팔보다 약간 더 부풀어 있었다. 오른쪽 팔의 중앙 부위 둘레가 10인치였는데 비해 왼쪽 팔은 10.5인치였다. 환자는 23세부터 편두통으로 고생을 해왔다. 생리가 불규칙적이었으며 보통 1주일씩이나 계속했다. 생리가 시작되기 전에 불쾌감과 경련이 먼저 일어났다. 환자는 성생활이 행복스럽지 않았다고 했다. 1953년 6월 5일에 종양과 멍울이 사라졌다. 그 뒤에 종양이 있던 자리에 조그맣고 매우 딱딱한, 거의 석회질화된 반흔이 형성되어 있음을 보았다. 1953년부터는 편두통, 공포의 발작, 우울증 등이 일어나지 않았다.

 1957년 2월 4일의 최종검사 : 종양 증상이나 징후가 전혀 없었다. X—레이 보고와 실험실 보고도 병리학적인 상태가 없다고 했다.

 이 증례에서 흥미로운 것은 부인과 의사인 V. R 박사의 다음과 같은 말이다.

 "외음기, 질벽, 자궁경관은 정상이다. 자궁이 위축되어 있으며 모가 나 있으나 윤곽은 매끈하다. 부속 기관이 만져지지 않는다. 의사의 견해로 보아 이 경우의 출혈은 섬유조직의 증식에 의한 것이다. 이것은 분명히 양성 상태에 있으므로 어떠한 수술도 요하지 않는다. 호르몬요법을 하라고 권하고 싶다. 테스토스테론이나 크레톤요법을 권하고 싶다."

　1957년 7월 27일의 최종보고 : "주 5일간 근무하고, 그 외의 날에는 집안일을 보고 있어요."

| **사례 8** 오른쪽 유방의 파젯트병 |

● M. B 씨. 여. 62세. 미망인. 자녀 1명

임상 진단 : 오른쪽 유방의 파젯트병.

● 생검보고

1947년 12월 5일 뉴욕진료소. 소실 부위에서 유방암 표본을 채취. 유방암이 피부를 침윤하고 있음.

● 과거의 병력

오른쪽 유두 아래 생긴 궤양과 덩어리 때문에 필라델피아의 종양학 병원에 입원했다. 오른쪽 유두가 약간 수축되고 경화되어 있었다. 측면 소실의 가장자리에서 딱딱한 덩어리가 만져졌으나 양쪽 폐를 찍은 X—레이 사진은 음성으로 판명되었다.

● 초진과 진료

1947년 12월 5일 초진을 했을 때의 상태는 다음과 같았다. 오른쪽 유두가 위축되어 있으며, 유두 아래 궤양이 보였고 그보다 더 큰 침윤덩어리가 있었다. 환자는 과거에 수술을 거부했다고 했다. 즉시 치료를 시작했다. 4주 후인 1948년 1월에 침윤 부위가 거의 만져지지 않았다. 궤양은 단단한 껍질로 싸여 있었으며 아물어가고 있는 것으로 보였다. 유두는 여전히 위축되어 있었다.

1948년 2월에 침윤이 느껴지지 않았으며 궤양 부위는 닫혔다. 유두는 약간 수축되어 있었다. 1948년 11월 유두가 약간 뒤집혀져 있었으며 다른 변화는 없었다. 그 후로 아프다는 호소가 없었으며, 부분적으로든 전체적으로든 재발이 일어나지 않았다. 그 전후에 일체의 치료를 하지 않았다. 1949년 10월에 두부, 흉부, 골반 등에 X—레이 조사를 했는데 모두 음성이었다.

  1955년 6월의 최종검사 : 환자는 모든 가사일을 하고 있었으며, 자동차 운전도 할 수 있을 정도로 건강한 상태를 유지하고 있었다.

  1957년 8월 6일의 최종보고 : "저는 대단히 건강하며 제가 할 일은 다하고 있어요."

  환자는 나에게 오기 전이나 후에도 다른 치료는 받지 않았다. 이 환자를 여기에 소개하는 이유가 바로 거기에 있다.

  이 증례는 1949년 판 「실험외과지」 7권 4호에 소개되었다.

# 4 비뇨, 생식기

| **사례 1** 오른쪽 고환의 기형종양 |

● E. B 씨. 남성. 31세. 기혼. 자녀 3명

임상 진단 : 오른쪽 고환의 기형종양. 서혜부에 재발된 덩어리가 있으며 대동맥의 여러 샘과 양쪽 폐에 전이가 많이 되어 있음.

생검 : 고환의 배세포 종양

**과거의 병력(환자를 치료했던 의사의 보고서)**

1955년 4월. 오른쪽 샅에 있는 선들이 비대해져 갔음. 환자가 오른쪽 고환에 커다란 덩어리가 있음을 발견. 두 달 후에 고환에 통증이 일어나고 정액관이 부었으며 서혜부의 선들이 갑자기 커졌는데, 특히 오른쪽이 심했음.

1955년 8월 오른쪽 고환 절제. 그리고 고환의 배세포 종양 때문에 대동맥 주위의 결절도 절제했음. 대동맥 사슬에 따라 있는 모든 결절들에 암이 전이되어 있음. 수술을 받은 뒤 환자는 등, 흉부 그리고 종격 등에 심도 X―레이 치료를 받았음.

1955년 8월 11일. 위에서 말한 바와 같이 수술을 받았으며 심도 X―레이 치료를 82회나 받았음.

1955년 12월 중순경 음경의 뒤쪽에 길이 8cm 넓이 2cm 정도 되는 덩어리가 생겨났음을 알게 됨.

1956년 3월 X―레이 검사로 흉부에 전이 결절이 있음을 발견. 이 병원에서 떠날 때까지 환자는 폐에 있는 전이 결절에 추가로 X―레이 치료를 받았음. 이 환자는 희망이 없으며 증상이 진행되고 있기 때문에 대증요법 외의 조치는 필요하지 않다는 것이 우리들의 의견임.

- **초진과 치료**

1956년 4월 13일 초진이 있었다. 오른쪽 서혜부에 커다란 종양이 한 개 있었으며 복부 오른쪽 부위에서는 치골의 털이 전혀 없었는데 X―레이 치료 때문인 것으로 보였다. 복부는 팽창해 있었으며 누르면 저항했다. 그래서 장막간의 멍울이나 비장과 같이 조사해보기가 어려웠다. 흉부에서는 탁한 소리가 나지 않았으며 숨쉬기에서도 특별한 변화가 없었다. 심장은 비대해 있지 않으며 심장의 소리가 약하기는 했으나 정상이었다. 혈압은 100/70, 맥박은 84로 규칙적, 체중은 184파운드. 환자는 창백하고 신경질적이었다. 헤모글로빈 75퍼센트, 적혈구 45만, 백혈구는 4,200인데 어떤 세포들은 독성의 과립상태를 나타냈다.

생화학시험에서 기초대사율이 ―17로 낮았으며, 오랫동안 대사율이 오르내렸는데, 낮은 쪽에 치우쳐서 연골과 루골액을 대량 섭취했는데도 1956년 9월 18일엔 －21, 1957년 1월 24일엔 －16, 1957년 7월 9일엔 －4였다. 4주의 치료로 오른쪽 샅에 있던 종양덩어리들이 사라졌다. 그와 동시에 음경의 종양도 작아지기 시작하더니 5일 후에는 완전히 없어졌다. 내 판단으로는 음경의 종양은 전이된 것이 아니라 종양의 성장과 전이가 일어난 훨씬 후에 취했던 치료에서 발생한 것으로 보였다. 폐에 있던 전이는 비교적 빨리 반응했다. 그러나 새로이 발생된 전이가 없어진 후에도 오래된 것은 흡수되기까지 시간이 훨씬 더 걸렸다. X—레이 검사에서 얻은 결과는 다음과 같았다.

1956년 4월 13일. 흉부의 앞과 뒤 그리고 측면을 X—레이 촬영. 왼쪽 폐의 아래 절반 부위에 콩알만한 크기의 둥근 혼탁점들이 많이 있었으며 오른쪽 폐 가운데는 한 개만 있었다.

이러한 것들은 전이에 의하여 발생한 것이다. 왼쪽 아래 폐엽쪽을 향하여 문리가 많이 증가되어 있었다. 두 폐문에 석회질화가 진행되고 있었다. 7번 척추 뒤 아래의 앞쪽에 반투명성이 보였다.

1956년 5월 12일. 흉부 앞뒤면과 측면을 대조 촬영. 왼쪽 폐에서 먼저 보였던 혼탁점들의 수가 많이 줄어져 있음. 오른쪽 폐에 있던 혼탁은 거의 사라진 상태.

1956년 5월 26일. 흉부의 앞뒤면과 측면을 대조 촬영. 왼쪽 폐에 있던 혼탁점들이 작아졌으며 많이 없어짐. 오른쪽 폐에 있던 것은 완전히 찾아볼 수 없음.

1957년 4월 30일. 흉부의 앞뒤와 측면을 촬영. 약간의 폐문선빙중과 몇 개의 결절이 있음. 두 폐의 폐문리가 조금 보임. 심장이 비대해 있지 않음. 기관과 두 횡격막이 정상임. 늑골횡경막등은 깨끗함.

결론 : 기관지 주위가 약간 비대해 있음.

1957년 10월 5일의 마지막 보고 : 환자는 기분이 좋다고 했다. 일도 하게 되었으며 더욱 나아져가고 있다고 했다.

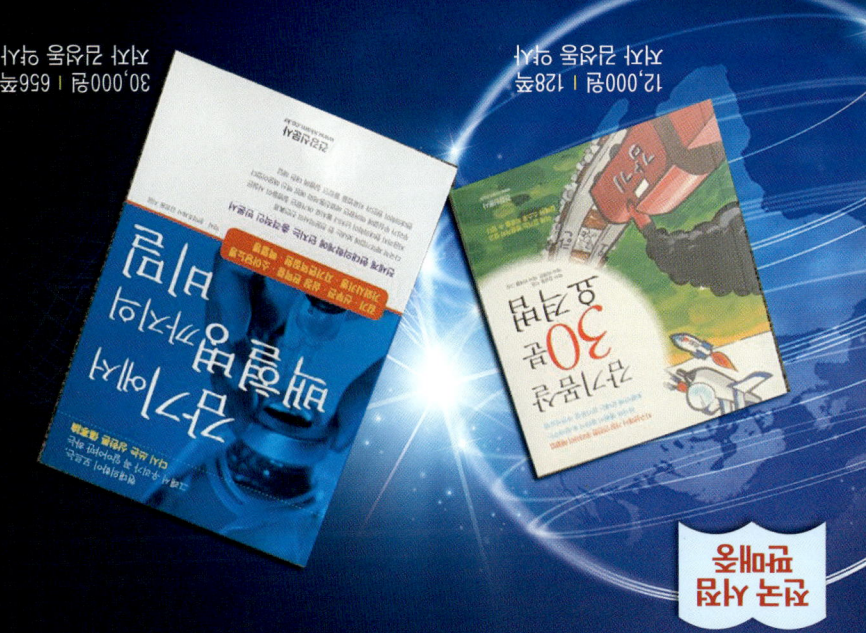

전세계 자외이해이 선구자 롱.C.라헤그 박사의
장원한 식견이 응집된

**운동치아에 응용도 풍부한 고전도 가동시스템 강해부**

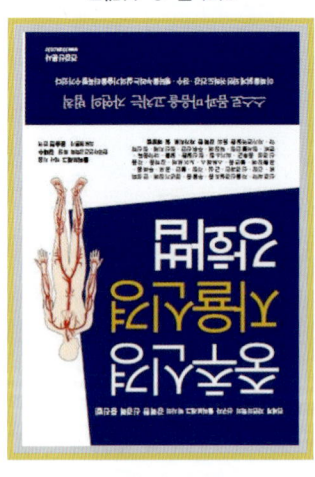

저자 롱. C. 라헤그
역자 김태수, 공동성

페이지 288 / 가격 15,000원

운동치아에, 용용도, 풍부한, 고전적이고, 장치가, 텔, 부하, 장치들의, 응용점을, 알기, 쉽고, 그림으로, 설명할, 수 있다.

이 책들은 임계 두근심지 이알 갈치들로부터 행어나 만지고, 장상의, 팔눌의, 귀현의, 가능을, 터득할 수 있는, 것이다.

신경적인 이유에서 오는 수 있는 경신청과 응용등, 운동장에, 응용상이용어를 중의 개인적, 사용적 관계를 검증을, 끌고들이고 근본적으로 고칠 수 있는 정돈 안내에 있다.

| **사례 2** 전립선암 |

● L. G. W 씨. 남. 75세. 기혼. 자녀 4명

임상 진단 : 전립선암. 요추에 전이. 동맥경화와 고혈압 합병.

● 과거의 병력

5,6년 전에 환자는 메모리얼 병원에서 건강진단을 받았는데 모두가 음성이었다. 이듬해 수명연장연구원에서 검사를 받았는데 같은 결과가 나왔다. 그러나 1950년과 1951년 사이에 뒷목에 심한 통증을 느꼈으며, 체중이 줄고, 소변이 잦아졌는데 특히 야간에 그랬다. 그래서 두 사람의 비뇨기과 의사로부터 진찰을 받았다. 의사가 부인에게 전립선이 비대해져 있으며 척추하부와 골반에도 전이되었다고 알려주었다. 수술을 할 수가 없으며, 생검 등 다른 검사도 할 수 없을 정도로 심각하다고 했다. 1951년 8월의 의료보고서는 다음과 같았다.

"골반과 요추의 뼈 밀도에 이상이 있으며 병이 전이된 것을 나타내고 있음."

● 초진과 치료

내 병원에서의 초진은 1952년 5월 20일에 이루어졌다. 환자는 15년 동안이나 전립선에 문제가 있었다고 했다. 그는 밤마다 3~4차례 소변을 보아야 했다. 아침에는 오줌을 누기가 매우 어려워서 몇 분 간 용을 써야 했다. 그러나 낮에는 대개 쉽게 눌 수 있었으며 오줌줄기도 좀 강해졌다. 몇 년 동안 현기증이 일어났으며 눈이 아프기도 했다. 전에 받

았던 치료법은 여러 가지 여성호르몬을 이용하는 것이었는데, 그 때문에 유방이 커졌으며, 다른 특별한 효과는 보지 못했다. 혈압은 182/94이었으며 맥박은 64로 대단히 불규칙적이었다. 직장 검사에서 왼쪽에 결절 표면이 형성된 커다란 전립선 암덩어리가 있는 것이 발견되었다. 심장이 양쪽으로 다 비대해져 있었는데 오른쪽으로 손가락 1개 굵기 정도로, 왼쪽으로는 그보다 더 굵게 커져 있었다. 양쪽 혈관에서 소리가 크게 났다. 1952년 6월에 X—레이 전문의로부터 검사받은 결과, 천장골 관절 부위 상부 3분의 2가 특히 왼쪽이 부분적으로 폐쇄되어 있다고 했다. 주변에는 반투명의 수많은 불규칙적인 부분이 천골쪽으로 뻗쳐 있다고 했다. 그리고 골경화중 부위도 많이 있다고 했다. "2, 3, 5번째 요추 아래쪽에는 경계가 불규칙하며 희미하게 뼈가 나빠져 있다. 이들 변화는 용골성이며 골형성의 전이라고 말할 수가 있다."고 했다.

처음의 조사에서 소변에는 알부민이 +2 당백혈구가 HPF당 20~25 그리고 적혈구가 매우 소량 비쳤다. 다른 검사에서는 하이알린원주와 약간의 과립원주가 비치기도 했다. 1952년 5월 20일부터 즉시 종합식사요법을 실천시켰다. 그 후 몇 달 만에 환자는 회복되어 갔으며 등 아래의 통증과 복부 4분의 1 부위의 통증도 사라졌다. 체중도 늘었으며 X—레이 검사 결과 골형성이 특히 양쪽 천골의 관절에서 일어나던 것이 줄어들었다.

1953년 7월 10일의 X—레이 재검 결과는 다음과 같았다.

"양쪽 천골관절 부위에서 보이던 골형성이 없어졌다. 관절 자체가 새로이 뚜렷해 보인다. 전이의 징후가 없다. 척추의 관절염은 여전하다."

그 뒤 몇 년 동안 소변보기는 더욱 어려워졌다. 비뇨기과 의사로부터 여러 번 요도를 넓히는 치료를 받았으나 충분한 도움을 받지 못했다.

1955년 11월에 치골상부의 전립선과 양측의 음낭정관 절제수술을 받았다. 전립선의 무게는 250그램이었다. 병리학적 보고는 다음과 같았다.

"절편을 보면 조직이 수없이 확장된 뒤틀린 폐포로 이루어져 있으며 원주상피질로 둘러싸여 두꺼운 섬유성의 간질 사이에 들어 있다. 이들 폐포의 일부는 포낭으로 분홍빛 분비물로 차 있었다. 어떤 폐포는 파열되어 다른 폐포들과 엉켜 있었다. 간질에는 조그마한 둥근 세포들과 몇 개의 호산성의 백혈구가 침윤되어 있었다. 악성질병의 변화가 보이지 않았다."

진단 : 만성적인 섬유선종양의 과형성

● X―레이 보고

1952년 6월 5일. 요추와 골반에 대한 X―레이 검사를 했다.

1952년 9월 22일. 골반을 앞뒤에서 촬영. 요추를 측면에서 촬영. 양쪽 천장골 연골 부위에서 골형성이 일부 증가되었음. 그 외는 전과 동일함.

1952년 11월 5일. 골반과 요추에 X―레이 검사를 했음. 전반적으로 전과 같았으나 양쪽 천장골 관절 부위가 분명히 전보다 나아져가고 있으며 아물어가고 있다고 보아도 되겠음.

1953년 7월 9일. 골반과 요추를 양쪽 방향에 대조 촬영. 전에 양쪽 천장골 연골에서 진행되던 골형성이 줄어들고 있었다. 관절 부위가 더욱 뚜렷하게 나타났다. 전이의 징후가 없다.

이상 네 장의 X―레이 사진을 통해서 보면 처음에는 골형성 과정이 증가되다가, 뼈의 회복이 이루어졌다. 그 과정을 방어력, 즉 치유력을 증가시키기 위하여 뼈조직을 대량 생산한 것으로 볼 수 있다.(회복이 뒤따르게 된다).

  1957년 11월에 찍은 마지막 X—레이는 오직 골형성이 변하고 있음을 보여주었다.

| **사례 3** 전립선암 |

● L. J. R 씨. 남. 59세. 미혼

누이가 우리 병원에서 갑상선 재발암 치료를 받았다. 그 누이와 함께 살고 있다. 가족 가운데 암환자들이 여러명 있었다.

임상 진단 : 전립선암. 왼쪽 천장골 관절에도 전이되어 있음.

● 생검 보고

4년 전에 의사가 환자의 전립선이 비대해져 있고 표면이 울퉁불퉁한 것을 발견했다. 생검과 수술을 권유받았다. 그 후 몇 년 동안 천장골의 관절 좌우에 전이가 되자 의사가 생검이 더 이상 필요하지 않다고 했다.

● 과거의 병력

1948년 초에 소변이 잦아졌다. 그 뒤에는 오줌줄기가 작아지고, 때에 따라서 특히 오전에는 강하게 눌러야 했다. 때때로 오줌을 누려면 한참씩 기다려야 했다.

● 초진과 치료

1952년 3월 25일에 초진을 했다. 그는 소변을 보기가 어렵다고 했다. 그러나 카테터 삽입은 필요치 않다고 했다. 지난해에는 전립선을 마사지하는 것 외에 별다른 치료는 받지 않았다.

직장검사를 해본 결과 거대한 전립선이 모든 방향으로 비대해져 있었으며 딱딱해져 있고, 그보다 더 딱딱한 결절이 표면에 나 있었다.

전립선이 길게 뻗어 있어서 손가락을 대도 위에 닿지 않았다. 혈압은 146/92였고 맥박은 64로 규칙적이었으며 심장은 비대해지지 않았고 복부도 팽만하지 않으며, 간이 비대하거나 딱딱하지도 않고 표면은 매끈했다. 그 뒤 몇 달 동안에 소변을 보던 것이, 낮에는 정상으로 돌아왔으며 밤에는 네 번쯤 누게 되었다. 그 뒤 몇 년 동안에 비대해졌던 전립선이 많이 가라앉았으며 밤에 오줌을 누는 횟수도 세 번으로 줄었다. 전립은 약간 커져 있었으며 표면이 매끈해졌고 결절이 잡히지 않았다. 재검사를 받기 위해 전문의에게 보였다. 의사는 그의 커졌던 전립선이 훨씬 작아졌으며 표면은 매끈하고 결절이 없으며, 표면에 커다란 죽종이 그리고 앞쪽에 그보다 더 작은 죽종이 있음을 알게 되었다.

치료를 받는 동안에 환자는 거의 매월 알칼리인 검사를 받았다. 보단스키 단위로 11.2에서 21사이를 오르내렸다. 이러한 것들과 질병의 정도에 어떤 관계가 있는지 알 수 없었다.(어떤 경우에서는 그 수치가 정상으로 내려갔다).

● X—레이검사 1952년 6월 18일

왼쪽 천장골 관절에 불규칙적이며 부분적으로 반투명한 것들로 섞여 있는 융합성의 두꺼운 혼탁 부위가 있었다. 천골 부위보다 장골의 뼈에 더 심하게 진행되고 있었으며 관골구 쪽을 향해 아래로 뻗어 있었다. 장골의 상부는 패쇄되어 있었다. 요추 4번과 5번의 오른쪽에 석회질화된 멍울이 많이 있었다. 척추는 병리학적인 상태를 나타내고 있지 않았다.

결론 : 왼쪽 천장골 관절에서 일어나고 있는 것은 주로 골형성의 전이인 것으로 보였으며 그리고 용골성의 형태인 것으로 보인다.

1952년 7월 24일. 이번의 사진을 1952년 6월 18일에 찍은 것과 비교해보면 왼쪽 천장골 관절 측면 위에 새로이 석회질화한 곳이 보이는데, 전에는 반투명한 것이 있던 혼탁 부위였다.

1952년 9월 10일. 왼쪽 천장골 관절 부위와 왼쪽 장골뼈에서 진행되던 석회질화가 앞의 사진에 비해 증가되고 있음. 동시에 반투명 부위는 사라졌음.

1953년 12월 10일. 왼쪽 천장골 관절 주위에 석회질화가 약간 증가되었음. 간혹 상태가 전과 동일함.

그 뒤의 사진들은 석회질화가 더 진행되고 뼈가 회복되는 것을 보여주었다.

1957년 7월 7일의 최종검사. 전립선은 더 작아지고 결절도 만져지지 않았다. 밤에만 소변이 잦았다. 멍울도 없었다. 환자는 건강해 보이고 일도 잘 했다.

| **사례 4** 질의 원개와 자궁경부암 |

● E. B 씨, 여, 48세, 기혼, 자녀 2명

임상 진단 : 질의 원개와 자궁경부암. 왼쪽 질 원개 부위가 더 심하고 결절성임. 직장 질격막도 경화되어 있음.

● 생검보고

편평한 세포암. 질의 도말표본에서 세포암이라는 증거가 나타났음

● 과거의 병력

1946년 1월 6일 질에서 분비물이 나오면서 시작되다. 포틀랜드에 있는 대학병원으로 가다. 거기에서 2개월 동안 심도 X—레이 치료를 받다. 1948년 4월에 부인과 의사가 새로운 종양을 발견하고서 X—레이 치료를 받지 말 것을 권유

● 초진과 진료

1946년 6월 16일에 초진을 해다. 환자의 질에서 분비물이 나왔는데, 약간 크림색을 띤 수분이었다. 피가 섞이지는 않았다. 매우 비탄에 잠겼으며 공포에 싸여 있었고, 지난 몇 주 동안 체중이 10파운드 감소되었다고 했다.

심도 X—레이 치료를 2달간 받은 후 1946년 3월부터 생리가 멈추었다. 부인과 의사의 조사로 경부에는 암이 없으나 탄공에는 고름이 있으며, 자궁이 위축되어 있고, 외측 인대가 비대하며, 왼쪽 인대는 딱딱함

이 밝혀졌다. 왼쪽 질의 원개에 직장 쪽으로 결절이 있었다. 복부에는 암이 없으며 간과 비장은 비대하지 않고, 서혜부에도 암이 없었다. 혈압은 정상이었다. 다른 기관들도 정상, 체중 137.5 파운드.

1954년 7월 15일 환자가 보내온 보고에 따르면 1954년 7월 14일에 검사를 받았다고 했다. 의사가 아무런 이상증세를 발견하지 못했다고 했다. 그동안 아무런 치료도 받지 않았다. 그는 이렇게 보고해왔다.

"저는 18개월 동안 충실히 식사 요법을 실천하고 약을 먹었습니다."

그 후 환자는 약과 식사 요법을 서서히 끊어 나갔다.

"현재 저는 다른 사람들처럼 무엇이든 먹습니다. 저의 체중은 142파운드로 늘었습니다. 식욕이 좋으며 장의 사태는 아주 뛰어납니다."

1957년 7월 22일의 최종보고.

"최종 검사를 받은 지난 1956년 12월 말까지 저의 상태가 아주 좋다는 것을 보고 드리게 되어 기쁩니다. 그동안 좋은 상태에서 아무 변화도 없었습니다."

| **사례 5** 자궁경부암 |

● V. B 씨, 여, 36세, 기혼, 자녀 2명
가족 가운데 환자 없음
임상 진단 : 자궁경부암, 수술 불가능

● **생검과 수술 보고**
　전문의의 보고 : 환자는 일 년여 동안 전혀 내원하지 않다가 1947년 2월 3일에 나를 찾아와서 생리가 불규칙적이며 지난 몇 달 동안 매일 피가 섞인 분비물이 나온다고 했다. 검사를 했더니 자궁경부에 성장물질이 있고 생검 검사로 편평한 상피암임이 밝혀졌다. 그것은 수술이 불가능한 것이어서 우리 병원의 뛰어난 방사선 전문의에게 보냈다.

● **과거의 병력**
　17년 전 첫 아기를 낳고 출혈이 있었음. 생리가 불규칙적이었다. 매달 두 번씩 출혈했으며, 출혈이 7일에서 9일까지 끌었음. 마침내 유섬유종임이 밝혀졌음. 1946년 2월에 환자가 질에서 약간의 분비물이 나오는 것을 보게 되었음. 탁하고 핏기가 많았음. 그때 부인과 의사로부터 검사를 받아 앞에서 말한 바와 같은 진단을 받았음. 생검 검사의 결과도 앞서 말한 바와 같음.
　1947년에 수술을 받았으며 자궁을 정상 위치에 고정시켰음. 그리고 다시 임신했는데 분만이 정상적이었으며 비정상적인 출혈도 없어졌음.
　1947년 2월과 4월에 방사선 치료를 받았으나 그 이상 계속할 수 없었음. 한동안 배설이 중단되었으나 지난 6주 동안은 다시 배설이 시작되었으며, 피와 고름이 많이 섞여 나왔음. 그때 인공불임수술을 받았음.

● 초진과 진료

1947년 9월 3일 초진 때의 상태는 다음과 같았다.

부인과 의사의 검사 결과 피와 고름이 섞인, 궤양화 된 커다란 경부덩어리가 한 개 있었으며, 다치기만 해도 쉽게 출혈이 되었다. 따라서 더 이상의 검사를 할 필요가 없었다. 환자는 동시에 과다 고인슐린증도 갖고 있었는데, 그것은 5주의 치료로 정상화 되었다. 1949년 7월에 배설이 멈추고 통증도 사라졌다. 가슴과 윗배에 타는 듯한 느낌의 경련이 일어났다. 식사 요법을 계속했으나, "좋아지지 않는다"라고 했다. 신경질적인 흥분과 우울증이 심화되었다. 환자가 잠을 자지 못하고 울었으며, 심도 X—레이 치료 때부터 중단된 생리가 회복되지 않았다. 얼굴에 열이 나고 붉었으며 심한 동계가 일어났다. 성호르몬을 다른 환자들에게도 투여했더니 암이 재발했다. 나는 환자들이 증상이나 일반적인 문제점에서 완전히 벗어나기 전 1년여 동안은 동성이든 이성이든 호르몬 투여를 주저해왔는데 지금도 그렇다.

● 1949년 9월 16일의 부인과 의사의 검사 보고

환자의 골반이나 복부에 암이 만져지지 않음. 질벽이 완전히 섬유화되었음. 그러나 병으로 침식당한 부위가 없었음. 골반이 전 부위가 음성적인 것으로 나타났음. 오른쪽 자궁부속기 주변에 경중의 과민성이 보였을 뿐, 비대해진 부위나 골반종양이 있지는 않음. 상복부에서도 결정적인 잘못이 느껴지지 않음.

"그러므로 현재 이 환자의 골반이나 복부에서 어떤 재발이 일어나리라고 보지는 않음."

그 후 수 년 동안 환자의 상태가 좋았으며 재발이나 병리학적인 문제가 발생하지 않았다.

1954년 6월 23일 환자는 다음과 같은 편지를 보내왔다.

"저의 상태가 아주 좋다는 것을 말씀드리게 되어 대단히 기쁩니다. 저의 육체적 상태는 24년 전 첫 아기를 낳았을 때보다 훨씬 낫습니다. 몇 달 전에 위장에 경련이 약간 있었을 뿐, 신체의 상태는 완벽합니다. 그러나 지금은 그 경련도 일어나지 않습니다. 옛날과 같은 상태가 결코 재발하지 않았습니다."

| **사례 6** 왼쪽 신장과 요관에 편평한 세포암 |

● E.M 씨, 남, 51세, 기혼, 자녀 없음

가족 병력 없음

임상 진단 : 왼쪽 신장과 요관에 편평한 세포암

● 생검과 수술 보고

환자는 요관에 암이 있다는 진단을 받고 1946년 12월 4일 입원했다. 다음날 왼쪽 요관 절제수술을 받았음. 병리학적인 진단은 골반 왼쪽 신장에 편평한 세포상피종이 발생했다고 했음. 2기. 유두상임. 왼쪽 요관의 암은 왼쪽 신장의 골반에서 일어난 편평한 세포상피종에 따라 일어났음. 환자는 입원하기까지 소변에 피가 섞여 나오지 않았다고 했음. 수술 후 문제가 없어서 19일에 퇴원. 환자는 어떠한 합병증도 호소한 바 없음.

2년 후인 1948년 12월 5일에 재입원했는데, 방광암이라는 예비진단을 받았음. 12월 6일에 생검을 하고 라돈시드를 삽입하여 방광에 대한 방전요법을 실시했음. 병리학적인 진단은 유두상의 편평한 세포상피암. 2기였음. 수술 후 아무런 이상이 없이 1948년 12월 20일 퇴원했음.

● 초진과 진료

1949년 5월 9일에 내가 초진을 했다. 환자는 방광에 경련과 날카로운 통증이 있으며 피와 고름이 자주 나오고, 왼쪽 샅에 멍울들이 자라고 있다고 호소했다. 검사 결과 전립선의 표면은 매끈하나, 비대해지고 있었다. 환자는 지난 5년 동안 한 달에 한 번씩 전립선에 마사지를 받았다고 했다. 소변을 자주 보았으며 그때 통증이 일어난다고 했다.

　왼쪽 아래 복부 4분의 1 부위에 두 개의 종양이 만져졌다. 즉시 치료를 시작했다. 두 주가 지나자 출혈이 멎었다. 6개월 후 왼쪽 아래 복부 4분의 1부위에 있던 종양은 더 이상 만져지지 않았으며 왼쪽 살에 있던 멍울들도 완전히 사라졌다. 방광경검사를 다시 실시했더니 반흔이 생겨 있을 뿐이었다. 두 달이 지난 후부터 1952년 7월 20일 환자로부터 최종보고서가 온 현재까지 소변보기가 자유롭다고 한다. 새로 방광경 검사를 했으나 음성으로 판명되었다. 여섯 달 후에 환자는 일터로 복귀했는데 현재까지 아무런 재발이 없다고 한다.

　1949년 5월 11일의 X—레이 검사를 한 신장(정맥주입 신우조영 결과). 5분, 15분, 30분 간격으로 찍은 사진들. 신배, 골반, 오른쪽 요관들이 정상임. 왼쪽 요관은 보이지 않음. 방광도 정상임.

　결론 : 오른쪽 신장 기능 정상

　1949년 5월 12일. M씨가 방광검사를 받으러 방문했다. 간단히 국부 마취를 한 후 A16 FBB 기계로 방광검사를 했는데 통과되었다. 소변 견본을 채취했다. HPF당 백혈구가 5~6 이었으며 적혈구는 없었다. 견본을 더 많이 채취하여 검사를 했는데 역시 혈액이 비치지 않았다. 오른쪽 방광에 대한 검사도 했는데, 근본적으로 음성이었다. 오른쪽 요관구가 정상으로 기능이 만족스러울 정도였다. 방광의 경부도 음성이었다. 요관구 부위의 왼쪽에는 씻겨나간 괴사조직의 흔적이 있었다. 그 왼쪽에 붉은 분화구 모양의 함몰처가 있었다. 거기가 라돈시드를 넣어 수술한 부위로 보였다. 그쪽에는 요의가 없었다. 검사 결과 방광암이 재발한 증거가 전혀 없었다.

뒤쪽 요로는 음성이었다. 검사로 잔뇨가 없음이 판명되었다. 환자가 현재까지 잘 통제해왔음을 알 수 있었으며 정기적인 검사를 계속 받으라고 일러주었다.

1957년 8월 5일 최종보고.

"저는 1949년 뉴욕에서 살아온 이래 계속해서 매일 일을 해왔음을 말할 수 있어서 자랑스럽습니다. 저는 건강합니다."

| **사례 7** 방광암 |

● F. H 씨, 여, 53세, 기혼, 자녀 1명
임상 진단 : 방광암, 편두통

● 생검보고(캐나다의 토론토 병원에서)

1955년 8월 6일에 실시한 방광경 검사로 방광에 많은 수의 각을 가진 유두상의 종양이 퍼져 있음을 알았다. 그 종양이 수가 8, 9개나 되었으며 각 종양마다 분명하게 보이는 줄기를 가지고 있으며, 모든 종양이 상피화되어 있었다. 모든 종양은 대개 1~2cm의 크기였으며 모두가 유두상이었다. 기저에 침윤되어 있지 않은 것으로 관찰되었다. 모든 종양을 절제했으며, 두 번째 절제가 이루어진 것은 첫 검사와 치료가 실행된 지 10일 후였다.

나는 환자가 정맥주사 요로조영을 해낼 수 있을까 걱정스러웠다. 그러나 환자는 종양이 있다는 말을 듣고 대단히 충격을 받아 뉴욕이나 집 가까운 곳에서 계속 치료 받기를 원했다.

토론토의 웨스턴 병원에서 작성한 외과적인 병리학 보고.

"절편은 유두상 덩어리로서 이행성세포형의, 꽤 분화된 종양세포였다. 몇 개의 유사분열도 이루어지고 있었다."

진단 : 방광의 이행성세포암. 2기.

● 과거의 병력

환자는 편두통 외에 앓은 적이 전혀 없었으며 편두통은 생리 때 특히 심했다. 폐경이 되어도 편두통은 멈추지 않았다. 이러한 예는 나의 경험상 예외적인 경우이다.

1955년 5월에 처음으로 요에 피가 섞여 나왔는데 통증은 없었다. 그 후에도 통증은 없었으며 비정상적인 증후도 없었다. 휴가로 캐나다로 여행을 갔는데, 많은 피가 계속 소변에 섞여 나왔다. 방광경검사로 방광에 암이 발생했음을 알았다. 토론토 병원의 비뇨기과 전문의사가 방광 절제수술을 해 복부벽에 요관을 만들 것을 권했다. 그러나 환자는 수술을 거부하고 월트리드 병원에서 전문의의 검사를 받기를 원했다. 그곳의 의사도 수술의 필요성을 확인해주었으나 환자가 수술을 거부했다.

● 초진과 진료

1955년 9월 8일에 초진을 했다. 그리고는 즉시 치료를 시작했다. 환자는 의기소침했으며 신경질적이었고 처음 며칠은 심한 편두통을 앓았으며, 아무것도 먹을 수 없었다. 그러한 통증은 집에 있을 때는 8~10일간 계속되었다고 했다. 병원에 입원해 있는 동안은 3일간 계속되다가 그 다음의 통증은 하루도 지속되지 않았다. 일주일이 지나자 한 차례의 가벼운 출혈이 있었는데 겨우 몇 시간 만에 멈추었다. 4주간 집중적인 치료를 받은 후 퇴원했는데, 통증이 없어지고, 출혈이 멎었으며, 의기소침과 공포감을 일으켰던 편두통도 사라졌다. 편두통이 사라지고, 출혈이 일어나지 않자 환자는 희망에 차서 이렇게 말했다. "내 인생이 새로 시작된다." 그후 환자는 집에서 계속 치료했다. 1956년 6월에 검사를 받으러 왔다.

방광경검사 결과 : 나 자신이 환자의 상태가 매우 좋아서 감명을 받았다. 방광경검사로, 전에 생검을 실시했던 자리에 조그마한 반흔이 있는 것이 보였다. 방광에는 종양이 없으나 왼쪽의 괄약근 부근에 한 개의 대단히 조그마한 유두종이 있는 것이 보였다. 이 문제에 대해 우리는 전화로 의논했는데 그 유두종에 대해서는 아무런 조치도 않는 것이 좋으리라는 결론을 얻었다. 그것이 결정적인 악성 종양이 아니므로 관찰만 하기로 했다.

1957년 5월 16일에 환자가 찾아왔다. 6주 동안 식사 요법을 하지 않아서 편두통이 재발했는데 심하지는 않았다. 그러나 환자는 소변이 정상인데도 편두통이 재발했기 때문에 암도 재발하지 않을까 두려워했다. 방광경검사를 다시 했더니 다음의 결과가 나왔다.

"소변의 색깔이 누렇고 탁함. 현미경검사 결과 혈뇨 없음. 방광의 오른쪽 부위에 체리 크기의 종양이 세 개 있음. 그 왼쪽 요구 위에 조그마한 붉은 부위가 하나 있음. 그 부위가 응고되어 있음. 오른쪽 요구 중간쯤에서 생검으로 종양을 떼었음(첫 절편), 다시 생검으로 괄약근 11시 방향 부위에서 종양 1개를 떼었음(제 2 절편), 두 종양 모두를 방전요법으로 파괴시켰음. 세 번째 종양은 방광벽 옆의 오른쪽 요구 외측, 9시 방향으로 괄약근 가까이에 있었음. 이 종양 역시 방전치료 하였음. 완전히 지혈되었으며 방광에서 다른 병리는 발견되지 않았음."

● **새로운 생검 보고**

생검으로 방광에서 떼어낸 절편은 몇 개의 작고, 부드러우며, 무른, 회백색 조직으로 이루어져 있었다.

1957년 5월 23일 현미경 검사로 진단했는데 유두상이었다. "악성으로 변하지는 않았음"이라는 결론을 얻었다.

1957년 8월 11일의 최종 보고 : "저는 건강하게 지내고 있으며 즐겁게 생활하고 있다는 보고를 드릴 수 있어서 기쁩니다. 편두통은 전혀 없으며 옛날보다 기운이 나고 인내력도 커졌습니다."

● **1957년 9월 19일에 쓴 전문의의 기록**

환자에게 1957년 9월 19일에 방광경검사를 실시했음. 방광에 종양이 없었으며 전에 수술한 부위에서 반흔도 볼 수가 없었음. 방광염이 있었으나, 양쪽 요구는 크기와 위치에서 정상으로 뚜렷이 나타나 보였음.

| **사례 8** 자궁선암(방광과 질에 전이) |

- E. P씨, 여, 71세, 기혼, 자녀 4명

임상 진단 : 자궁선암, 방광과 질에 전이

- **과거의 병력**

10~12년 전부터 소변을 참기가 어려워졌음. 1952년 3월 질에서 갑자기 많은 출혈. 뉴저지의 트렌톤에 있는 성프란시스병원으로 데려감. 검사 결과 자궁암이었으며 수술이 불가능하여 진정제 외에 별다른 치료법이 없다고 했음. 1953년 9월 같은 병원에 가서 20번의 심도 X—레이 치료를 받았음. 출혈이 심하여 X—레이 치료를 중단. 세 번의 수혈을 받아야 했음.

1954년 2월에 환자는 소변을 참을 수 없었음. 검사한 결과 방광에서 질쪽으로 커다란 구멍이 나있었음.

- **초진과 진료**

1954년 3월 30일에 초진을 하게 되었다. 바깥 성기가 대단히 부어 있었으며 일부 피부가 궤양화되어 있었다. 바깥쪽이 커다란 습진으로 이루어져 있었는데 거기에서 소변이 계속 떨어지고 있었다. 출혈은 거의 없었으나 환자는 쇠약하여 종일 의자에 앉아 있어야 했다. 즉시 치료를 시작했다. 2주 반의 치료로 상태가 좋아져서 밤에 누워 있게 되면서 세 시간 동안 소변을 참을 수 있었고, 화장실에 갈 때까지 오줌이 흐르지도 않았다. 지난 6개월 동안은 환자가 정상적으로 소변을 볼 수 없었다. 낮에는 시간마다 아니면 두 시간에 한 번 꼴로 소변을 봐야 했는데 그동안에도 소변이 흘렀다.

1955년 5월에 바깥 성기의 부기가 가라앉고 질 주위의 덩어리와 외측 인대도 크게 작아졌다. 다음 해에 환자의 상태가 거의 정상으로 회복되었으나, 질의 누는 개선되지 않았으며 배설물은 어느 정도 줄어든 상태였다.

1956년 6월에 부인과의사의 검사를 받은 결과 방광에서 질 쪽으로 커다란 누가 있을 뿐이었다. 질과 방광 주위에 반흔이 많이 생겨 있어서, 방광, 질, 누수술을 할 수 없었다. 몇 달 전에 다녀갔는데 집안일을 어느 정도 할 수 있으며, 질병을 치료하여 얻게 된 유일한 상처인 누를 운명으로 받아들이고 있었다.

1957년 8월 5일의 최종 보고 : "기분이 좋은 상태이며 딸이 원하는 것을 많이 도와줄 수 있습니다. 아픔이나 통증도 없습니다. 나쁜 것들은 죄다 없어진 것으로 느껴집니다. 최근 낮에는 몇 번씩 정상적으로 소변을 봅니다."

# 5 피부

| **사례 1** 융모막상피종 |

● A. B씨. 여성 30세 기혼. 자녀 2명
임상 진단 : 융모막상피종. 복부와 폐에 전이.

● 생검보고 : 뉴욕의 브루클린, 마이모니데스 병원
"자궁내막의 파편은 합포체의 요소를 보이고 있음. 소파수술을 받은 후의 상태가 융모막상피종에서 영양세포 요소가 있는 것으로 나타남"

● 병력
1952년 12월 6일 마지막 생리가 있었음. 6주 후 출혈이 일어났음. 그날 오후에 유산. 1953년 1월 25일 의사가 집에서 태아의 잔류물을 제거. 일주일 동안 침대생활을 한 후 출혈은 중지. 태아의 찌꺼기가 나오지도 않음. 3일 후 다시 출혈. 의사로부터 다시 10일간 요양하라는 지시를 받음. 요양 중에는 출혈이 없었으나 활동을 시작하자 즉시 출혈이 일어났음.

1953년 2월 17일에 브루클린에 있는 마이모니데스 병원에 입원. 포도당을 맞고 1953년 2월 23일 소파수술을 받음. 이틀 후 퇴원. 집에 있는 동안에 다시 출혈. 1953년 3월 4일에 벨레부에 병원에 입원. 아쉬하임-존덱 호르몬 시험을 했더니 양성. 융모막상피종으로 진단. 1953년 4월 9일 완전한 자궁 절제수술을 받음. 4월 20일 퇴원하여 귀가.

4월 25일에 소변검사. 양성으로 판단. 오른쪽 아래 복부 4분의 1부위에 통증. 변비가 심함. 빈혈이 일어남. 간주사를 맞고 철분을 먹음. 혈압은 낮았음. 소변을 볼 때 방광에 통증이 일어났으며 때때로 등에 둔통이 일어남. 4월 19일에 폐에 대한 X—레이 촬영을 했더니 음성으로 판정. 심전도 검사는 정상이었으며 기초대사는 +6. 질에서 크림백색의 분비물이 나옴. 유명하다는 부인과 의사들을 여러 명 만나보았음. 모든 의사들이 희망이 없다고 했음. 한 의사가 40번의 X—레이 치료법을 권했음. 그러나 그는 한 번의 X—레이 치료만 견딜 수 있었음.

● 초진과 치료

내가 이 환자를 처음 본 것은 1953년 3월 4일이었다. 당시 환자는 통증에 시달렸는데, 주로 복부와 등 아래쪽에서 나타났다. 통증 때문에 다리를 배쪽으로 끌어당기고 구부린 자세로 침대에 누워서 지냈다. 약간 만지기만 해도 통증을 느껴서 진찰을 하기가 거의 불가능 했다. 아랫배 오른쪽 4분의 1부위에 길고 작은 덩어리가 만져졌는데, 크기가 4

×1인치 정도였으며 그보다 작은 것이 두 개 더 있었다. 만지면 몹시 아파했다. 간은 비대해 있었으나 만져보는 검사로는 별탈이 없는 것으로 보였다. 비장은 비대해 있지 않았다. 폐에도 이상한 증상이 없었다. 5월 19일. 아쉬하임―존덱검사. 요는 음성으로 판단. 그러나 혈액검사에서는 1/20. 5월 말이 되자 환자가 통증에서 벗어나 일어서서 다니기 시작했다. 6월 초에 종양이나 멍울이 만져지지 않았다. 1953년 6월 3일의 X―레이 검사에서는 폐 오른쪽 아래 있었던 불규칙한 탁점들이 줄어들었다. 1953년 6월 12일 아쉬하임―존덱검사는 양성이었다. 1953년 7월말 환자는 정상임을 느꼈고, 체중이 늘어 107파운드에서 110파운드가 되었다. 그 후 몇 달 안에 환자가 완전히 회복되어 이상한 증상들에서 벗어났다.

이 환자에 대해 마지막으로 들은 것은 1957년 5월 23일이었다. 마지막 X―레이 검사내용은 "흉부에 대한 1953년 5, 6, 8월의 검사에서는 오른쪽 5번과 6번 공간에 전이 결절이 발견되었는데, 이제는 전혀 없음"이었다. 환자는 건강한 상태에 있으며 정상적으로 활동하고 있다.

| **사례 2** 악성 흑육종 |

● V. G 씨. 여. 28세. 기혼. 자녀 1명

임상 진단 : 악성 흑육종이 전이 됐음.

● 병력과 생검

위 환자는 의사 M씨의 개인 환자로 1946년 6월 30일 우리 병원에 입원. 환자는 지난 두 주 동안 왼쪽 샅에 덩어리 한 개가 자라고 있다고 했음. 약 1년 전에 왼쪽 복숭아뼈에 유색의 모반 한 개가 생겨서 절제했다고 했음. 몇 달 뒤에 원래의 자리에서 가까운 곳에 다른 모반이 발생했다고 함.

진단을 받았더니 왼쪽 복숭아뼈에 흑종양이 재발했으며 서혜부샘에 전이되었다고 했음. 1946년 7월 1일에 흑종양과 왼쪽 서혜부의 결절을 수술로 제거했음. 병리학적인 검사에서 흑종양이 발생했으며 서혜부 결절이 관련되어 있다고 했음. 피부결절의 절편에서 피부의 섬유성의 층과 융기한 표피에 조그마한 악성종양결절이 있었음. 세포들이 모반의 특징 가운데 일부를 갖고 있어서 넓은 판에서 성장하는 경향이 있고, 때로는 핵이 둥글지 않고 다각형이었으며, 전체가 얇은 막에 쌓여 있어서 신경처럼 보이게 하고 있음. 이러한 종양은 악성임. 유사분열이 심함. 그러나 근원이 신경 말단에 있는 것처럼 보이게 하는 형태학적인 특징을 지니고 있는 것들도 있음. 여러 종류의 결절들이 종양에 말려들어 있는데, 가장 작은 것 하나가 전이되지 않았음.

세포조직과 지방은 전이가 되지 않았음.

- **수술보고**

"환자는 9월에 뉴욕에 있는 다른 외과의로부터 수술을 받아 왼쪽 복숭아뼈에 있는 조그마한 종양을 제거했다. 원래의 병리학적인 진단은 양성이라고 했다. 뒤에 절편을 검사한 결과는 흑종양이었다. 약 3개월 전에 환자가 대퇴부 안쪽 상부에 무엇이 부풀어 오르고 있는 것을 알았다. 1946년 6월 27일에 나에게로 왔다. 그때 복숭아뼈에 종양이 재발했으며 대퇴부의 부풀음은 원래의 종양에서 전이된 것으로 보였다. 7월 1일경 환자에게 수술을 했는데, 복숭아뼈의 종양을 제거하면서 서혜부와 서혜부 하부를 절제했다. 이 두 조직에 대한 병리학적인 보고는 흑종양 이었다. 환자는 서혜부 아래 부위에 아물지 않은 조그마한 상처를 가진 채, 알라바마의 집으로 돌아갔다. 전에 비대해졌던 샘 쪽에 심한 경화 부종이 일어났다. 그것이 그 부위의 임파 배설물을 제거시킨 데 대한 순수한 순환반응인지, 그 부위에서 즉시 일어난 재발인지, 판단이 가지 않았다. 환자는 상태의 심각성을 알고 있었다. 병을 회복시키는데 국부 제거도 충분한가를 알고 싶어서 찾아왔다. 조심스럽게 절제하고서 서혜부의 치골 가까이 있는, 상단들을 검사해보았더니 장골척추까지 암이 퍼졌다는 증거는 없었다. 주 종양덩어리는 그 아래, 대퇴관 바로 아래에 있었다."

● **과거의 병력**

환자는 1941년부터 1945년까지 왼쪽 복숭아뼈 피부에 상처가 있었는데 낫지 않음을 알게 되었다. 1945년 9월에 뉴욕의 성비크만 병원에서 낫지 않는 피부의 절제수술을 받고서 생검 검사를 했더니 흑종양임이 발견되었다. 1946년 6월 왼쪽 복숭아뼈의 수술 자리에 종양이 재발했으며 왼쪽 서혜부에도 몇 개의 검은 결절들이 나타나 있었다. 1946년 7월 1일에 뉴욕의 성누가 병원에서 두 번째 수술을 받았다. 그때 서혜부에 있는 종양을 제거하고 왼쪽 서혜부 림프결절들도 많이 제거했다. 생검을 했더니 양쪽 모두 흑종양이었으며 왼쪽 서혜부에도 명백히 전이되어 있었다. 수술로 상처는 낫게 되었다. 1946년 8월 말에 두 개가 새로 재발했는데, 하나는 토마토 크기만 하며 대퇴부 절단 반흔에 생겼는데 피하의 커다란 흑색덩어리 였으며, 다른 한 개는 지난 수술에서 생긴 반흔 아래의 왼쪽 삼각 내전근에 딱딱한 결절이 되어 있었다. 왼쪽 복숭아뼈에 수종이 발생한 것이 보였다. 남편에게 예후가 희망이 없음을 알려주었다.

● **초진과 치료**

내가 뉴욕의 고담 병원에서 환자를 처음 본 것은 1946년 9월 6일 이었다. 수술 반흔 위에 커다란 흑색 피하종양이 있었으며 삼각내전근에 조그마한 결절이 하나 있었다. 3개월의 치료로 종양이 거의 만져지지 않았으며 작은 결절은 사라졌다. 병원치료를 할 동안에 종양덩어리가 두 번 붉게 부풀고, 뜨겁고 비대해졌는데, 각각 이틀씩 계속되었다. 1947년 1월에 종양이 보이지 않게 되었다. 때때로 통증과 함께 복숭아뼈에 수종이 나타났다. 1947년에 둘 다 서서히 사라졌다.

1948년 환자가 정상적인 임신을 했으며 10월에 건강한 여자아이를 낳았다. 그는 건강하여 다른 병에 걸리지 않았으며 1956년 11월 29일에 최종검사를 받았다. 그때 때때로 왼쪽 다리 아랫 부위, 특히 복숭아뼈 관절과 다리가 부풀거나 뜨끔거린다고 했다. 그때에는 약간 절뚝거리게 되었는데 대개 5~10일쯤 지속된다고 했다. 고통은 그 부위에만 일어나며, 그런 일이 일어나지 않을 때는 자신의 일을 모두 한다고 했다. 그는 노래연습을 해서 상도 탔다. 그는 전 기간 동안 기초대사율이 낮았는데 -25에서 -11이었다. 연골과 루골액을 많이 투여했는데도 그랬다. 지난 몇 년 동안에는 그것도 정상이 되었다. 백혈구수는 상황에 따라 18%에서 49% 범위에 있었다. 이 증례는 사진들을 더 첨부하여 실험의학외과지 1949년 1권 7에 발표했다.

1956년 11월 29일의 최종검사 : 환자는 건강해 보였으며 느낌도 좋다고 했다. 유일한 문제는 때때로 왼쪽 다리의 아래 부분, 복숭아뼈 관절과 발이 따끔거리고 붓는다는 것이었다. 그것은 그 다리에 있는 수술의 반흔과 종양 반흔에서 나타나는 것이다. 다른 특이사항은 없었다. 1957년 6월 29일 환자의 친구로부터 들은 바는 그가 건강하게 지내고 있다는 것이었다.

| **사례 3** 진행성 흑종양 |

● J. A씨. 남. 34세. 기혼. 자녀 1명
임상 진단 : 진행성 흑종양.

● 생검과 수술보고

 1950년 3월 환자가 시트에 모반에서 나온 것으로 보이는 피가 묻어 있음을 발견. 피가 나온 쪽이 쑤시고 아파서 알라스카의 쥬노에 있는 쥬노 외과병원 주치의에게 찾아갔음. 국부 수술을 받아 모반을 절제했으며 조직의 한 조각을 버지니아 메이슨 병원으로 보냈음. 거기에서 악성 흑종양임을 진단받음. 별다른 치료를 더 받지 않았으며 1950년 10월 24일 오른쪽 팔 아래 덩어리가 하나 생겨 있는 것을 알 때까지 신경을 쓰지 않음. 다시 주치의를 만났는데, 주치의가 즉시 환자를 본 병원으로 보내 본격적인 치료를 받게 했음.

 오른쪽 견갑골 아래 각(角) 부위에 2×3cm 크기의 반혼이 있고 오른쪽 겨드랑이에 두 개의 결절이 만져졌음. 결절들은 딱딱하고 움직일 수 있었으며 지름이 약 1.5cm 정도였음. 왼쪽 겨드랑이에도 만져지는 결절들이 몇 개 있었는데, 그것들은 부드러운 것들로 본질적으로 정상적으로 보였음.

 암 담당과에서 원래 병이 발생한 부위의 절편을 검사한 결과 흑종양이라는 원래의 진단이 옳았다고 판단. 환자에게 오른쪽 흉곽 견갑골의 절단수술과, 외부 세균의 감염으로 점점 증대헤가는 피부 병소를 절제할 것을 권했음. 환자에게 질병의 성질에 대하여 설명하자 기꺼이 외과

수술을 받기로 동의. 11월 17일 환자는 외과에서 오른쪽 흉곽견갑골의 절단수술을 받음. 수술 후의 경과는 대단히 만족스러웠음. 수술 중에 환자는 4파인트의 수혈을 받았는데, 아주 잘 견디어 냈음. 1951년 7월 5일에 네 번째 결절을 절제. 악성이었음.

● 초진과 치료

1951년 10월 25일에 이 환자에 대한 초진이 있었다. 지난 3주 동안 새로운 결절 한 개가 왼쪽 귀 아래 생겨났다. 몇 달 동안 환자가 심한 기침을 했는데 2~3시간이나 지속되었으며, 기침 후에는 흰색의 점액을 쏟아냈다고 했다.

검사결과 : 혈압 144/90, 맥박은 72로 규칙적임. 심장이 비대하지 않으며 소리도 정상. 두 폐에서는 수포음 소리가 났으며 왼쪽 아래 부위 폐엽에서는 숨소리가 약했다.

흉골쇄골 근육의 왼쪽 위 부위에 커다랗고 검은 종양이 한 개 있었으며 그보다 작은 세 개의 멍울도 있었다. 그 가운데 2개는 큰 덩어리 뒤에 있었으며 한 개는 큰 덩어리 훨씬 아래에 있었다. 1951년 11월 3일에 흉골쇄골 근육에 있던 덩어리가 사라졌으며 멍울도 만져지지 않았다. 그 후 환자가 건강한 상태였으며, 다시 재발하지 않아 3개월 뒤에 일터로 복귀했다.

1957년 10월의 최종보고 : 오레곤주 포틀랜드에서 온 다른 환자가 그가 건강하게 지내고 있다고 했다.

1954년 독일의 의학지 5권 175~179쪽에 이 사례를 발표했다.

| **사례 4** 재발성 악성 흑종양 |

● E. L. D 씨. 남. 목사. 30세. 기혼. 자녀 2명

　임상 진단 : 1954년 4월 15일. 전신에 퍼지는 재발성 악성 흑종양임. 몇 년 동안 환자의 목 뒤 왼쪽에 딱딱하고 작은 결절이 하나 있었음. 종양이 자라기 시작했으며 조그마한 모반이 겉으로 나왔음.

　1954년 5월 14일. 외과의사가 두 부위를 절제 제거했음. 폐에 대한 X―레이 검사를 했으며 음성으로 판정.

　1954년 5월 25일. 새로운 검은 결절이 생겨나서 환자가 오레곤주, 포클랜드에 있는 포클랜드 병원으로 갔다. 의사가 두 겨드랑이와 목 왼쪽 부위를 수술하여 근육을 떼어내고, 살에 있는 멍울도 떼어내자고 했다.

　1954년 5월 25일의 병리학적 및 임상보고(포클랜드 병원 작성)

　"목사 E. L. D 씨를 1954년 5월 25일에 검사했는데 그의 주치의로부터 의뢰받았음. 그는 현미경보고서를 들고 왔었는데, 거기에는 이상이 없었음."

● 살렘 메모리얼 병원의 병리학적 보고

　피부 절편들은 진피 속의 한 부위를 나타내는 것이었는데 거기에 갈색의 색소가 진하게 모여 있었음. 그 색소들은 대부분이 대체로 커다란 방추상 모양을 한 세포 속에 있었음. 같은 부위에 조그맣고 둥근 핵을 지닌 다른 세포들도 있었음. 이들 세포들은 림프세포로 보임. 이 부위의 신피는 정상 부위의 깃들보다 더 두꺼워 보임. 색소가 고여 있는 세포는 다형성도 아니며 악성세포에 일반적으로 나타나는 특성도 지니고

있지 않음. 그러나 이 병소의 중요한 부분이 이들 절편에 포함되어 있지 않을 가능성이 있음. 그 때문에 피부의 다른 절편들을 검사하였음. 피부의 변화가 병소를 나타내는 것이 아닐 수도 있다고 생각하여 피하지방 아래 있는 낭종과 비슷한 조직을 검사해보았는데 사실임이 밝혀졌음. 그것은 실제로 색소를 지닌 상피성세포들에 의하여 크게 바뀌어진 림프결절을 나타내고 있었음. 색소가 그리 많지 않은 쪽에서는 이들 세포가 일반적인 형태에 있지 않고 촘촘한 섬유와 건으로 되어 있었음. 이들 세포들은 비교적 크고 약간 다형성인 핵을 갖고 있었는데, 그 핵들이 대부분 소포성 변화를 갖고 있었음. 이들 대부분의 세포에서는 핵소체가 보였으며 또한 유사분열이 이루어지고 있었음. 어떤 부위에서는 색소가 너무 많아서 핵을 자세하게 구별하기 어려웠음. 이러한 변화는 악성 흑종양이 전이되어 퍼지고 있음을 나타내는 것이 분명하고 초기의 병소에 위에서 말한 피부절편이 있는 것으로 보임.

병리학적인 진단 : 피하 임파결절의 악성 흑색종양임. 그리고 피부의 악성 흑종양도 있는 것으로 생각됨.

● 초진과 치료

1954년 5월 27일 이 환자에 대한 초진이 있었다. 목에 몇 개의 결절이 있었으며 두 겨드랑이와 샅에도 있었다. 즉시 치료를 시작했다. 몇 주가 지나자 모든 멍울과 결절이 사라지고 환자는 최선의 건강을 찾게 되었으며 현재까지 그렇게 지내고 있다. 다음은 그의 최상의 건강상태를 요약해서 설명한 것이다.

1957년 8월 31일자. "현재의 저의 활력과 건강은 1954년 여름 뉴욕의 박사님 사무실에서 저를 보시기 전 상태와 같은 정도가 아니라 그보다 훨씬 더 좋습니다. 지난 18개월에서 2년여 정도의 기간동안 박사님의 처방을 지킨 데 대한 보상으로 최고의 건강을 선물 받았음이 증명됩니다. 여기에 저의 지난 병력과 회복에 대한 과정을 요약해드립니다."

 1954년 5월 14일. 오레곤 살렘병원에서 흑종양 발견.

 1954년 5월 28일. 뉴욕의 나누에트에서 치료 시작.

 1954년~1955년. 두 해 겨울 동안 식사 요법을 부분적으로 실행.

 1955년 4월 10일. 오른쪽 유방 증대.

 1955년 5월 10일. 박사님의 지시로 엄격한 식사 요법으로 되돌아갔음.

 1956년 7월. 완전히 회복되어 일반적인 식사로 복귀.

 현재 저의 체중은 187파운드이며, 원기가 왕성하고 건강합니다. 올해는 제 생애에서 일을 가장 많이 했으며, 일반적인 모든 식사를 골고루 먹으면서, 건강식도 합니다.

| **사례 5** 기저세포암 |

● J. F. McL 씨. 64세. 자녀 4명

임상 진단 : 기저세포암의 재발과 다른 형태의 암.

● 생검보고 : 수술 전과 후에 이루어졌음

기저세포암이거나 상피종, 판상세포암이 2회. 2기임(1947년 10월 10일과 1949년 7월 20일 검사 실시). 그 전에는 코 등 격막의 유표피종(1946년 6월 28일)을 앓았으며 코의 다른 부위와 주위에 침윤이 있음.

● 과거의 병력

1937년~1938년. 코에 피부암. 라듐을 쏘였음.

1939년 9월~1943년. 피부전문의로부터 여러 방법으로 치료를 받았음.

1943년 9월. 메모리얼 병원에 가서 병든 부위를 제거하고 성형수술을 했음.

1945년 1월. 다시 메모리얼 병원에 가서 아픈 부위를 제거. 인공코를 달았음.

1946년 5월. 인공코가 불편하여 병원에 가서, 성형수술을 받았음.

1947년 12월. 새로운 침윤이 있어서 병원에 감. 새로운 고통 부위를 발견하고 그것을 제거.

1948년 4월. 검사를 받으러 병원에 감. 성형외사 의사가 "모든 것이 잘 되어 있으니 다시 올 필요가 없다"고 했음.

1949년 7월. 다시 병원에 감. 4건의 생검을 한 결과 모두 양성 판명.

외과의사가 코 전부를 절제. 1949년 7월 20일이었음.

● 초진과 치료

1949년 8월 10일 내가 초진했을 때의 상태는 다음과 같았다.

"붕대를 풀었더니 코가 고름과 피를 비롯한 분비물로 뒤엎여 있었다. 고름이 입으로도 들어가 있었다. 보기에도 끔찍했다."

1949년 8월 10일부터 즉시 치료를 시작했다. 커다란 궤양 부위가 크게 열려 있었고, 점막이 부풀어 붉었으며, 궤양이 형성되어 있었다. 거기에 고름이 덮여 있었으며 그 고름이 흘러내려 위, 구강과 입으로 흘러내리고 있었다. 그 분비물은 치료 후 3~4개월 만에 그쳤으며, 점막도 정상으로 회복되었다. 1949년 12월에 인조코를 만들어 그 인조코를 안경에 부착했다.

모든 부위를 치료한 후인 1949년 12월에야 처음으로 사진을 찍을 수 있었다. 두 번째의 사진은 1951년 4월 3일에 우연히 찍혔다. 이 증례는 1954년 6월 25일 독일 뮤니히발 의학치료지 28호에 게재했다.

환자의 부인이 환자가 1954년 10월 방광 절제수술을 받았으며 환자가 동맥경화증으로 고통받고 있음을 의사가 발견했다고 했다.

1955년 10월에 의사인 그의 아들이 주치의를 바꾸었는데, 새로운 젊은 의사는 토라진, 메트졸과 퀴니딘을 처방했다. 내 경험에 따르면 토라진을 쓰면 4~8개월 만에 종양이 재발한다. 이 환자의 경우에도 그랬다. 그 종양을 1956년 7월에 귀에서 제거했다. 내 견해로는 토라진이 직접 간접으로 간을 자극하여 종양의 재발 방지에 필요한 간의 저장물을 대부분 없애버린다. 나는 다른 네 사람의 증례에서 의사들이 토라진을 썼을 때, 재발이 일어나는 것을 체험했다. 그것은 성호르몬을 사용했을 때와 비슷하게 처음 몇 달 동안은 몸을 자극시키나 뒤에는 좋지 않은 역할을 한다.

이제 환자는 73세의 노인이다. 1956년 5월에 은퇴를 했다. 기억력이 저하된 것 외에 신체적으로 정상이다. 현재까지 재발에 대한 보고는 없다.

1957년 7월 28일 최종보고 : 1956년까지 환자에게 재발이 일어나지 않았으며, 일을 할 수 있었다.

| **사례 6** 기저세포암(복합증이 있음) |

- G. G 시. 남. 27세. 기혼. 자녀 없음

임상 진단 : 기저세포암. 진단이 되지 않은 합병증을 띠고 있음. 1938년 부모가 아이의 목에 여드름이나 사마귀 같은 것이 생겨난 것을 발견. 그것이 자라서 궤양이 되더니 그 후부터는 천천히 성장, 궤양이 있음에도 불구하고 1944년 8월에 입대.

- 생검

1944년 8월 28일 포트릴리에서 시행. 생검 보고는 다음과 같음.
"우측 유상돌기 아래 뒤쪽에 있는 피부기저세포암으로 진단. 그 부위를 절제했다."

재치료 : 1945년 4월. 우측 유상돌기에 거대한 덩어리가 재발하다. 두 번째 생검은 실시하지 않았다. 1945년 9월에 환자를 덴버에 있는 다른 병원으로 송치하다. 1945년 10월에 X—레이 전문가가 거절. 대신에 월트리드 병원에 가서 수술을 받을 것을 권했으나 환자가 거절하다. 브롱스 병원에서의 수술도 환자가 거절했다.

- 초진과 치료

1945년 10월 20일에 내가 초진을 했다. 얼굴, 목이 부어있었으며 지독한 고통과 현기증으로 평형을 잃고 있었다. 급성 감염 부위나 발적 현상은 없었다. 집에서 몇 주간 쉬는 동안 통증이 지독히게 증가되었다. 그의 얼굴은 점점 더 부풀어 올랐으며, 청색으로 변했다. 왼쪽 눈이 부풀어 감겨졌다. 오른쪽 눈은 거의 뜰 수가 없었다. 열은 없었다. 두 남자의 부축을 받으면서 내 사무실로 왔다. 그는 고통으로 소리쳤으며, 머리는 젖은 수건으로 동여매져 있었다. "머리속에서 지독하게 끌고 당겨서 아픕니다. 비틀거려서 평형을 유지할 수 없으며, 머리카락이 빠져나오는 것 같습니다."라고 했다.

오른쪽 유돌골 아래 주먹만 한 크기의 딱딱한 덩어리가 있는데 움직이지 않았으며, 두개골 근처에 고정되어 있었다. 그 위에 길이 3인치 정도의 수술자국이 있었다. 얼굴 전체가 부풀어 있었으며 청색이었다. 입 오른쪽 언저리가 아래로 처져 있었는데 그것은 안면마비와 안면의 부풀음 때문이었다. 왼쪽 눈은 거의 감겨져 있었다. 오른쪽 눈은 약간 뜰 수 있었다.

오른쪽 각막과 결막의 반응은 매우 약했다. 두 동공은 빛과 거리에 정상적으로 반응했다. 눈의 근육에는 불균형이 없었다. 심부건반사는 활발했다. 바빈스키 징후는 없었다. 오른쪽 귀 부분과 그 주위에는 마비가 있었다. 맥박은 98로 아주 불규칙적임. 요는 정상. 부분적으로 무과립구중이며 림프구가 증가하고 있었다. X─레이 검사로 커다랗게 부풀어 있는 종양이 보였다. 그 사진을 종양 사진 전문가에게 재판독을 시켰다. 신경전문의들의 진단을 받았으나 판명이 나지 않았으며, 아마 정맥혈전증일 것이라고 추정했다.

즉시 치료를 시작했다. 4주가 지나자 종양덩어리가 거의 사라졌다. 얼굴에 부기가 없어지고, 얼굴 모양이 회복되었다. 입이 닫혀졌으며 잡아당기는 듯한 통증이 줄어들었으며, 탈모도 멈추었다. 그러나 아직도 통증이 주기적으로 나타나 평형을 유지하기가 어려웠다. 3주가 지나자 혈액순환과 움직임이 처음으로 얼굴에서 나타났다. 1946년 2월 두 손에 혈액순환과 힘이 되살아났다. 그뒤 6개월이 지나자 두 다리에 혈액순환과 힘이 전처럼 살아나서 환자가 정상적으로 걸을 수 있었다. 최종적인 회복은 성기능의 회복이었다.

1946년 7월에 하루 3~4시간씩 가볍게 근무하는 일터에 나갈 수 있었으며, 부두 인부로 격심한 업무에 복귀하려면 일 년 반을 기다려야 한다는 충고를 주었다. 1947년 2월에 오른쪽 귀와 그 주위에 정상적인 감각이 없는 것 외에는 아무런 불편이 없었다. 요도 정상이었으며 혈액도 정상이었다. 건강해졌으며, 쉬운 일이라면 정상 근무를 할 수 있었다. 새로이 X—레이를 찍어 보았으나 음성이었다.

1948년 4월 정상적인 일터로 복귀했으며 그 후 일을 계속하고 있다. 1950년 2월 아무런 불편이 없었으나, 체중이 223.5파운드로 과했다.

흥미로운 것은 환자가 3년 동안 식사 요법을 실천하다가 그 뒤에는 포기했다는 것이다. 결혼후 11년이 지났으나 아기를 가질 수 없었다. 자신과 부인이 그 식사법을 하라고 권고를 받은 4개월 후에 임신을 하게 되었다. 1952년 1월에 부인이 아기를 더 갖고 싶어 했다. 내 충고에 따라 부부가 식사 요법에 응한 결과 새 아기를 갖게 되었다. 그 두 아이가 다 정상이다.

1954년 담낭수술을 받았다.

1956년 치질수술을 받았다.

1957년 8월 8일의 최종검사 : 환자는 매우 건강했으며, 아무런 고통이 없이 가족과 함께 부분석으로 식사 요법을 실친하고 있었다. 환자는 1946년 7월 미국 상원의 소위원회에 나가 미국 역사상 처음으로 암을 고친 나의 환자 5명 가운데 한 사람으로 증언대에 섰다.

| **사례 7** 왼쪽 발바닥 기저세포암 |

● L. O 씨. 이혼녀. 49세. 자녀 없음
임상 진단 : 왼쪽 발바닥에 재발한 기저세포상피종.

● 병력

환자의 고통은 1929년에 시작되었는데 조그만 붉은 반점 한 개가 왼쪽 발바닥에 있을 때부터였다. 그 반점을 초산은으로 처치했으나, 다시 자라기 시작했는데, 초기에는 천천히 그러다가 빨리 자라기 시작했다.

1944년 2월에 성빈센트 병원에서 침윤 부위를 몇 가지 방법을 써서 소작시켰으나, 조그마한 반점 하나가 그대로 남아 있었다. 그래서 X―레이 요법을 하게 되었다. 두 가지의 치료법을 시도한 후에 전문의가 더 이상 염증을 없애는 치료를 포기해 버렸다. 그러자 종양이 다시 자라기 시작하더니 궤양이 되어 발의 4분의 1에까지 퍼지게 되었다. 환자는 다시 성빈센트 병원에 입원했다.

1945년 10월에 생검을 했다. 왼쪽 발바닥에 발생한 기저세포상피종이라는 진단을 받았다. 종양 제거 수술을 받고 왼쪽 허벅지의 피부를 떼어내 완전히 피부이식을 했다.

체중이 감소했으며(103파운드에서 82파운드로 떨어짐) 3개월 이상 침대생활을 했고, 지독하게 신경질적이 되어, 잠을 잘 수도 없었다. 발 전체가 붓고 대단히 민감해져서 만질 수도 없었다.

움직일 때는 아팠다. 왼쪽 발바닥 중앙에 2.5cm×1.5cm되는 직사각형의 깊숙한 궤양이 있었다.

● 초진과 치료

1945년 11월 25일 환자를 처음 보았을 때 그는 집의 침대에 파묻혀 있었다. 즉시 치료를 시작했다. 4주가 지난 12월 말에 궤양이 거의 없어졌으며, 발이 더 이상 붓지 않았다. 식욕이 좋아졌으며, 지팡이를 짚고 걸을 수 있게 되었다. 체중이 늘어 101파운드가 되었으며, 마침내 지팡이 없이 걷게 되었다.

1957년 5월에 환자를 마지막 보았다. 왼쪽 발과 발바닥이 아주 정상이었다. 이제는 춤을 출 수 있으며 다른 호소도 없었다. 반흔은 보통의 피부처럼 되어 갔다. 1946년 말부터 그가 아무런 제한도 없는 보통의 식사로 복귀했다는 것은 흥미롭다. 그는 이제 담배도 피우고 술도 마신다. 그것은 암을 앓았던 사람에게 대단히 위험하기도 하다.

1957년 7월 마지막 보고. 재발 없음. 대단히 즐겁게 지내고 있다.

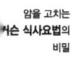

# 6 근골격계

| **사례 1** 신경섬유종 |

● M. K 씨. 여성. 17세. 미혼

임상 진단: 신경섬유종. 급성장 육종의 형태로 전이가 심함. 뇌에도 종양이 있으며 왼쪽 안면 마비.

● 생검 및 수술

(1) 1941년 2월. 코의 밑부위에 자란 종양제거 수술.
(2) 1943년 3월. 재발한 종양제거 수술.
(3) 1945년. 다시 재발한 종양제거 수술.
(4) 1945년 6월. 두 개의 종양제거 수술. 한 개는 이마에서, 한 개는 머리의 꼭지 부분에서 제거.
(5) 1950년 2월. 오른쪽 폐와 함께 감자만 한 크기의 종양 제거. 심막

주변에 새로운 결절들이 많이 생겨나 예후가 비관적이라고 환자의 어머니에게 통고.

● 인디애나 대학 의료센터의 보고서

1943년 3월에 제임스 휘트콤 릴리병원에 처음 입원했는데, 환자가 두 살 때부터 윗입술이 점점 크게 부어올랐다고 했음. 그 전의 병력과 다른 가족들의 병력은 전혀 없었음. 검사 결과 윗입술에 부드러운 종양 덩어리가 한 개 있는 것으로 판단. 그 전에 종양을 드러낸 자리에 반흔이 생겨 있음. 지능검사로 아이큐가 112인 것으로 판명. 1943년 3월 9일에 종양제거 수술을 했는데, 수술 도중 뼈가 심하게 압박을 받아 위축되어 있음을 발견. 조직병리학적으로 입술의 신경종 종양으로 진단. 골질환의 장애는 없는 것으로 판단. 수술 후 경과가 좋아 1943년 3월 18일에 퇴원. 외래환자로 6개월마다 진찰을 받았는데 1945년 2월까지 종양 재발의 증거가 없었음. 종양이 다시 자라나 1945년 6월에 재입원. 1945년 6월 29일에 종양을 가능한 완전히 제거.

조직병리학 보고에 의하면 급성장을 하는 육종으로 발전할 가능성이 있는 신경섬유종이라 했음. 1945년 7월 8일에 퇴원. 한 달 내에 병원에 와서 재검진을 받아야 한다고 했으나 환자가 약속을 지키지 않았음.

● 인디애나주 에반스빌의 보에느 결핵병원 폐수술 보고서

흉강에 볏짚 색깔의 맑은 액이 약간 있음을 발견. 종양 뒤에 있는 척추와 결부되어 있었음. 크기가 약 10cm×6cm였으며 22호 주사기침으로 천자를 한 결과 표면이 부드럽고 장액혈액상의 액체가 있는 것으로

판명.

　끝이 날카롭고 둔한 칼을 이용하여 흉막을 절개하여 종양의 뒷부분을 절제. 노란색의 약간 딱딱한 종양의 표면에 가로 질러져 있는 흉막을 완전히 절개했더니, 얇은 층의 가용종 같은 종양이 종양덩어리 속으로 사라진 것처럼 보이고 맨 끝 부위에서는 퇴화되어 색깔이 누렇게 되어 있었음. 종양의 아래 끝은 종양 건너편에 있는 흉막척추 아래 있어서 보이지 않았음. 신경종의 나머지 부분은 흉막 아래 붙어 있었으며 척추에서 뻗어나온 두꺼운 신경종 형태로 밖으로 나와 원래의 뿌리 쪽으로 향해 있는데 끝이 부식되어 있었음. 신경종은 대단히 딱딱한데 신경종이 처음 시작된 쪽은 부드러워져 있으며 그것이 자라면서 종양 속으로 끝이 침윤돼 있었음

　현미경상 병리학 : 어떤 부위는 느슨하게 유리질화 된 모습을 보였음. 다른 부위는 길다란 방추상 모양이나 방추형 세포로 보였으며 어떤 것은 원섬유기질을 갖고 있었음. 이들 세포는 크기. 형태. 수에서 차이를 보였으며 염색에 대한 반응도 달랐음. 세포의 핵들이 거대해져 있으며 검은 색을 나타냈음. 어떤 특정 부위에는 신경절세포가 많이 있었음.

　병리학적 진단 : 표본 A. 흉곽신경종에서 나오는 혈액 색소를 식작용 하는 낭종성의 신경절 신경종양으로 조기 만성화되었음.

　우리들이 발견해낸 상황과 종양에 대한 환자의 과거사를 듣고서 미래에 종양이 다른 곳에 재발할 것이라고 생각했음.

　12명의 암전문가들이 각각 환자의 어머니에게 충분히 알 수가 없으며, 자신들이 할 수 있는 일이 없다고 했음.

● 1956년 5월 22일 안과전문의 보고서

시력 : 오른쪽 －20/100. 왼쪽－20/40－1.

동공부동 : 오른쪽 눈의 동공이 왼쪽 눈의 동공보다 큼. 오른쪽 눈의 각막 마비. 왼쪽 눈의 각막반사 정상.

검안검사 : 응시를 할 때 회선안진이 있으며, 최초의 위치에서도 여러 가지 안진이 있는 것으로 판단됨.

응시를 하려고 노력해도 때때로 잘 되지 않음. 이는 뇌간과 관계있음을 뜻하는 것임. 오른쪽을 향할 때 보다 왼쪽을 향할 때 안진이 더 빠름. 오른쪽으로 향하면 오른쪽에 대한 회선이 더 많음.

내부 : 오른쪽－미성숙 백내장, 1.5－2D의 유두부종. 왼쪽－3D의 유두부종. 내 견해로는 유두부종의 발생은 두개강 안의 뇌압력이 증가해서임.

시야와 기능검사를 하려고 주의 있게 시도했으나 환자의 협조가 충분하지 않아서 믿을 만한 결과를 얻지 못했음.

발견한 것들 :

(1) 유두부종(두강 내의 뇌압력 상승에 의함).

(2) 동공부동

(3) 간헐적인 복시

(4) 간헐성 해리성인 운동

(5) 오른쪽 눈의 각막지각 마비

진단 : 뇌의 병이 뇌와 뇌간에 전이. 심각한 상황이어서 최대한의 조치를 즉각 취해야 함.

● 1956년 6월 22일의 안과전문의 보고

시력 : 오른쪽—20/100(백내장). 왼쪽—20/25

안진이 있으나 심하지 않음. 오늘은 불균형적인 운동이 감지되지 않음. 동공부동이 있음. 그러나 왼쪽 눈의 각막 감각은 정상임. 오른쪽 눈의 각막 반응은 훨씬 더 양호함. 유두부종이 사라졌다는 확실한 증거가 있음.

오른쪽 눈의 굴절도 1로 상승. 왼쪽 눈의 굴절도 2로 상승. 왼쪽 눈에서 전에 보이던 출혈이 없는 것이 가장 분명한 변화임. 때때로 이중시가 있는데, 눈의 굴절성 차이 때문에 일어나는 것으로 판단됨. 왼쪽 눈의 시력이 20/40—1에서 20/25—1로 증가되었음. 전체적으로 많이 호전되었음.

● 1956년 10월 26일 안과의 보고서

1956년 10월 19일에 진찰.

시력 : 오른쪽—20/200. 왼쪽—20/200—2

각막반사 : 정상. 오른쪽 눈의 왼쪽 각막이 오른쪽 보다 민감.

동공부동 : 오른쪽—3mm. 왼쪽—4mm

내부 : 검안경으로 검사. 오른쪽—유두부종 굴절도 3. 왼쪽—유두부종 굴절도 3. 출혈은 발견되지 않음. 간헐적인 이중시.

토의 결과 : 왼쪽 눈의 시력은 현저히 증가. 그러나 지난 번 검사 때보다 유두부종이 증가.

유두부종의 증가에 대하여 : 이러한 상황은 다른 증례에서도 일시적으로 일어났는데, 반흔에 있는 충혈로 종양 끝에 나타나는 것이며, 발적이 계속 되는데, 소위 알레르기성 치유감염증이다.

- X—레이 전문의 보고

1950년 6월 21일. 척추 검사에서 뼈나 관절의 병리학은 나타나지 않고 있음.

1950년 12월 20일. 흉부와 측면 검사. 횡경막 위에 조그마한 줄 같은 그림자가 있음. 이것은 전에 흉막의 비대가 있었음을 나타내는 것임. 왼쪽 상부 폐엽에 조그마한 석회질화가 있는 것이 보임. 오른쪽 6번 갈비뼈에 수술 자국이 있음. 다른 병리학적인 상태는 없음.

1956년 5월 22일. 두개골, 척추측면과 기저 검사. 두개골 전체에 있는 지상돌기가 비교적 깊음. 접형골의 큰 날개 부분을 포함한 암상의 골첨 단부에 전이되어 있는 결함이 있음.

- 초진과 치료

내가 처음 본 것은 1950년 6월 20일이었는데 그 때의 상황은 다음과 같았다.

몸의 여기저기에 12개의 작은 종양 : 턱뼈의 위 중앙에 한 개. 뒤쪽 눈뼈의 오른쪽 상부안와에 한 개. 왼쪽 팔 상부에 한 개. 오른쪽 팔 하부에 두 개. 왼쪽 엉덩이뼈에 두 개. 복부벽 등. 오른쪽 귀의 청력 감퇴. 오른쪽 눈이 백내장 때문에 부분적으로 감겨져 있음.

치료를 시작한 지 한 달이 지나자 거의 모든 종양이 만져지지 않았다. 두 달이 지나자 모든 종양이 사라졌다. 그 후 여러 달 동안 크게 나타났던 반흔들이 대단히 작아져갔다. 간을 검사해 보니 정상이 아니어서 환자에게 식사 요법을 최대한 하라고 일렀다. 그러나 결혼한 뒤에 식사 요법을 중단했다. 한 2년 동안은 잘 지냈는데 1955년 12월에 오른쪽 팔이 흔들려 글씨를 쓸 수 없었다.

뒤이어 현기증때문에 아래층으로 가기가 어려워졌다. 집과 거리에서 걷다가 몇 번씩 쓰러졌다. 그 뒤 몇 달이 지나자 시력이 저하되었으며 특히 오른쪽이 더 심했다. 두개골이 뻣뻣해지고 눌리는 것을 느꼈다. 안과전문의가 뇌종양 증상이 심하다고 했으며 1956년 5월 15일에 소경이 되지 않으려면 즉시 수술을 받아 감압조치를 해야 한다고 권했다.

1956년 5월 19일 환자가 어머니와 함께 나의 암치료소에 왔다. 1956년 5월 22일 안과전문의가 다시한번 증상이 심하면 즉시 감압조치를 해야 실명이 되지 않는다고 했다. 어머니와 의논하여 수술을 받지않는 대신 식사요법에 적극적으로 응하기로 했다. 1956년 6월 22일 같은 안과전문의가 "좋아지고 있다"고 했다. 동시에 몸 전체가 좋아졌으며 걷기, 쓰기 등의 행동이 나아졌다. 환자와 어머니의 편지에 따르면 환자는 계속 식사요법을 지키고 있다고 했다. 1957년 5월말에 환자의 어머니가 전화를 했는데, 환자가 갑자기 의식을 잃고 크게 발작을 한다고 했다. 두 명의 현지 의사들이 종양이 재발했다고 진단을 내렸다. 나는 환자가 중독 상태이거나 감염되었을 것이라고 했다. 환자의 어머니에게 밤낮으로 두 시간마다 커피관장을 시켜주고 녹즙을 많이 먹이고, 박하차를 먹이라고 했다. 이틀 뒤에 환자가 완전히 회복되었다. 그 사고로 환자의 어머니가 알아낸 사실인데, 가정부가 주말에 간즙을 짠 뒤 기계 청소를 하지 않아서 소간 찌꺼기가 이틀 반 동안 기계 안에 있다가 발효하여 월요일에 무서운 중독을 일으켰던 것이다. 7월말에 마지막 보고를 해왔는데 환자의 상태가 매우 좋아졌다고 했다.

| **사례 2** 진행성 신경성섬유종 |

● R. S군. 아기. 생후 8개월

임상 진단 : 진행성 신경성섬유종. 멍울이 있음. 왼쪽 팔과 어깨 부위를 크게 수술하거나 절단하라는 판단을 받았음.

생검 : 일리노이주 엘진의 성요셉 병원에서 했음. 근막섬유육종. 신경성으로 보이며, 1기임.

● 과거의 병력(시카고의 어린이 메모리얼 병원에서 작성)

부모들이 진단과 치료를 받기 위해 환자를 데리고 왔다. 부모들이 병력을 말해주었는데 몇 주 전에 아기의 왼쪽 어깨에 덩어리가 한 개 있는 것이 발견되었다. 일리노이주의 엘진 병원에서 수술을 받고 현미경으로 절편을 검사한 결과 섬유종이라고 알려주었다. 부모들이 종양사진과 가슴을 찍은 X—레이 사진을 갖고 왔다. 가슴을 찍은 X—레이 사진에는 뼈에 전이된 흔적이 없었다. 사진은 나와 우리병원의 생리학자, 그리고 일리노이 대학의 암치료소 책임자에 의하여 조사되었다. 우리들 셋은 그것은 섬유육종으로 신경에서 발원된 것으로 의견을 모았다. 이에 대하여 의사 S씨와 의논한 결과 X—레이 치료법이 뼈의 끝을 상하게 할 수 있으므로 효과가 없을 것으로 결론지었다. 팔과 어깨를 절단하는 수술도 권할 수 없었는데 종양이 벌써 번져서 그 정도의 수술을 해도 효과가 없기 때문이었다. 우리들은 국부적인 부위를 더 넓게 절제하는 것이 최상의 방법이라고 결론을 내렸는데 왜냐하면 전에 치료를 했던 병원의 의사가 당시에는 종양의 형태를 잘 몰랐던지 수술의 상처

부위가 비교적 작았기 때문이다. 재수술로 피부를 더 넓게 잡아 피하조직과 근막, 그리고 근육을 더 크게 절제하는 것이 바람직하다고 생각했다. 그렇게 수술하면 원래의 수술 때 남겨진 종양세포를 제거할 수 있을 것이다. 만일 종양이 이미 혈액이나 림프관에 전이되었다면 이러한 조치도 너무 늦은 것이 되겠지만 이 환자가 그러한 상태에 있다는 증거는 없다.

● **초진과 치료**

내가 환자를 처음 본 것은 1950년 7월 25일 이었다.

1950년 6월 20일에 아기의 왼쪽 어깨에 커다란 종양이 있음을 부모들이 알게 되었다고 했다. 1950년 7월 5일에 엘진에 있는 성요셉병원에서 종양 제거수술을 받았다고 했다. 환자의 어깨가 부풀고 수술 상처에서 분비물이 나오기 시작하자, 의사가 종양이 재발되는 것으로 보고 근치 절단수술을 권했다. 시카고의 의사들은 다르게 결론 내렸다. 왼쪽 흉골 쇄골근육 뒤 가장자리에 더 많은 멍울이 나타나고, 왼쪽 겨드랑이가 붓는 가운데 멍울이 나오고 왼쪽 목에도 멍울이 두 개나 나오자 다른 의사들이 비관하여 근치 수술을 권했다. 부모들이 거절했다.

내가 처음 봤을 때의 상태는 다음과 같았다. 쇄골 위의 왼쪽 어깨에 수술 상처가 있었는데 매우 깊었으며 길이가 2.5cm나 되고 고름이 차 있는 것이 보였다. 상처 주위의 피부와 피하조직은 딱딱하게 침윤되어 있었으며 왼쪽 어깨와 겨드랑이 부위도 그러했다. 일 개월의 치료로 상처가 아물고 멍울들이 사라졌다. 폐에 X—레이를 찍어 보았더니 뼈와 폐는 상하지 않았다. 흥미로운 것은 아기가 처음에는 병에 들어 있는 녹즙을 마시기를 거부했다는 것이다. 아마 우유의 흰색에 익숙했기 때문이리라. 어머니가 흰 종이로 녹즙병을 싸주자, 비로소 녹즙을 마시기 시작했는데, 녹즙의 맛들은 다 달랐다. 그럼에도 아주 열심히 마셨다. 얼마 지나지 않아 아기가 완전히 회복되어 건강하고 튼튼한 어린이로 자라고 있다. 1957년 7월말에 최종보고를 받았다. 나의 치료가 성공한 것으로 보였다.

| **사례 3** 골섬유종 |

● J. P 양. 여아. 10세

임상 진단 : 골섬유종 재발. 왼쪽 유양돌기 거대세포종.

● 생검보고: 뉴욕의 스테이턴 아일랜드, 성빈센트병원 작성.

골섬유종임(병리학 전문가들이 사진을 검토한 결과, 경계선 형태의 거대세포종일 가능성이 크다고 했음)

● 과거의 병력

1939년 9월 환자가 왼쪽 귀를 딱정벌레에게 물렸다. 1946년 4월 학교에서 듣기검사를 받았는데 정상아의 65%로 감소되었음. 1946년 9월 20일 이과 검사에서 왼쪽 유양돌기를 포함한 뼈에 종양물질이 있음을 발견. 1947년 1월 20일 왼쪽 이도를 긁어냈으나 마비가 사라지지 않았음. 1947년 1월 23일 근치수술을 받았음. 유양돌기와 종양조직을 제거해 얼굴 신경에 대한 압력이 상당히 줄었음.

1947년 2월 26일까지 15차례의 심도 X—레이 치료를 받았음. 계속하여 배액법을 실시했으나 종양이 다시 자라나서 방사선치료사와 외과의사가 부모들에게 예후가 절망적이라고 알려주었음.

● 초진과 치료.

내가 이 환자를 처음 본 것은 1947년 3월 13일 이었다. 당시 어린이의 얼굴이 창백했으며, 불안해하고 극도로 신경질적이었다. 왼쪽 유양돌기족과 목, 머리 전체에 끊임없는 통증이 일어나 고통을 받는 것으로 보였다. 통증이 격심해지면 현기증이 나고 균형을 잃었으며 구토가 일어났다. 왼쪽 유양돌기가 11cm깊이로 곪아서 거즈로 덮었는데 이틀에 한 번씩 갈아주어야 했다.

한 달 반이 지난 1947년 4월 말에 유양돌기가 육아형성조직으로 채워져 화농이 더 이상 나오지 않았다. 그 뒤 몇 달 동안 유양돌기에 열을 동반한 농양이 네 번 일어났다. 그 가운데 3개는 가정의가 란세트로 절개했으며 하나는 저절로 열렸다. 메스꺼움, 구토, 평형의 상실, 심한 두통이 몇 달 계속되다가 네 번째 농양이 터진 바로 다음에야 줄어들었다. 각 농양이 형성될 때마다 괴사성의 뼈조직이 배설되었다. 치료에 간즙을 추가한 후부터 혈액의 회복이 훨씬 빨라졌다.

1947년 5월 12일에 두개골 검사를 한 결과는 다음과 같다.

왼쪽 유상돌기와 왼쪽 추체부 뼈의 옆 부분이 없어져 있었다. 추체부 뼈의 나머지 부분은 불규칙적이며 두터워져 있다. 이러한 상태들은 원 뼈종양의 잔류물임을 말해주고 있다. 두개골에는 아무런 병이 없었다.

1947년 10월에 화농구멍이 마침내 닫혔으며 현재까지 이상이 없다.

최근 몇 년은 종양물질이 활동하는 징후가 전혀 나타나지 않았다. 학교에서 듣기검사를 한 결과 왼쪽 귀에서는 청력이 78%, 오른쪽 귀의 청력은 2% 상실되었다. 환자는 평형감각이 상실되지 않은 채 달릴 수도 있고 뛰어놀 수도 있었다.

이 증례는 1949년판 실험의학외과지 7월 4호에 여러 사진을 첨부하여 발표했다.

1956년 5월의 마지막 보고. 환자는 건강하며 좋은 학생이라고 한다.

| **사례 4** 골수염에 의한 근육종 |

● D. H. J 씨. 여. 43세. 기혼

임상 진단 : 왼쪽 전자하부위에 병리학적인 골절이 일어나고, 골수염에 의한 근육종. 왼쪽 대퇴에 행한 여러 번의 수술과 연속된 감염으로 생긴 반흔덩어리가 많이 있음.

● 생검 보고 : 버지니아주, 리치몬드, 버지니아 의과대학에서 함

관련이 있는 병력으로 1924년 환자의 왼쪽 엉덩이에 근육종 제거 수술을 받은 바 있음.

추가 수술이 필요했음. 심도 X—레이 치료를 받았음. 골절 주변에 골절염이 발생. 여러 번의 진찰 결과 골절은 내부고정술로 고정시키기로 했음. 주엣트못을 이용하였음. 수술 후에 그 전에 받은 수술 부위가 악화되어 피부 부육이 심하게 나타났음. 환자는 앞서 몇 년 동안 해왔던 배액법을 계속하고 있었음. 나는 환자에게 더 이상 수술을 권하고 싶지 않았다.

● 과거의 병력

1923년. 골육종 진단(생검에 의거).

1923년. 왼쪽 대퇴골 상부 종양제거.

1923년. 같은 부위에 재발이 있어서 제거했음.

1924년. 같은 곳에 재발에 있어서 절제, X—레이 요법 시작.

1925년. 같은 부위에서 반흔덩어리 전체를 제거했음. 이후 상처가 아

물지 않았음.

1928년. 그 상처 부위에 피부이식 수술을 했음.

1929년. 같은 부위에서 뼈조각을 제거했음. 상처는 나았으며 1940년까지 그대로 유지되었음

1940년. 상처가 다시 궤양화 되었음. 뼈에 염증이 생기고 파괴가 시작됨.

1941년. 모든 반흔덩어리를 제거하고 피부이식을 함.

1944년. 페니실린 등 항생제 치료법을 실시.

1944년. 작은 뼈의 쇄편을 제거.

1945년. 다시 작은 뼈의 쇄편들을 제거.

1946년. 다시 피부이식을 시도. 상처는 1951년 5월 25일 환자가 다리에 골절을 일으킬 때까지 그대로 지속됨.

1951년. 버지니아 의과대학에서 대퇴골 전 길이의 3분의 2가 되는 금속판을 삽입하여 은나사못으로 뼈에 접착시키는 수술을 함. 그러나 근육과 피부는 낫지 않았음.

1952년. 괴사된 덩어리들을 제거함.

● 초진과 치료

1952년 9월 15일에 처음 환자를 보았다. 환자는 침대에 누운 채로 실려왔다. 왼쪽 대퇴골의 뒷면 전체에 괴양이 퍼져있었다. 괴양화 된 부위 안쪽에 금속판의 대부분이 드러나 보였다. 많은 고름이 나와 있었다. 엄청나게 아프다고 했다. 왼쪽 엉덩이에 활액낭염이 생겨 약간 부풀어 있었다. 환자는 협장을 끼고서 겨우 걸을 수 있었다.

1953년 3월. 거의 모든 괴양 부위가 아물었다. 새로운 뼈조직이 자라나 병리적인 골절을 닫아주게 되었다. 새로 자라는 뼈조직의 힘이 매우 강하여 세 개의 은나사못이 부러졌다. 주위의 근육과 조직이 회복되었다. 그 뒤 몇 년 동안 부서진 나사못 조각들이 나오고 금속판이 위로, 밖으로 밀려나와 걸을 때 통증을 느꼈다. 통증이 증가되자, 환자에게 금속판과 나사못들을 다리에서 빼내라고 충고했다.

● 버지니아 리치몬드 전문의의 보고

1956년 5월 29일 우리들은 환자에게 수술을 했는데, 그때 전에 수술했던 부위와 금속판에 노출되어 딱딱한 가죽처럼 되어 있는 조직을 수술했으며 금속판과 나사못들도 제거했다. 거기에는 부서진 나사못이 더 있었는데 X—레이에는 나타나지 않았던 것이었다. 나사못의 일부분은 제거할 수 있었으나 부서지면서 떨어져 나간 나사못의 나머지 두 부분은 제거할 수 없었다. 나는 그 부분들을 제거하기를 주저했는데, 아직까지 완벽하지 않은 치유와 골수염이 뼈를 매우 딱딱하게 만들었으며 그것은 부러지기가 쉽기 때문이었다. 잘못하면 고칠 수 없을 정도로 상처를 입히거나, 특히 환자의 대퇴골을 골절시킬 가능성이 있었다. 환자를 관찰하고 있는 사이에 갑자기 환자가 들고 있던 배액도관이 금속판으로 바로 들어가 버렸다. 램프를 통해 구멍 속으로 그것이 보였다. 나는 환자와 그 가족들에게 전에 가졌던 것이나 새로 주문한 것이 있느냐고 물었다. 그가 가진 것을 보고 싶다고 했다. 가족들에게 환자를 돕기 위해 집에 가서 가져오라고 했다. 이 경우 내가 경험한 골수염 환자로서는 가장 나쁜 상태였으며, 특히 X—레이 치료를 여러 번 받고 수술을 받은 환자로서는 가장 지독했다.

이 사례에서 흥미를 끈 것은 환자의 기초대사율이 처음부터 -33이었다는 사실이다. 혈압이 낮아 104/52였는데 뒤에는 114/82가 되었으며 맥박은 76으로 규칙적이었다. 1955년 6월에는 기초대사율을 -7로 만들었으며 그 뒤에는 -3으로 다시 +4로 끌어 올렸다. 혈중 포타슘은 더 빨리 회복되어 거의 정상화되었다. 환자를 마지막 본 것은 1955년 7월 20일이었다.

1957년 7월의 보고에 따르면 그는 상태가 좋으며 통증이 없고 정상적인 활동을 할 수 있다고 한다.

이 증례는 몸안에 놀라울 정도의 치유력이 타고날 때부터 내재해 있음을 보여준다.

그 치유력이 뼈를 성장시키기 위하여 커다란 금속 나사못까지 부셔 버린다. 자연치유력에 의한 육아형성 조직은 기생충과 박테리아는 물론 암세포까지 죽여서 배설시키고, 처음에는 비대성 반흔조직을 만들고 뒤에는 정상적 이거나 정상에 가까운 여러 가지 조직층을 다시 만들어 낸다. 이일을 수행하기 위해 몸에 신선한 식품 속에 있는 살아 있는 영양요소를 최대한 공급하고, 그 요소를 모든 생물학적인 기능성을 동원하여, 강력하고 창조적인 체내조직으로 변형시킬 수 있게 해야 한다.

이 증례에서 우리들은 자연이 가진 놀라운 능력이 어떻게 생명을 창조하고 유지하는 가를 배웠다. 우리 의사들은 심한 장해질병이나 암과 같은 퇴행성 질병을 치료하는데 위와 같은 기능력을 이용할 수 있어야 한다. 물리학에서는 이러한 능력들을 이해하고 실용화하기 시작했다. 그러나 생물학에서는 모든 인체의 기능이 매우 복잡하게 연계되어 있기 때문에 그들의 가치를 알아내 자연의 비밀스러운 능력을 이용하기가 어렵다.

| **사례 5** 파젯트골염 |

- H. S. H 씨. 여. 54세. 자녀 2명

가족 병력 : 남자 형제 두 명이 같은 병(파젯트 골염)을 앓다가 뒤에 육종으로 전이되어 사망. 여자 형제 1명도 육종을 앓다가 사망.

임상 진단 : 파젯트골염.

생검과 임상 결과 : 1949년 1월 3일. 오른쪽 목의 샘이 암이 되어 제거했으나 원인은 알 수 없었음.

- 생검 결과

암이 형성되었으나 원인은 불명. 농양이 형성되고 재성장. 1949년 2월 5일. 1주일 전 다른 의사로부터 목 오른쪽에서 농양제거 수술을 받았는데 나에게 드레싱을 받으러 왔었다. 환자는 건강하게 보였으나 목의 병변은 작아지지 않았으며 편도선에까지 이르고 있었다. 농양은 무균성이었다. 생검을 하지 않는 한 종양이 새로 나올 가능성을 배제할 수 없어 환자에게 그렇게 말해주었다.

- 과거의 병력

두 번째 아기를 낳은 후 환자의 복숭아뼈 관절이 부풀기 시작. 다리가 아파서 생활하기에 많은 고통을 겪다. 10년 전부터 몸이 비만해지기 시작했다. 매일 연골을 9그레인씩 먹었더니 한동안 많이 좋아졌다. "체중이 줄어들면 한결 좋았어요."라고 말했다.

폐경이 빨리 왔는데 35살 때였다. 때때로 요에 당이 비쳤다.

● 초진과 치료

1948년 3월 30일에 초진이 있었다. 환자는 스스로 설 수도 없었으며, 너무 허약하여 스스로 먹을 수도 없었다. 얼굴이 붉어져 있었으며(갱년기 현상), 발한과 두 손의 근육위축증, 그리고 손발톱 주위에 염증이 있었다. 아래턱뼈의 모든 이빨은 흔들렸다. 윗니는 모두 의치였다. X—레이 검사에 의하면 전형적인 파젯트골염으로 오른쪽 경골이 앞으로 많이 굽어 있었다. 피질이 두꺼웠으며 창끝 모양의 낭포조직이 많이 나 있었다. 수질의 강이 분명하게 보였다.

1948년 5월 10일. 환자가 걸을 수 있게 되었으며, 매우 건강해졌다. 오른쪽 무릎관절을 쉽게 움직일 수 있었으며 몸 전체가 훨씬 더 좋아졌다. 더 가벼운 치료를 시행했는데, 암에 대한 직접적인 증상이 없기 때문이다. 그러나 죽은 형제들에게 나타났던 것과 같이 파젯트 병이 암으로 진행되는 것을 막기 위해 예방법을 집중적으로 시행했다.

그런데도 1949년 1월 3일. 환자가 3주 전에 오른쪽 목 흉골의 쇄골근육에 멍울이 나타났다고 투덜댔다. 처음에는 환자가 생검을 거부했다가 그 뒤에 다른 병원에서 받았다. 그 멍울들이 사라졌으나 1949년 2월에 다시 자라났다. 그 뒤 몇 달 동안 그것들은 사라졌었는데 이제 다시 나타났다. 몇 년 후에 건강해졌다. 1952년 1월이 되자 그는 대부분의 집안일을 할 수 있었다. 그 후로 신선한 생간즙을 치료법에 더했더니 몇 달 안에 정상적으로 모든 집안일을 할 수 있게 되었으며 실험실 검사에 의하면 알칼린 포스파타제가 보단스키 단위로 6.7에서 2.32로 낮아졌다. 손과 손가락이 구부러지지 않고 쫙 펴졌다. 그러나 오른쪽 경골은 구부러져 있으며 자세히 관찰해보면 앞으로 약간 굽어 있었다. 그는 보통 사람들처럼 일하고 걸을 수 있었으나 때때로 장시간 일을 하면 무릎에 통증이 일어난다고 했다.

● X—레이 검사

1948년 3월 30일에 경골검사를 하다. 오른쪽 경골이 굽어 있고 피질이 매우 두꺼웠으며 많은 창끝 모양의 낭종이 있었다. 수질의 강이 뚜렷이 나타났다. 경골, 대퇴골 과상돌기, 비골에 석회탈실증이 있는 것으로 보였다. 왼쪽에는 병리학적인 증상이 없었다. 파젯트병이 상당히 진행되었음을 나타냈다. 1953과 1954년의 X—레이 검사도 거의 같은 상태였다.

1957년 8월 2일의 최후 보고 : "저는 매우 건강하며 집안일을 다 할 수 있어, 저의 일은 제가 합니다. 그리고 1주일에 2~3일은 아들의 사업을 도와주기도 합니다. 쉽게 피로해지지도 않습니다. 선생님께서 지시하신 식사요법을 계속 실천하고 있으며 매일 녹즙도 마십니다. 오랫동안 아픈 날이 전혀 없었습니다."

| **사례 6** 대동맥궁의 종양 |

● J. N 씨. 남. 52세. 자녀 1명

가족병력 : 없음.

임상 진단 : 대동맥궁(弓)의 종양. 1952년 2월.

생검 : 불가능.

● 과거의 병력

환자는 1개월 전까지 대단한 흡연가였음. 젊은 시절엔 술도 많이 마셨음. 몇 달 전부터 심장 주위에 통증을 느끼기 시작했는데 흉부 전체에 대한 통증은 아니었으며, 기침을 하고 가래를 뱉는 것도 어려워졌음. 깊은 숨을 쉬려면 통증을 느낌. 땀이 아주 잘 나며 조금만 과식을 해도 깊은 잠에 빠졌음. 위쪽 등이 허약해졌음을 느꼈으며 지난 3달 동안 왼쪽 무릎에 통증을 느낌. 왓세르만 반응 검사에서 음성이었음.

● 초진과 치료

초진은 1947년 7월 8일에 했다. 심장이 비대해져 있었는데 양쪽이 손가락 한 개 만큼씩 커졌다. 심음은 정상이었으며 혈압은 108/76이었다. 맥박은 52에서 54로 규칙적이었다. 폐에는 가벼운 기관지염이 있었다. 잇몸은 부어 있었는데 가라앉고 있는 중이었다. 안공은 정상, 깊으며 표면 반응은 정상. 간장은 나이에 비해 약간 딱딱한 편이나 표면은 부드러운 편이었다. 복부는 팽만하지 않고 복수도 없었다. 반년이 지나자 통증이 없어졌으며 다른 질병도 사라졌다. X—레이 사진을 찍었더니 음성이었다.

1952년 2월 22일에 재입원했는데, 전체적으로 쇠약해졌고, 신경질적이었으며, 잠이 잘 오지 않고, 기침을 하면 아프며, 코를 풀기가 어렵고, 등 뒤가 아프다고 했다.

● X—레이 검사 결과

1952년 6월 6일. 양쪽 폐문이 비대해 있으며 특히 오른쪽이 더했다. 폐에 많은 양의 석회질 침전물이 쌓여 있었다. 심장의 양쪽이 비대해져 있었다. 대동맥궁도 조금 길어져 있었다. 폐혈관에도 가벼운 울혈이 있었다.

1952년 6월 19일. 양쪽 폐문이 비대해 있음을 나타냈다. 측면 사진에서 비대함을 나타냈는데, 특히 왼쪽 문이 비대했으며 오른쪽보다 약간 더 높은 위치에 있었다.

1952년 7월 12일. 폐혈관에 가벼운 울혈이 있었다. 이 필름과 전의 필름들을 비교해본 결과 수축촬영과 측면촬영 모두에서 폐문의 비대가 줄어들고 있었다. 그리고 폐혈관의 울혈도 사라져 가고 있었다. 심장의 가로 크기도 전보다 1cm 정도 작아졌다. 기타 상황은 전과 같았다.

1952년 9월 7일. 폐문에 칼슘 침전이 늘어나 있었는데 그것은 측면사진을 앞의 사진들과 비교해보았을 때 가장 잘 나타났다. 이 침전물은 수와 크기 모두에서 늘어나 있었다.

1953년 1월 24일. 전과 같음.

1954년 5월 23일. 전과 같음.

1957년 2월 4일. 양 폐문에 반흔덩어리의 수가 줄어들었으며 칼슘 침전도 줄어들었다.

  1957년 8월 2일의 최종보고서 : 증상이 없어졌으며, 건강해져 정상 업무를 보고 있다.

  이러한 증례는 생검으로는 검사가 어려운 사례인데, 그 이유는 결합조직의 생산과 석회질화로 종양들이 커져 보이기 때문이다. 이 비정상적인 반흔덩어리와 석회질화는 몇 년 안에 매우 줄어들었다. 이 환자의 경우 완치까지 5년이 걸렸다.

  이와 같은 현상들을 폐결핵. 관절염. 만성 감염병. 양성종양이나 악성종양에서도 볼 수 있다. 이들의 관찰에서 종양의 형태나 근원을 알아내기가 어렵다. 그러나 원인이 어디에 있든 종양은 사라지게 된다.

# 7 호흡기계

| **사례 1**  기관지암 |

● G. G 씨. 여. 55세

임상 진단 : 기관지암. 오른쪽 폐 완전 절제. 활동성으로 번지고 있는 암이라는 것을 나타내고 있음.

생검보고 : 오른쪽 폐에 기관지암.

● 과거의 병력

여성 요양소에서 일반적인 검사를 받은 후 뉴욕의 메모리얼 병원으로 보내졌다. 기관지 검사와 생검을 받은 결과 악성임이 판명되었다.

1949년 10월. 오른쪽 폐를 완전 절제하다.

1950년 6월. 심한 빈혈이 있었으며 체중이 130파운드에서 115파운드로 감소. 기침이 계속되다. 1950년 8월 메모리얼 병원에서 4번의 수혈을 받다. 7주나 고열이 계속되다. 그 원인을 알 수 없었다. 체중이 다시 떨어져 97파운드가 되다. 가족들에게 나머지 폐에서도 암이 진행되고 있을 것이며 환자의 수명이 잘 해야 겨우 몇 개월이라고 알려주었다.

● 초진과 치료

나의 초진은 1950년 10월 7일에 이루어졌다. 환자는 열이 높았으며 허약해서 X—레이 치료는 더 견딜 수 없었다. 숨길이가 짧고 밤낮으로 의자에 앉아 있기만 했다. 음식을 먹기가 매우 어려웠다. 기침이 메마르고 지독했다. 점액과 고름을 빼내기가 매우 어려웠다. 왼쪽 겨드랑이와 오른쪽 겨드랑이에 몇 개의 작고 단단한 멍울이 있었다. 혈압은 98/62였으며 맥박은 106으로 규칙적이나 약했다. 오른쪽 위 폐엽으로 통하는 숨소리가 들렸다. 왼쪽 폐의 들숨은 쉰 듯 하고 날숨은 길고 거칠었다. 일주일 뒤에 오른쪽 세 번째 늑간 부위와 오른쪽 어깨, 상박골에 습진이 일어났다. 체중이 더 감소. 그러나 1951년 1월 환자는 고통에서 벗어났으며, 기침이 멈추고, 담이 없어졌다. 먹고 마실 수 있었으며 침대에 누워 잘 수도 있었다. 그 후 몇 년이 지나면서 환자는 만성질병과 다른 고통에서 벗어났다. 또한 환자의 골관절염과 오래 서 있어서 생긴 후측만증도 가벼워졌다. 현재까지 그는 주부의 일을 잘해왔으며 비교적 건강하게 지내고 있다고 보고해 왔다.

● X—레이 보고

1952년 5월 14일. 균질의 탁도가 오른쪽 폐 전체를 덮고 있었다. 오른쪽 6번째 갈비뼈에 수술의 결손이 보임. 등쪽의 척추에 오른쪽으로 향하는 측만증이 있음.

1956년 4월 11일. 측만증이 진행되지 않았으며 6번째 갈비뼈 뒷부분에 골화작용이 진전되었음.

최종보고 : 1957년 8월. 상태가 좋다고 함.

| **사례 2** 기관지암 |

- J. P 씨. 남. 47세. 기혼. 자녀 2명

임상 진단 : 수술할 수 없는 기관지암. 신생물질이 척수를 누르고 있는 것으로 의심이 감.

- 생검보고: 1954년 3월 24일

왼쪽 폐엽에서 액체가 나옴. 도말표본에 대단히 기묘한 세포 집단이 몇 개 있었으며, 그것은 비교적 크고 짙게 물든 핵을 가지고 있었다. 다른 구성물체는 점액과 고름이었다.

악성일 가능성이 큰 것으로 진단하다.

- 과거의 병력

1953년 9월과 10월. 환자가 굉장히 피로해졌으며 기침을 하기 시작. 처음의 진단은 후두염이었다. 1953년 11월에 목 뒤 아래 부위에 고통을 느꼈으며, 엄격한 식사요법을 적용. X—레이 검사는 음성으로 나타났다. 목 전문의는 후두에서 아무 것도 발견 할 수 없어서 기관지 내시경 검사를 받게 했다. 1954년 3월 24일 뉴저지의 패터슨시 제너럴병원에서 기관지 내시경 검사를 받았는데 음성으로 판명되었다.

그 때 X—레이 검사로 왼쪽 폐에 종양이 있음을 알았다. 환자를 수술을 받도록 전문의에게 보냈다. 그 전문의는 종양을 수술할 수 없다고 판단하여 환자가 심도 X—레이 치료를 받도록 다른 전문의에게 보냈다. X—레이 치료법으로 환자가 목소리를 되찾았으며 1954년 12월까지 기침을 하지 않게 되었다. 그때 왼쪽 다리에 통증이 시작되었으며, 무거워지면서 감각을 잃었다.

● 1955년 3월 3일자 성 J 병원의 보고서

왼쪽 폐에 있는 종양 물질은 오래 전부터 선 압박을 받아온 것으로 보임. 이것은 등 뒤의 상부에서 직접 뻗어난 것 때문일 수도 있음. 양쪽 하지 마비가 갑자기 발생하는 비참한 결과를 예방하기 위해 환자에게 입원하여 척수검사와 척수촬영을 받게 했음. 필요하다면 추궁 절제수술과 감압을 해야 했음. 그러나 우리들은 환자를 잘 관찰할 수 있기 때문에 징후가 갑자기 진행되지 않는다면 방사선치료도 고려해 볼 수 있다고 생각했음.

위 척추 X—레이 검사 : 등 뒤의 척추 왼쪽 측만증. 정도가 경중이었다. 등 뒤 중간 척추를 따라 작은 돌출물이 형성되어 있었다. 다리의 기저부는 완전했으며 용골성이 전이된 흔적이 없음. 추간(秋間)은 정상임.

척수조영 결과 : 요추 부위에 판토파크 3cc를 주입했음. 상부 요추를 통하여 뒤 척수 혹 전체에 색깔을 묻혔다. 병변 부위가 없었다. 염색의 침해도 없었다. 경추 7번, 흉추 1번 쪽에서 염색이 다수의 구상핵 속으로 스며들었다. 염색이 다리 꼬리 모양으로 흩어졌으나 역시 병변부위는 보이지 않았다.

● 초진과 치료

1955년 2월 22일에 초진을 했다. 환자는 왼쪽 가슴 아래와 겨드랑이에 격심한 통증이 있다고 했으며 발작적인 기침을 했다. 목의 오른쪽 부위와 등 아래도 통증이 있다고 했다. 환자는 줄곧 침대에 누워 있었으며 화장실에도 남의 도움을 받아야 갈 수 있었다. 양쪽 다리에 쇠약과 고통이 격심하게 일어났다. 환자에게 관장을 자주 시켜주고 아스피린. 나이아신. 비타민 C를 자주 주어야 진정시킬 수 있었다.

처음에 환자가 밤낮으로 울부짖어서 같은 병실의 다른 환자들이 잠을 잘 수 없었다. 5일이 지난 후 격심한 기침이 멎고 왼쪽 가슴의 통증도 줄어들었는데 등 아래와 다리의 통증은 무서울 정도로 증가되었다. 그러한 증상이 근 10여 일이나 계속되었다. 그런 후에 오른쪽 다리가 뻣뻣해지고, 대단히 약해졌으며, 굽힐 수 없게 되었고, 반사현상이 증가되는 등 명백한 바빈스키 증상을 보였다. 왼쪽 다리는 차고 더운 것을 느낄 수도 없었다.

상부 요추 부위에 부분적으로 통증이 대단히 심해서 만지거나 압력을 가할 수 없었다. 그러나 척수검사, 척수조영 X—레이 검사 등으로는 척수에서나 그 근처에 종양물질이 있다는 징후가 없었다. 그러나 임상진단은 시간이 감에 따라 그쪽으로 방향이 잡혔다.

2년 후에 임상진단에서나 뢴트겐 사진에 의하면 폐종양이 반흔덩어리로 줄어들어 있었다. 왼쪽 하부 폐엽에서 호흡이 약간 회복되었다. 오른쪽 폐는 정상이었으나 척수는 치료를 계속해야 할 상태였다. 오른쪽 다리가 부분적으로 뻣뻣해져 있었으며, 움직이기가 어렵고 왼쪽 다리보다 더 약했다. 환자는 2년 동안 지팡이에 의지하여 걸었다. 그 후에는 지팡이 없이 짧은 거리는 갈 수 있었다. 오른쪽 다리의 슬개골 부위와 아킬레스건에 대한 반사가 약했으며 바빈스키 반응이 여전히 있었다. 왼쪽 다리의 반사는 부분적으로 증가되었으며 발은 대단히 강한 보호 반사를 일으켰다. 양쪽 다리의 감각은 부분적으로만 회복되었다. 흥미로운 것은 환자가 어디에든 기대야 했으며 고통, 추위, 따뜻함 등에 대한 감각이 오른쪽 다리에서는 증가되고 왼쪽 다리에서는 그보다 약하다는 것이다. 1957년 8월의 보고. 그는 왼쪽 다리가 약해서 장시간 서 있을 수 없기 때문에 이발사로 일을 계속할 수가 없어 가게에서 부인을 돕고 있다고 했다.

5부

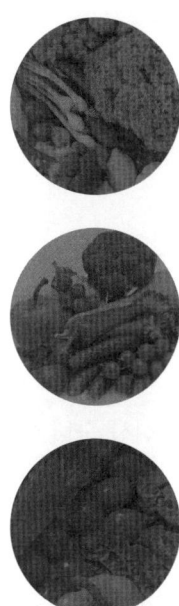

암치료 임상 30년

# 1 임상 30년

신사 숙녀 여러분!

저는 이곳에 휴가차 온 것이지 강의를 하러 온 것이 아닙니다. 그러므로 아무런 준비물도 가져오지 않았습니다. 그래서 저의 암치료법에 대하여 이야기해달라는 청을 받은 순간부터 몇 가지 적어 보았습니다. 그 가운데 재미있는 이야기가 하나 있습니다.

1928년 제가 독일의 빌레펠트에서 내과의사로 있을 때 한 여성을 치료해달라는 전화를 받았습니다. 저는 그 숙녀에게 '어디가 아프냐?'고 물었지만 전화상으로는 이야기하고 싶어 하지 않더군요. 그래서 저는 도시에서 조금 떨어져 있는 그의 집으로 찾아갔습니다. 그리곤 '어디가 편찮으십니까?' 하고 물었지요. 그는 근처에 있는 큰 병원에서 수술을 받았는데, 담관암을 발견했다고 하더군요. 나는 수술자국을 보았습니다.

그는 몸에 열이 많았으며 황달에 걸려 있었습니다. 저는 그에게 "유감스럽게도 저는 도와드릴 수 없습니다. 저는 암치료에 대해서는 아는 바가 없거든요. 특히 수술 할 수도 없을 만큼 암이 퍼진 환자의 경우 저는 좋은 결과를 본 적이 없습니다."라고 말했습니다. 하지만 그는 "아닙니다 선생님, 저는 선생님께서 여러 가지 형태의 결핵과 관절염 치료에서 거둔 성과를 알고 있기 때문에 전화를 드린 겁니다. 자! 여기 종이철이 있으니 처방을 적어 주세요. 저 쪽 테이블에 책이 한 권 있는데, 그 책에서 '암 치료'라고 제목이 붙은 장을 큰소리로 읽어 주시겠어요?"

약 1,200페이지의 민간처방에 관한 큰 책이었는데 암 치료에 관한 장은 그 책의 중간에 있었습니다. 나는 읽기 시작했지요. 그 책은 학교 교사 3명과 내과의사 1명이 편집을 했더군요. 그들 가운데 아무도 개업의는 없었습니다. 그들은 그 책을 공동으로 제작했어요. 나는 그 장을 읽었습니다. 그 책에는 환자들에게 특별 스프를 주었던 히포크라테스에 관한 이야기가 있었습니다. 제가 강조하고 싶은 것은 우리가 바로 지금도 그 스프를 이용하고 있다는 사실입니다. 그 책에 적혀 있는 스프를, 그러니까 기원전 550년경의 그 스프를 말입니다.

히포크라테스는 그 시대에 가장 위대한 의사였으며 저는 개인적으로 그가 전 세대에 걸쳐 가장 위대한 의사라고 생각합니다. 그는 특별 스프와 관장 등으로 환자의 몸에 쌓여 있는 독을 제거해야 한다는 생각을 했던 것입니다.

나는 계속 책을 읽었습니다만 결국 그 여자분께 "제 말을 들어보세요. 저는 결핵치료법 때문에 동료 의사들로부터 항의를 받고 있습니다. 그래서 저는 부인을 치료해드리고 싶지가 않군요."라고 말했습니다. 그 부인이 다시 고집을 부리더군요.

"선생님께서는 이 치료의 결과에 대해 책임이 없고 제가 이 치료를 고집했다는 내용을 글로 보장해 드리지요."

그래서 결국 사인을 한 서약서를 받고 나서 한번 시도해봐야겠다고 생각했습니다.

저는 처방전을 적었습니다. 그 처방전은 제가 자우어브루흐교수와 뮌헨 대학병원에서 사용한 결핵환자를 위한 처방전과 거의 같은 것이었습니다. 그 동안 뮌헨대학에서 그 처방법으로 환자들을 다루었는데 효과가 있는 것으로 판명되었던 것입니다. 저는 그 치료법이 암 환자에게도 효과가 있으리라고 생각했지요. 결핵과 암은 둘 다 신체의 제독이 필요한 퇴행성 질환이라는 내용이 의학서적에 계속 실려 왔습니다. 하지만 제독을 해야 한다는 주장은 오직 히포크라테스만이 글로 적었던 것이지요.

제 처방에 따라 그 환자가 완치되었습니다. 6개월 후 환자는 자리에서 일어났고 최상의 컨디션을 유지했습니다. 그 후 그는 두 명의 다른 암 환자를 저에게 보냈습니다. 그의 가족이었던 한명은 위암 환자로 수술 도중 위장 주위의 여러 샘에도 암이 전이된 것이 발견되었는데 역시 완쾌되었습니다. 그런 후 저는 제 의지와 상관없이 세 번째 환자를 치료해야 했습니다. 의료계에서 한층 더 반발이 있으리라는 것을 예상했습니다. 세 번째 역시 위암 환자였습니다. 이 환자 역시 완쾌되었습니다. 세 사람의 환자를 치료했는데 모두 완쾌된 것입니다.

저는 오늘 이 순간까지도 어떻게 이런 일이 일어났으며, 제가 어떻게 이런 일에 우연히 말려들어 성공을 얻었는지 알 수 없다고 말씀드릴 수밖에 없습니다. 그 당시 저는 언제나 환자들이 어떻게 완치되었는지 모른다고 말했습니다. 저는 암에 대해 충분히 알지 못했으며 연구를 하기에도 어려운 문제였습니다. 그렇지만 한 번 제 머릿속에, 제 손에, 그리고 제 마음 속에 자리 잡은 그 문제는 저를 그냥 내버려두지 않았습니다.

그 후 저는 비엔나에 있었습니다. 히틀러 시대의 정치적인 격변으로 독일을 떠났습니다. 저는 6명의 환자를 치료했으나 6명 모두 결과가 좋지 않았습니다. 모두 실패했지요. 그것은 충격적인 일이었습니다. 제가 환자들을 치료했던 그 요양소는 식사요법 치료를 할 수 있는 준비가 되어 있지 않았습니다. 그 요양소는 다른 요법으로 환자들을 치료하고 있었으므로 식단에 많은 관심을 기울이지 않았던 것입니다. 저는 실패의 원인이 그것에 있다고 믿었습니다.

그 후 저는 파리로 가서 7명의 환자를 치료했는데 3명이 완치되었습니다. 그 가운데 한 분은 연세가 70세였는데 결장이 시작되는 부분인 맹장에 암이 발생했습니다. 또 다른 환자는 아르메니아인 여성이었습니다. 아주 재미있는 사례였지요. 환자의 모든 가족들과 싸워야 했습니다. 그 분 가족 가운데 의사가 많이 있었으므로 저는 많은 어려움을 겪었습니다. 하지만 어쨌거나 이 환자의 치료에 성공을 거두었지요. 그의 유방암이 다시 자라났습니다. 가족들이 매번 환자가 기운이 너무 쇠약해져있다고 주장했습니다. 그의 몸무게는 겨우 78파운드였으니까요. 그는 피골이 상접하였으므로 가족들이 그에게 달걀노른자를 주었으면 했지요. 저는 소량의 달걀노른자를 주었습니다. 그랬더니 암이 다시 자라더군요. 가족들은 또 그 환자에게 얇게 저민 육류를 주라고 했습니다. 제가 육류를 먹였더니 암이 다시 자랐습니다. 환자의 가족들은 세 번째로 기름을 주라고 했습니다. 기름을 주었더니 또 암이 자라더군요. 하지만 어쨌건 그때마다 암을 제거해내고 완치시킬 수 있었습니다. 그러나 그때까지도 저는 암이 무엇인지 몰랐습니다. 누군가가 나의 치료법에 대하여 물어오면 저는 '정말 모르겠습니다.' 라고 답변해야 했습니다.

얼마 후 저는 이 나라에 왔습니다. 암에 관한 문제와 처음으로 완치시켰던 세 환자를 잊을 수가 없었습니다. 저는 '가능성이 있는 일이야. 그런데 하지 않는다는 것은 죄악일지도 몰라' 하는 생각을 계속했습니다. 하지만 그렇게 쉬운 일은 아니었습니다. 제가 여기에 왔을 때 제게는 병원이 없었습니다. 개업할 수 있는 면허조차 없었지요. 제가 시험을 치르고 환자를 받을 수 있게 되었을 때, 저는 환자들을 집에서 치료해야 했는데 그것은 힘든 일이었습니다. 환자들은 집에서 식사요법을 하는 것을 좋아하지 않습니다. 사람들은 요리 시간을 절약하는 데 익숙해 있었으며, 치료에 필요한 온갖 녹즙을 만드는 데 열의를 보이지 않곤 했지요. 그러한 일들은 벌써 주부의 손에서 떠나버렸으니까요.

결핵치료용 식단은 무염식으로 주로 과일과 야채이며, 야채는 비알루미늄제의 무거운 용기에 담아 자체의 수분으로 찐 채소를 쓰기도 합니다. 이때 뚜껑은 무겁고 잘 맞아서 증기가 새어나가지 못하게 해야 합니다. 그리고 환자들은 잘게 간 날음식을 주로 섭취해야 하지요. 오렌지즙, 그레이푸프르트즙, 사과와 당근즙을 마셔야 합니다. 원심분리기나 액화기로는 환자들의 병을 낫게 해주는 녹즙을 만들 수 없으므로 특별한 기구 즉, 분쇄기와 착즙기로 만들어야 합니다. 맨 처음 저는 액화기가 제일 훌륭한 장치라고 생각했습니다. 액화기로 짠 녹즙에는 모든 요소가 다 들어 있었으며 아무 것도 손실되지 않았습니다. 그런데 효과가 나질 않더군요. 그때 저는 한 물리학자로부터 액화기의 중심부에는 양전기가 있고 녹즙에는 음전기가 있다는 사실을 알게 되었습니다. 이 전기가 산화효소를 죽이는 것입니다. 이것은 또한 원심력을 이용한 녹즙기와 그와 비슷한 다른 장치에도 적용되는 것이었습니다. 그러므로 녹즙은 가능한 한 스테인레스 스틸로 만든 분쇄기와 착즙기로 만들어야 합니다.

환자들은 녹즙을 많이 마셔야 합니다. 히포그라테스 스프도 먹어야 하지요. 모든 자세한 사항을 다 말씀드릴 수는 없습니다. 그러려면 오늘 저녁 시간으로는 모자랄 것 같군요. 하지만 관장에 의한 제독이 중요하다는 것은 말씀드려야겠습니다. 저는 히포크라테스의 책에 제시되어 있듯이 제독이 가장 중요하다고 느꼈습니다.

마침내 제 병원이 생겼습니다. 암이 어느 정도 진행된 사람들은 물론이고 상당히 진전된 사람들, 그리고 말기암인 경우에도 목숨을 건질 수 있다는 것을 알게 되었습니다. 사람들은 말기암 환자들을 점점 더 많이 데려왔지요. 저는 그들을 버릴 수가 없었습니다. 한 쪽에서는 미국의학협회의 칼날이 제 목을 겨누고 있었는데 등 뒤에는 말기암 환자들만이 대기하고 있었습니다. 제가 환자들의 목숨을 구하지 못하면 제 병원은 사형수의 감방에 지나지 않을 것입니다. 어떤 환자들은 들것에 실려 왔습니다. 걸을 수 없었던 것이지요. 더 이상 먹을 수도 없는 지경이었습니다. 정말 아주 어려운 상태였습니다. 그래서 저는 암이 상당히 진행된 말기암 환자들을 도와줄 수 있는 치료법을 연구해내야 했습니다. 또다시 어쩔 수 없는 상황에 빠져들게 된 것입니다. 어느 쪽을 강조해야 할지 알아야 했으므로 저는 모든 문헌을 읽기 시작했습니다. 그 과정에서 저는 모든 의사들이 증상을 다루고 있다는 사실을 알았습니다. 제 생각으로는 증상에 불과한 것이었지요. 증후의 이면에는 근본 원인이 있음에 틀림이 없습니다. 뇌·폐·뼈·복부 그리고 간에 원인이 없는 증상이 나타나는 것은 불가능한 일입니다. 무언가 근본적인 원인이 있어야만 합니다. 그렇지 않으면 그러한 증후들이 나타날 수가 없습니다.

이미 결핵 치료를 통해 제가 얻어낸 결론은 모든 퇴행성 질병의 경우, 증상을 다뤄서는 안 된다는 사실이었습니다. 인체, 즉 몸의 전부를 생각해야 합니다. 말로는 아주 쉽습니다. 그런데 어떻게 전체를 다뤄야 할까요? 저는 조금씩 연구를 하여 우리 몸에서 가장 중요한 부분은 소화관이라는 결론을 얻게 되었습니다. 우리가 섭취한 모든 음식물을 제대로 소화시키고 모든 소화기관들이 제 기능을 발휘하여 최종 산물에 이르기까지 모든 찌꺼기들을 제거하려면 모든 독소와 유독 물질이 제거되어 체내 조직에 아무 것도 축적되지 않아야 하는데, 결핵치료에서 이것이 가장 중요하다고 생각했던 것입니다. 이것은 또한 모든 다른 퇴행성 질병의 경우에도 분명 마찬가지일 것입니다. 그리고 이 순간에도 암에 대한 특별한 치료가 필요 없다고 저는 확신합니다.

암도 소위 퇴행성 질병이며 모든 퇴행성 질병은 먼저 전 인체를 제독해야 합니다. 다시 저의 결핵 연구에 대해 말씀드리겠는데 결핵의 경우 간이 중요한 역할을 하고 있다는 사실을 알게 되었습니다. 간은 인체의 독성을 제거해주는데 독을 담관으로 들여보내 담즙을 통해 제거되도록 합니다. 이것은 쉬운 일이 아닙니다. 게다가 간은 내장신경계의 도움을 받아 위액을 만들어 내는 일을 도와줍니다. 그리고 간은 췌장에서 트립신·펩신·리파제 같은 소화효소들을 만들어내는 것을 도와주는데 이들 작업이 모두 내장신경계의 도움으로 조절됩니다.

간의 기능으로 대단히 중요한 것들이 많이 있습니다. 그 가운데 하나는 우리가 루돌프 쉰하이머를 통해 알게 된 산화효소의 활동을 재개시켜준다는 사실입니다. 그는 여기에 대해 깊은 연구를 했습니다. 이 자리에서는 너무 깊이 들어갈 필요가 없겠지요. 암 환자들의 경우 산화효소의 기능이 낮다는 사실을 알아두는 것이 매우 중요합니다.

이제 암치료의 이 이론에 대하여 얘기해볼까요. 요즘 몇 년 동안 암에는 특별히 중요한 두 가지 구성요소가 있다는 생각이 들었습니다. 하나는 일반적인 구성요소인 인체입니다. 나머지 하나는 국부적인 것, 즉 증후입니다. 치료는 일반적인 구성요소에 적용되어야 합니다. 우리가 몸 전체에 균형을 잡아주면 국부적인 증후는 사라집니다.

일반적인 구성요소란 무엇이고 인체에 균형을 잡아주기 위한 치료는 어떻게 해야 합니까? 저는 오늘 저녁 시간의 대부분을 이 문제에 할애하려 합니다. 일반적인 구성요소는 소화관과 간입니다. 암 환자의 경우 소화관이 대단히 중독되어 있습니다. 우리는 그 독을 어떻게 해야 할까요? 제독이란 말은 쉽지만 암 환자들을 제독시키는 일은 정말 어렵습니다. 암이 상당히 진행되었을 경우, 환자들은 거의 먹지를 못합니다. 환자들에게는 위액이 없고, 간과 췌장이 제 기능을 발휘하지 못하며, 활동적인 기관이라곤 아무 것도 없습니다.
 어디서부터 시작할까요? 가장 중요한 첫 단계는 제독입니다. 그러므로 이 문제에 대하여 이야기해보지요. 먼저 우리는 몇 가지의 관장을 시켜줍니다. 저는 괴팅겐 대학의 O·A. 마이어교수가 맨 처음 사용한 커피관장이 가장 좋다는 것을 알게 되었습니다. 마이어 교수가 커피관장을 떠올린 후 호이브너 교수와 동물의 직장에 넣는 실험을 했습니다. 그때 담관이 열려 많은 담즙이 더 나올 수 있다는 사실을 관찰했습니다. 저는 이것이 매우 중요하다고 느껴 커피관장을 고안해 냈습니다.
 1쿼터의 물에 세 숟가락 가득 커피가루를 넣고 3분간 끓인 뒤, 다시 10~20분간 약한 불로 끓여 체온 정도로 식혀서 관장을 시킵니다.
 환자들은 커피 관장이 효과가 있다고 했습니다. 제독작용을 수행하면서 고통이 사라져서 우리는 진정제를 치워야 했습니다. 한편으로는 인체를 제독하면서 테메롤, 코데인, 몰핀, 스코폴라민 등의 진통제를 써서 중독 시키면 인체를 제독시키지 못한다는 것을 알게 되었습니다. 그래서 우리는 진통제 투약을 금지시켰는데, 그것은 사실 매우 어려운 문제였습니다. 어느 환자 하나는 자기는 두 시간마다 코데인 한 알을 먹으면서도 몰핀 주사를 맞아왔다고 말했습니다. 여러분들이라면 이렇게 해도 견딜 수 있겠습니까? 저는 그 환자에게 최선의 안정제는 커피관장이라고 말했습니다. 얼마 지나지 않아 그도 이 사실에 동의했습니다. 저는 4시간에 한 번씩 커피관장을 하라고 했는데 두 시간마다 한 번씩 관장을 했지요. 하지만 그 이상 좋은 진통제는 없습니다. 극심한 고통 중에 있는 환자들 가운데 일부는 그렇게 하지 않았습니다.
 며칠만 지나면 고통이 거의 없어집니다. 여러분들에게 한 환자의 사례를 말씀드리겠습니다. 옛날에 한 숙녀가 저를 찾아왔습니다. 그는 자궁경부에 암이 걸려 있었고 자궁 주위에도 커다란 종양 2개가 있었습니다. 자궁경부는 피고름이 나는 큰 분화구와 괴사가 되어 있었습니다. 그 가엾은 여자는 더 이상 앉을 수도 없었습니다. 수술도 불가능했지요. 그는 X—레이 치료를 받아왔으며 음식을 먹으면 모두 토해냈습니다. 누워 있을 수도, 앉아 있을 수도 없었습니다. 그는 밤낮으로 걸어 다녀야 했습니다. 그가 제 병원으로 왔을 때, 사무장이 "선생님, 그 여자를 병원에 둘 수가 없습니다. 신음 소리를 내며 밤낮으로 걸어 다녀서 다른 환자들의 수면을 방해합니다."라고 할 정도였습니다.

그러나 4일 후 그 환자는 안정제 없이도 잠을 잘 수 있었습니다. 아무튼 안정제는 그 환자에게 도움을 주지 못했습니다. 안정제는 30분 정도의 약효가 있을 뿐이었습니다. 8~10일 후 그 환자는 제게 한 가지를 부탁했습니다. 그 날 새벽 3~4시의 야간 관장을 생략해 달라는 것이었지요. 커다란 종양 덩어리를 흡수하는 환자들은 매일 밤 자명종 소리에 잠을 깨야 하는데 그렇게 하지 않으면 그 덩어리의 흡수로 인해 중독이 되기 때문이지요. 그들에게 2~3회만 관장을 시키면 중독이 되어 죽지요. 의사는 환자가 모든 종양 덩어리를 흡수하여 충분한 해독이 되지 못하도록 방치해서는 안 되지요. 만일 그 환자들에게 2~3회 정도만 관장을 시키면 환자들은 충분한 제독을 하지 못하게 됩니다. 환자들은 간성혼수에 빠집니다. 부검해보면 간이 중독되어 있다는 사실이 드러납니다.

저는 그 여자 환자에게 그 날 밤에만 7시간을 잘 수 있다고 말했습니다. 단 하룻밤입니다. 그 이상의 위험은 감수할 수가 없지요. 제가 이런 환자들에게 야간 관장을 시켜주지 않으면 그들은 이튿날 아침에 졸려서 의식이 거의 반만 깨어 있게 됩니다. 간호사들이 그것을 알게 되면 환자들이 중독에서 깨어날 때까지 몇 차례 관장을 시켜야 한다고 말해 줍니다. 이 정도로도 제독에 관해서 충분히 강조했다고 볼 수가 없습니다. 이 정도의 관장으로도 충분치가 않습니다. 최소한 첫 한주 동안은 환자들에게 이틀에 한 번씩 피마자기름을 복용시키고 피마자기름 관장을 시키기도 합니다. 2주만 지나면 이 환자들은 알아볼 수 없을 정도로 달라집니다. 그들은 들것에 실려 왔는데 이제는 돌아다니니까요. 그들에게 식욕도 생깁니다. 몸무게가 늘고 종양은 쇠해져갑니다.

여러분께서는 어떻게 악성 종양이 기운을 잃게 됩니까? 라는 질문을 하실 겁니다. 그것은 저도 이해하기 어려운 문제였습니다. 저는 결핵환자를 치료하면서 간 기능을 도와주고 전신에 칼륨을 회복시키기 위해 칼륨과 요오드를 투여하고 간주사를 추가해야 한다는 사실을 알게 되었습니다. 제가 아는 한 이것이 진실입니다. 우리는 우선 환자에게 최대한 무염분의 식사를 줍니다. 그렇게 하면 인체에서 소금이 최대한 배설됩니다. 처음 시작할 때 식사에 0.5그램의 염분을 넣다가 차츰 없애 버리면 하루에 염분을 3그램, 5그램, 8그램까지 배설하게 됩니다.

환자들에게 연골과 루골액을 줍니다. 저는 소위 구덴나트의 올챙이 실험에서 산화력을 증가시키고 돕기 위해서 요오드가 필요하다는 사실을 알게 되었습니다. 그래서 우리는 환자들에게 다량의 칼륨을 줍니다. 저는 약 300회의 실험으로 알맞은 칼륨 배합량을 알게 되었습니다. 그것은 글루콘산 · 칼륨 · 인산이수소칼륨(단일)과 초산칼륨 10퍼센트 용액입니다. 환자는 이 용액을 하루에 열 번, 티스푼으로 네 개 분량을 녹즙에 타서 먹습니다. 그 정도로 많은 칼륨이 체내에 들어가야 합니다. 동시에 연골을 1그레인씩 다섯 번, 반으로 묽게 만든 루골액을 3방울씩 여섯 번 먹어야 합니다. 루골액 18방울은 대량입니다. 일부 환자들은 가슴이 뛰기 때문에 처음에는 연골을 복용하지 못하겠다고 하지만 얼마 가지 않아 심계항진을 일으키지 않게 됩니다. 모든 알레르기가 사라집니다. 일부 환자들은 처음에는 레몬즙이나 오렌지즙을 한 방울도 마실 수 없다고 합니다. 알레르기 때문입니다. 그러나 환자들의 신체가 제독이 잘 되고 칼륨을 많이 섭취하면, 알레르기를 일으키지 않습니다. 알레르기 등 과민증이 없어집니다.

연골과 루골액은 체내에 들어가면 즉시 암덩어리로 들어갑니다. 그렇게 되면 암세포가 처음에는 더 빨리 자라다가 곧 수그러드는데 그때 칼륨을 좀 더 넣으면 아주 빨리 수그러집니다. 하지만 염분은 거의 남아 있지 않습니다. 그래서 암세포들이 칼륨과 산화효소를 흡수하여 저절로 죽게 됩니다. 여러분들은 암세포는 본래 발효에 의지해서 살지만 칼륨과 산화효소는 산화를 일으킨다는 사실을 알아야 합니다. 이 점이 바로 암세포가 생명을 유지할 수 있는 상황을 없애 암세포를 죽일 수 있는 요지가 됩니다.

이제는 혈액 중에 있는 인체의 죽은 세포 덩어리를 처치해야 하는데 이런 죽은 세포들은 어디에 있든 제거시켜야 합니다. 그것이 그리 쉽지는 않습니다. 암세포 즉, 종양세포는 아주 비정상적입니다. 이 세포들은 숙성되지 않은 아직 미숙한 상태에 있는 다른 암세포보다 훨씬 더 쉽게 죽습니다. 임파선에는 다른 암세포가 있습니다. 임파관들은 암세포들로 양끝이 막혀 있지요. 거기엔 혈액도 임파액도 가지 못합니다. 여러 종류의 선에도 암세포들이 있습니다. 암세포들은 거기 숨어서 규칙적인 혈액순환으로 보호받고 있습니다.

그러므로 거기에 도달하기가 쉽지 않습니다. 처음에는 죽은 큰 덩어리로 되어 있습니다. 그러나 이 죽은 덩어리는 이제 어느 곳에 있든지 (자궁이나, 신장, 폐 또는 어디에 있든지) 흡수되어야 합니다. 흡수는 혈액을 통해서만 가능합니다. 저는 이것을 '비장관의 소화'라고 부릅니다. 장의 소화는 장관에서 이루어집니다. 비장관의 소화를 극대화시키려면, 밤낮으로 계속 제독작업을 해야 하며 기능이 과할 정도로까지 해야 합니다. 이 일을 어떻게 할 수 있을까요?

비장관의 소화가 최대 기능을 발휘하도록 하려면 흙에서부터 출발해야 한다는 것을 알게 되었습니다. 흙은 정상적이어야 하고 인공비료가 섞이지 않아야 하며 흙을 중독 시키는 독성이나 살균제가 없어야 합니다. 중독된 토양에서 성장하는 식물은 무엇이든 중독됩니다. 거기서 자라는 식물이 우리의 식량이요, 과일이며 야채인 것입니다. 토양은 우리의 외부 신진대사라고 저는 생각합니다. 토양은 정말로 우리 몸과 멀리 떨어져 있지 않습니다. 인간은 토양에 의존해 살고 있습니다. 그러나 현대의 음식 즉 사람들이 먹는 보통의 음식은 병에 들어 있고, 독성이 있으며, 캔에 들어 있고, 착색돼 있으며, 가루로 되어 있고, 냉동되어 있으며, 초산에 살짝 담갔거나 방부제가 첨가되어 있어 더 이상 정상적인 것이 못 됩니다. 우리는 살아 있는 정상적인 음식을 더 이상 섭취하지 못하게 되었으며, 우리가 먹는 음식과 음료는 죽음의 덩어리로 이 독성 물질들은 몹시 아픈 사람의 체내 조직에 독을 더하기 때문에 병을 고칠 수 없습니다. 음식을 통해 독이 자꾸 쌓이면 우리의 몸이 해독되지 않기 때문에 그것이 암이 크게 증가하는 여러 가지 이유들 가운데 하나가 됩니다.

조리시간을 단축하는 것은 좋은 일이지만 그 결과는 끔찍합니다. 30년이나 50년 전에는 암이 노인병이었습니다. 간이 지쳐서 더 이상 제 기능을 발휘하지 못하는 노인들이 병에 걸렸던 것입니다. 그들은 60~70세가 되어 암에 걸렸고 암은 희귀한 병이었습니다. 모든 이들이 그 사실을 알고 있습니다. 그런데 지금은 네 명 가운데 하나가 암으로 죽어가고 있으며 앞으로는 세 명에 하나로 늘어날 것입니다. 다음 세대에는 상황이 더욱 심해질 것입니다. 가엾은 어린이들이 점점 더 많이 백혈병에 걸리고 있습니다. 지상에서 이 나라처럼 많은 사람들이 백혈병에 걸리는 나라는 없습니다. 정말 없습니다. 그것은 우리의 잘못입니다. 아이스크림은 전화당으로 만들어진 제품입니다. 코카콜라에는 인산이 들어 있습니다. 이런 상태에서 어린이들이 퇴행성 질환에 걸리는 것이 놀라운 일이겠습니까? 이러한 것들이 우리의 외부 신진대사를 구성하고 있습니다.

이제 우리의 소화관에 대해 생각해 보십시오. 소화관의 일부로 가장 중요한 것은 간이며 간의 조직과 기능을 회복시켜주는 것은 중요한 일입니다. 그것은 대단히 힘든 일이지요. 우리는 환자들에게(결핵 환자도 포함됨) 간주사를 놓아주며, 이 환자들의 대부분은 적혈구의 증가가 필요하기 때문에 약간의 비타민 B를 첨가합니다.

환자들은 100밀리그램의 비타민B가 든 3cc의 생간 추출물들을 먹습니다. 게다가 과일과 야채의 칼륨 함량은 정상적인 함량에 미치지 못하고 산화효소도 충분치 않다는 사실을 깨닫고, 저는 최상으로 배합된 칼륨 공급원과 가장 좋은 산화효소의 공급원을 찾아냈습니다. 그것은 송아지의 간입니다. 하지만 지나친 지방과 콜레스테롤이 함유된 송아지 간을 환자에게 주어서는 안 됩니다. 그래서 우리는 환자들에게 신선하게 짜낸 송아지 간즙을 주는데, 이 즙을 같은 양의 당근즙과 특별한 방식으로 혼합합니다. 간만으로는 짜지지 않습니다. 신선한 송아지 간 0.5파운드와 0.5파운드의 당근으로 200cc 유리컵 한 잔 분량의(약 8온스) 신선한 즙을 만듭니다. 암이 상당히 진행된 환자들은 하루에 두 잔, 심지어 석 잔까지 마시는데, 환자들이 좋아합니다.

이 모든 일은 장의 소화 기능을 회복시키기 위하여 행해집니다. 이 기능이 제대로 이루어지면, 우리는 위액(아시돌, 펩신)과 막을 입히지 않은 췌액소를 줍니다. 암 환자들은 외막이 있는 췌액소를 소화시킬 수 없기 때문이지요. 이 췌액소를 하루에 다섯 번, 1회 3알씩 복용합니다. 그렇게 하면 환자들은 체내기관에 언제나 트립신· 펩신· 리파제와 디아스타제를 충분히 갖게 됩니다. 혈액이 이들 물질을 운반할 수 있으며 종양 덩어리가 어느 곳에 있든지 소화시킬 수 있습니다.

이제 시간이 다 되어가므로, 저는 여러분들에게 이 치료법이 암에 진정 효과가 있는지를 입증하기 위해 우리가 이룩한 성과에 대해 말씀드리고 싶습니다. 제일 먼저 말씀드릴 것은 결과에 대한 것입니다. 암이 상당히 진행된 말기암 환자의 경우에도, 50퍼센트는 살려냈다고 말씀 드릴 수 있습니다. 위험은 간 기능을 회복시킬 수 없을 때 발생합니다. 그렇게 되면 희망이 없습니다. 간과 그 기능의 회복은 아주 중요한데 간 기능이 회복되지 못하는 환자들은 간경변증이 발생하여 약 6개월에 서 2년 반 사이에 목숨을 잃게 됩니다. 그러한 환자는 시체검사를 해보 면 암세포는 없습니다. 암으로 사망한 것이 아니라는 뜻입니다. 간이 수축되어 목숨을 잃은 것입니다. 저는 비장관의 소화를 촉진시키기 위 해 한층 더 많은 간즙을 환자들에게 주므로 간이 수축되는 경우는 드뭅 니다.

저는 암치료의 결과를 향상시키기 위해 많은 일을 할 수 있다고 생각 하고 있습니다. 환자들이 집으로 돌아갔을 때 겪는 곤란과 주치의가 그 식품을 먹을 필요가 없다고 했을 때, 환자들이 부딪히게 되는 여러 가 지 문제에 대하여 말하고 싶지 않습니다.

간의 회복은 1년에서 1년 반이 걸리는 너무나도 힘든 일이기 때문에 가족들은 환자가 이 치료를 성공적으로 마칠 수 있도록 도와줄 수 없으 리라고 생각할 수도 있습니다. 간세포는 4~5주가 경과하면 재생되며 오래 된 환자들의 경우에는 5~6주가 걸립니다. 간을 회복시키려면 12 ~15세대의 새로운 간세포가 필요합니다. 그렇게 하려면 1년 반이 소 요됩니다. 하지만 저는 치료에서 가장 중요한 부분은 환자에게 제 기능 을 다하는 새 간을 만들어 주는 것이라는 사실을 알게 되었습니다.

이 이론을 증명하기 위해 저는 두 마리의 생쥐 실험, 즉 암에 걸린 생 쥐 한 마리와 건강한 생쥐 한 마리를 접합시키는 동물실험을 하기로 했 습니다. 우리는 두 마리의 생쥐를 옆으로 잘라 혈관을 접합시킨 다음

함께 봉합했습니다.

건강한 생쥐에게서 나오는 혈액이 병든 생쥐의 체내에서 하루밤낮을 순환하고 나서 병든 생쥐의 몸을 정화시켜주었습니다. 그래서 우리는 건강한 정상적인 신진대사로 암을 치료할 수 있다는 사실을 입증했습니다. 정상적인 쥐의 건강한 몸으로 암에 걸린 쥐를 치료시킬 수 있습니다.

하지만 우리는 이런 형태의 실험에 대해서는 아직 초기 단계에 있습니다. 어느 환자의 남편은 아내의 상태가 무척 좋지 않자 자신의 몸을 아내와 결합시켜 주기를 바랐습니다. 그러나 아내가 거절했습니다. 아내는 남편을 자기 곁에 묶어 두고 밤낮을 가리지 않는 극진한 간호로 꼼짝 못하게 하고 싶지 않았던 것입니다. 이 부인이 처음 제게 왔을 때는 간에 암이 크게 퍼져 있었으며 신체의 다른 부위에도 전이되어 있었습니다. 제가 그 부부에게 환자에게 도움을 줄 수 있는 방법이 없으리라고 말했더니 남편이 자신의 건강한 신체를 제의한 것입니다. 상황이 그렇게 나빴지만 부인은 아직 살아 있으며 상태가 좋아지고 있습니다. 어쨌든 우리는 인간에게 이런 형태의 실험을 한 적이 없으며 오직 쥐를 대상으로 해보았을 뿐입니다.

이 이론을 입증하기 위한 다음 단계는 천자로 간에서 작은 조직을 표본으로 추출하는 것입니다. 시간이 경과하고 환자가 회복되었을 때, 현미경으로 그리고 화학적으로 살펴볼 때 간이 회복되었다는 것이 나타납니다. 이것은 미량화학에 의해 이루어집니다. 칼륨 함량과 철분이 증가하고 이제 코발트 함량을 추적할 수 있게까지 됩니다.

지난 10년간 저는 인간의 혈청 속에 있는 칼륨의 함량을 조사해 약

200개의 곡선을 만들었습니다. 하지만 특징적인 것은 못됩니다. 반면 환자의 상태가 호전되었을 때, 작은 세포조직(작은 점액성 막이나 근육의 세포조직)을 떼어보면 이 세포조직 역시 칼륨의 함량이 정상적으로 회복되었음을 보여줍니다. 이것은 절대적으로 중요한 사실입니다.

두 달 전에 제가 휴가차 이곳에 오려고 계획했을 때 이 어린 소년의 부모님들께서 제게 편지를 보내 백혈병 치료에 관해 질문을 하셨습니다. 여기 그 어린 소년이 있습니다. 이 아이는 수혈을 받았으나, 백혈구의 수는 5만에서 6만 정도, 적혈구의 수는 140만으로 줄어들었습니다. 한 주 동안 몸무게가 8파운드나 빠졌으며 먹고 마실 수 없었습니다. 저는 약 6주전에 치료를 시작했습니다. 그때부터 이 소년은 일어서 다녔습니다. 자전거도 탈 수 있고 활동적이며 몸무게도 총 5파운드가 늘었습니다. 혈구수도 정상입니다. 림프구는 6,500개이고 헤모글로빈은 73, 적혈구 세포는 450만이 되었습니다. 140만에서 말입니다. 바로 이 소년입니다. 여러분도 아시다시피, 어린이들은 간즙을 정말로 좋아하며 더 먹겠다고 청합니다. 이 부모님들은 아이를 처음 보았던 병원에서, 이 아이를 위해서 아무 것도 할 수 없다는 소리를 들었지만 지금 저는 이 아이의 생명을 구할 수 있다는 느낌이 듭니다(박수).

또 다른 환자 아일리 씨의 경우도 있습니다. 여기로 나와 주시겠습니까? 아일리 씨는 저를 만나기 위해 이 자리에 오셨습니다. 이 분은 오레곤주의 살렘에 살고 계십니다. 그는 전립선암을 앓으셨는데 방광에까지 전이되었지요. 그래서 이분은 오레곤주 로틀랜드 대학병원으로 유명한 비뇨기과 의사를 찾아갔습니다. 그 의사는 방광에까지 암이 전이

되었다는 진단을 내렸고 손을 쓸 도리가 없다고 말했습니다. 게다가 암은 골반뼈까지 전이되었습니다. 그것은 2년 전의 일이었습니다. 주치의를 포함하여 의사들은 특히 골반뼈가 암으로 가득 차 있기 때문에 불과 4~6주밖에 살 수 없다고 했습니다. 제게 왔을 때는 지독히 아파보였습니다. 이 분의 아내와 간호사가 함께 데려왔지요. 그는 자신의 마지막 의지를 다했지만 살 수 있으리라는 기대를 하지 않았습니다. 지금 우리는 이 환자를 완치시켰습니다. 그의 치료는 특히나 어려운 일이었습니다. 저는 이 분의 아내에게 감사를 드리고 싶습니다. 그는 헌신적으로 남편을 치료했습니다. 그는 훌륭했으며 우리들은 그를 믿을 수 있었습니다. 이런 치료를 할 때 참 된 헌신을 보이는 가족이 있으면 상당히 진행된 말기암 환자라도 생명을 구할 수 있습니다. 물론 우리가 모든 암 환자의 생명을 건질 수는 없겠지만 때로 우리의 기대 이상으로 생명을 구할 수 있을 것입니다.

# 2 강연 후의 질문과 대답

질문 : 유섬유종(자궁근종)도 같은 방식으로 없앨 수 있습니까?

답변 : 유섬유종은 대부분 양성입니다. 양성종양은 악성종양에 비해 흡수하는 데 10~20배의 시간이 소요됩니다. 양성종양은 유착과 반흔을 남깁니다. 유섬유종과 양성종양은 비정상적인 것이 아니므로 고치는데 시간이 많이 걸립니다. 양성종양에 대한 비장관의 소화력 회복에 시간이 걸리기 때문입니다. 그러나 악성으로 변하게 되면 금방 없어집니다.

질문(어느 의사) : 거슨 박사님. 제가 1946년에 박사님의 병원을 방문했을 때 병원의 가정부가 신선한 당근즙을 마시고 있었습니다. 그는 수술을 받을 수 없는 췌장암 환자였습니다. 그에 대해 이야기를 해주십시오. 악조건 속에서도 그는 일을 아주 잘 해내고 있었습니다.

답변 : 지금 그는 살아있으며 상태도 좋습니다. 벌써 10년이 지났군요.

질문 : 암이란 다양한 퇴행성 조직과 세포에서 작용하는 특정 호르몬의 억제되지 않은 과다인자의 반응 상태를 말하는 것입니까?

답변 : 아니요, 그렇게 생각하지 않습니다. 그 이상인데 이 질문에 답변하려면 더 깊이 들어가야 합니다. 우리는 암에 걸리기 전의 상태와 암이 발생한 상태를 구분지어주어야만 합니다. 암에 걸리기 전의 상태에서는 모든 것이 준비됩니다. 간과 장관의 여러 조직이 대단히 손상된 상태에서 암 증상이 나타나는 것입니다. 그때까지는 암에 걸리기 이전이 상태인데, 이러한 상태를 호르몬과 효소 등으로는 결코 치료할 수 없습니다. 호르몬으로 어느 정도 간을 자극할 수는 있습니다. 코티손으로 간을 자극할 수 있습니다. 아드레날린 등으로 간을 자극할 수 있으나 간의 남은 능력을 손상시킬 뿐입니다. 그것으로 간에 무엇을 채우기 보다는 비우게 됩니다. 암은 퇴행성 영양실조이므로 우리가 해야할 일은 비워져 있으며 중독되어 있는 여러 기관들을 다시 채워주는 것입니다. 그러므로 간의 마지막 능력을 사라지게 하면서 짧은 시간 동안만 상태를 개선시켜 주는 코티손 등을 환자에게 주는 것은 죄악과 다름없습니다.

질문 : 왜 모든 딸기류는 금합니까?

답변 : 일부 환자들은 특히 초기에 딸기류에 대해 과민해지는데 소화에 다소 무리가 있기 때문입니다. 그러므로 저는 딸기류를 금지시킵니다.

질문 : 토마토는 괜찮습니까?

답변 : 괜찮습니다.

질문 : 콩 제품과 콩류도 금지하고 있는데 콩에서 만들어내는 레시틴도 금지됩니까?

답변 : 콩에는 지방질이 들어 있기 때문에 금합니다. 암 환자들의 경우 오랫동안 지방을 최종산물로 소화시킬 수 없습니다. 일부 매개물질이 체내에 남아 있으면, 발암물질로 작용하게 됩니다. 그러므로 지방질, 기름, 그리고 지방과 기름이 함유된 식품을 오래 금지해야 합니다.

질문 : 의학적으로는 물론 조직상으로도 회복되었음을 입증하기 위해 치료 전후에 박사님께서는 어떤 신진대사 시험을 하십니까?

답변 : 저는 모든 환자들의 소변, 완전한 혈구의 수, 기초대사율이나 단백질, 요오드 결합, 혈장과 세포 조직 속의 칼륨을 조사합니다. 간 기능을 알기 위해서입니다. 단백질 대사의 찌꺼기와 요소, 질소 화합물 및 요산을 검사하는 것이 가장 좋다는 것을 알게 되었습니다. 이러한 물질들이 계속 정상을 유지할 경우, 그때 저는 그 환자는 괜찮다고 추정합니다. 그러나 혈장 속의 칼륨이 특별한 사항을 알려주지 않으면 판단하기가 어렵습니다. 환자는 치유되었지만 혈장 속의 칼륨이 여전히 수치가 낮을 수도 있는데, 그것은 세포조직이 칼륨을 제거하기 때문입니다. 어떤 말기암 환자들은 칼륨이 정상보다 높습니다. 의사 한 분이 일전에 제게 "잘못하시는 게 아닙니까? 칼륨이 정상 이상인 상태에서 이렇게 칼륨을 많이 복용시키시다니요?"라고 질문한 적이 있습니다. 저는 "아니요. 잘못하는 게 아니오. 이 환자는 칼륨을 잃어가고 있습니다. 이렇게 해야 바로 혈액 내에서 칼륨을 증가시킬 수가 있습니다."라고 했습니다.

질문 : 그러면 지방질이 없는 레시틴은 괜찮습니까?

답변 : 예. 하지만 초기에는 안 됩니다. 6주가 지난 후에는 지방질이 없는 레시틴을 먹어도 됩니다.

질문 : 커피를 마시면 왜 나쁩니까?

답변 : 커피는 위의 운동성을 증대시켜 피마자유를 위에서 빨리 이동시키므로 환자들이 피마자유를 섭취했을 때만 커피를 이동시키므로 환자들이 피마자유를 마십니다. 피마자기름 관장을 안 하면서 커피를 마시면 모세혈관의 기능을 방해하므로 금해야 합니다.

질문 : 다른 질병에서도 제독은 권할만합니까? 그것이 '정화 프로그램' 이라고 부르는 것과 어떻게 다릅니까?

답변 : 모든 퇴행성질병과 급성 질병의 경우, 인체를 제독시켜주어야 합니다. 그러나 암의 경우만큼 필요하지는 않습니다. 대부분의 관절염의 경우에는 그다지 중독되어 있지 않습니다. 모든 관절염 환자들은 간이 약하거나 손상되어 있습니다. 관상동맥병 환자들도 간이 약해져 있습니다.

질문 : 비타민과 미네랄 보강제는 먹어도 됩니까?

답변 : 아닙니다. 칼슘이나 여러 가지 미네랄이 아주 쉽게 흡수되므로 그런 물질들은 나쁩니다. 그 물질들은 체내 조직을 조화에서 벗어나게 합니다. 칼슘을 잘못 먹으면 암을 조성할 수 있습니다. 저는 3명의 혈우병환자에게 피를 응고시키기 위해 어쩔 수 없이 칼슘을 준 적이 있습니다. 칼슘을 주었더니 암이 다시 번졌으며 결국 세 환자는 모두 죽었습니다. 칼슘·마그네슘 그리고 미네랄을 먹어서는 안 됩니다. 저도 시도를 해보았습니다. 전체적인 법칙 속에서 인체에는 분명 어떤 조화가 있을 것입니다. 미네랄 신진대사를 변화시켜서는 안 되는데 특히 암의 경우에는 그렇습니다. 두 개의 가장 중요한 미네랄인 칼륨과 소디움만이 균형을 이뤄야 합니다. 암 환자에게는 이 균형이 더욱 필요합니다.

질문 : 존 군더씨가 쓴 『죽음은 자랑스럽지 않다』는 책에서 군더 씨의 아들에게 조치한 박사님의 치료법에 대한 설명이 있었습니다. 처음에는 굉장한 결과를 얻었으나 그 다음 암이 재발되어 환자가 목숨을 잃었습니다. 그때 정통요법으로 치료하는 의사들의 간섭이 없었다면 그 환자를 치유할 수 있었습니까?

답변 : 그 가엾은 소년이 왜 죽었는지에 대해 선생에게 말씀드리지요. 그 소년은 두개골에서 지독한 종양이 자라나 밖으로 나왔는데 내 주먹보다도 더 컸습니다. 그 후 소년은 습진을 앓았는데 일종의 호르몬인 전방 돌출 뇌하수체 추출물로 치료될 수 있는 특별한 형태의 습진이었습니다. 주치의인 트래그 박사는 "그 애에게 그 물질을 주는 것이 어떻습니까?" 라고 말했지요. 그러나 저는 그것이 매우 위험하기 때문에 아이의 생명을 걸고 싶지 않다고 이야기했습니다. 많은 다른 호르몬처럼 뇌하수체를 주면 그 아이를 죽일 수도 있으니까요. 그러나 결국 그 아이에게 뇌하수체를 주었는데 그것은 저의 잘못이었습니다. 그 일이 있은 후 저는 오랫동안 잠을 이루지 못했습니다. 제가 그 아이에게 호르몬을 주었으며 종양이 다시 자랐던 것입니다.

지금으로부터 12년 전에 시카고의 한 교수가 암 환자에게 성호르몬을 투여하면 효과가 있다는 논문을 발표했음을 덧붙여 말하고 싶습니다. 저는 처음에 3명의 환자에게 그 다음엔 5명의 환자에게 성호르몬을 투여했습니다. 처음 2~3개월 동안은 반응이 좋았습니다. 그래서 25명에게 투여했습니다. 3~4개월 동안은 반응이 좋았지만 5개월 후부터 내리막길이었습니다. 25명의 좋은 환자들을 다 잃어버렸습니다. 단지

6명만 다시 목숨을 건질 수 있었습니다. 그것은 호르몬 치료에서 온 재난이었지요.

군더 소년의 불행도 그렇게 발생했습니다. 성 호르몬을 투여해서는 안 되는 것이었습니다. 저는 암 환자에게는 일시적인 구제를 위해 '어떤 물질을 주지 않아야 한다'는 점을 강조하고 싶습니다. 그것이 참으로 어려운 일이라는 것을 알게 되었습니다.

질문 : 말기의 간암 환자도 박사님의 치료가 효과 있습니까?

답변 : 간의 절반이나 4분의 3이상이 없어지면 간 기능을 회복해 환자의 목숨을 구할 수 없게 됩니다. 수명을 반년에서 1년 정도 연장시킬 수 있지만 그 다음엔 간이 수축되어 환자는 간경화증으로 사망합니다. 간은 아주 중요한 조직이며 간 자체의 암을 제거해야 할 경우 건강한 간 조직세포가 해야 합니다. 그러나 그러한 암 환자의 경우 밤낮으로 끊임없이 제독시키지 않으면 건강한 간 조직세포를 손상시킬 수 있습니다.

약 3~4개월 전에 암환자 하나가 필라델피아에서 왔습니다. 그 여자는 자기의 아들과 오빠가 직장암을 앓고 있는 자신을 데려왔다고 말했습니다. 처음 진단한 의사들이 수술을 할 수가 없다고 했답니다. 시기적으로 너무 늦었던 것입니다. 그 후 혹시(Hoxey)치료소에서 반년을 보냈는데 간에 암이 가득 차 판자만큼이나 딱딱해진 상태로 고향으로 돌아갔습니다. 나는 그의 아들과 오빠에게 암이 너무 많이 진행되어 어쩔 도리가 없다고 말했습니다. 집에 데려가 편안하게 해주라고 했지요. 그러나 그들은 내가 시도라도 해봐야 한다고 고집을 피웠습니다. 그래서 치료를 하기로 했습니다. 그런데 환자가 아주 좋아졌습니다. 현재 그는 먹고 마실 수 있는데, 간의 앞부분에 마치 석고처럼 단단한 반흔이 생겼습니다. 아마 간이 충분히 남아 있었나 봅니다. 8주가 지나 그를 집으로 데려가면서 아들이 "치료가 되었잖아요. 그런데 박사님은 왜 우리 엄마를 받고 싶어 하지 않았나요?"라고 물었습니다. 최소 4주 동안 두 시간마다 때로는 한 시간마다 커피관장을 했습니다. 피마자기름관장도 하루에 두 번씩 했지요. 가스가 많이 나왔으며 고약한 냄새가 나는 상당량의 덩어리도 나왔습니다. 그가 떠나자 방에 페인트칠을 다시 해야 했습니다. 오물이 씻겨 지지 않았거든요.

사회자의 말 : 그 동안 제가 보아온 것을 말씀드리겠습니다. 저는 거슨 박사님의 요양소에 세 번 가봤는데, 매번 8~10일간 머물렀습니다. 저는 앰블런스나 들것에 실려서 그러니까 거슨 박사님 말씀대로 매일 3~4시간마다 몰핀 주사를 맞아가며 살아가는, 간이나 내장으로 전이된 암 환자들이 그곳으로 오는 것을 보았습니다. 놀랍게도 10일 안에 그런 환자들이 걸을 수 있었으며 고통에서 벗어났습니다.

저는 너무나 놀라서 이해할 수가 없었습니다. 믿기가 대단히 어려워서 의과대학 4학년에 재학 중인 제 아들을 데리고 그 광경을 보러 다시 찾아갔습니다. 그런데 암뿐만이 아니었습니다. 그 곳에서 저는 다른 온갖 형태의 퇴행성 질병에 걸린 환자들을 보았습니다.

질문 : 암치료를 받는 동안 엽산요법을 해도 됩니까?

답변 : 아니오. 엽산은 해를 끼칩니다.

질문 : 암 환자에게 적용하는 치료법으로 관절염도 치유할 수 있습니까?

답변 : 예, 그렇습니다. 관절염 치료법은 특수한 것이 아닙니다. 암치료법도 특수한 것이 아니라는 뜻입니다.

질문 : 피부암이나 다른 종류의 암 환자가 신진대사에 변화를 주지 않고도 외과적으로 암세포를 제거한 후에 다시 재발하지 않는 경우가 많은데 이에 대해 어떻게 설명하시겠습니까?

답변 : 어떤 환자들의 경우 일시적으로 간이 손상되어 있으며 그 후 자체적으로 기능이 회복 될 수가 있습니다. 그러나 대다수의 경우에는 그렇게 되지 않습니다. 예를 들어 유방암을 절제했다면 암이 자체적으로 형성된 독성물질을 제거하는 것으로 간이 일시적 손상을 완화시켜주기에 충분할 수도 있습니다. 그런 다음 간이 회복될 수도 있습니다만 그러한 경우는 예외에 속합니다. 근본적인 것이 아니지요. 그러한 환자들 가운데 일부는 암이 재발합니다. 제가 치료한 환자들 가운데도 첫 수술 후 3년이나 때로는 5년까지도 상태가 좋은 사람들이 많이 있습니다. 그런 후 암이 재발하지요. 다시 수술을 할 수도 없을 뿐 아니라 정통적인 치료법이 도움이 되지 않습니다.

질문 : 암 환자들이 여생을 영원히 채식주의자가 되어야 하는 것은 좋지 않은 일이 아닐까요?

답변 : 그 문제는 간의 회복 정도에 달려 있습니다. 간이 전체적으로 회복될 수 있을 경우 1년 반 정도가 경과하면 환자들에게 기름기와 염분만 피하라고 일러줍니다. 그렇지 않을 경우엔 자유롭습니다. 완치된 사람들 가운데 상당수는 정상적인 생활을 합니다. 하지만 약 75퍼센트는 다소간에 이 식사요법을 지속하고 싶어 한다고 말씀드리고 싶은데, 일부는 다른 가족들까지 설득해 환자와 함께 그 식단을 유지하기도 합니다.

예를 들어 저는 여기 에스콘디도에서 살고 계시는 월터와그 씨의 사진을 한 장 가지고 있습니다. 그는 100퍼센트 불치병인 진행성 근위축증을 앓고 있었습니다. 그는 최상의 병원에 입원했지만 아무런 도움도 받을 수 없었습니다. 제가 그분을 치유시켰습니다. 그러자 그의 부인이 아기를 더 갖고 싶어해서 아기를 낳았습니다. 그 후 그는 제가 휴가를 보내는 곳으로 찾아와서는 자기 아내와 그 아기를 제게 인사시켜주더군요. 그는 모든 가족이 이 식사 요법을 고수하고 있다고 말했으며 이 식사법으로 건강을 유지할 수 있기 때문에 일생동안 지킬 것이라고 했습니다.

질문 : 암으로 한 쪽 팔에 수술을 받은 뒤 림프의 순환이 어려운데 어떻게 하면 좋아집니까?

답변 : 그 경우 반흔을 흡수하여 림프의 순환이 회복되도록 해야 하는데 매우 어렵습니다. 5년이 걸립니다.

질문 : 박사님께서는 장기적인 단식이나 아니면 3일간의 단식에 대하여 어떻게 생각하고 계십니까?

답변 : 암 환자를 굶게 할 수는 없습니다. 암환자의 경우는 몸이 이미 많이 쇠약해져 있기 때문에 그런 상태에서 굶게 된다면 암환자들은 상황이 더 끔찍하게 악화될 수 있습니다.

질문 : 파킨슨씨병은 치료법도 암과 비슷합니까?

답변 : 파킨슨씨병은 중앙 신경계가 파괴된 병, 즉 기저중추에 생긴 질환으로 영원히 상한 상태로 남습니다. 그러나 치료를 통해 뇌동맥에 도움을 줄 수 있으며, 진행 상태를 저지시킬 수 있고 아직 파괴되지 않은 부분을 회복시킬 수 있습니다. 그러므로 균형 잡힌 정서가 매우 중요하지만 파킨슨씨병도 식사 요법과 제독 과정없이 치유될 수는 없습니다.

질문 : 빈혈증도 암을 일으키게 합니까?

답변 : 때로 빈혈은, 흔히 2차 빈혈로 불리워지는 것이 아닌 어떤 특정 형태의 빈혈은 암에 선행합니다.

질문 : 야채즙을 아주 많이 마시면 알칼리도를 일으키게 됩니까?

답변 : 그렇지 않습니다.

질문 : 오토 바르부르그 박사님께서는 산소흡입량을 늘리도록 권유하십니다.

답변 : 산소는 조직의 세포 안으로 쉽게 들어가지 않습니다. 산화효소를 섭취해야 하고 칼륨을 더 많이 먹어야 하며, 산소가 기능을 발휘할 수 있는 조건을 유지시켜야 합니다.

질문 : 박사님의 치료를 받으면서 어떤 비타민을 먹어야 합니까?

답변 : 비타민의 경우 호르몬에서 얻은 경험과 유사한 상황에 처하게 됩니다. 저는 환자에게 비타민 A, 비타민 E, 비타민 B를 주어 피해를 입혔습니다. 환자들은 정말 해를 입었지요. 비타민 A와 D는 암세포가 바로 취해버립니다. 우리가 사용할 수 있는 것은 나이아신입니다.

질문 : 강렬한 손치료법에 대하여는 어떻게 생각하십니까?

답변 : 암 환자는 지압을 받으면 안 됩니다. 단 모세혈관을 열어주고 인체의 순환을 촉진시키기 위해 피부를 문질러 준다는 것은 매우 유용합니다. 우리는 식사 전 하루에 2~3회씩 찻숟가락 2개 분량의 소독용 알콜과 같은 양의 포도주 식초를 물 반 컵에 섞은 용액으로 환자를 문질러줍니다. 몸 전체를 문질러주면 환자가 매우 생기가 나고 순환이 잘 됩니다.

질문 : 결장수술을 받은 사람도 일반 환자와 같이 커피관장을 할 수 있

습니까?

　답변 : 예, 그렇습니다.

　질문 : 커피관장의 원리는 무엇입니까?

　답변 : 커피관장으로 담관을 열어줍니다. 그것이 원리이지요.

　질문 : 어떻게 하면 암을 예방할 수 있겠습니까?

　답변 : 간의 손상을 예방해줌으로써 암도 예방할 수 있습니다. 예방의 기본 수단은 상하고, 생명이 없고, 독이 있는 음식을 먹어서 체내로 불러들이지 않는 것입니다. 날마다 우리는 몸을 더럽히고 있습니다. 연로하신 분들은 아직 간이 튼튼하여 젊은 시절부터 자신들이 섭취해오던 음식물로부터 간을 보호할 수가 있습니다. 젊은이들은 상황이 그보다 더 나쁘며, 지금 캔에 들어 있는 유아용 식품을 먹는 제2세대는 훨씬 더 상황이 안 좋습니다. 이들은 백혈병에 걸려 있습니다. 무엇보다도 가능한대로 음식을 생으로 먹어 칼륨의 양을 늘리고 요오드도 좀 섭취해야 합니다.

6부

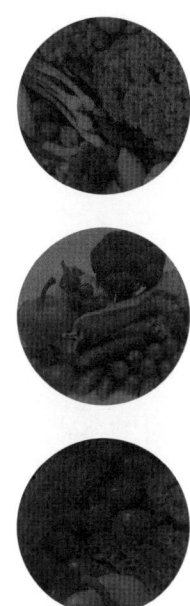

# 불치병 환자가 아닌 환자들을 위한 거슨식사법

# 1 만성 질병에서의 치유기능 회복
### 샬럿거슨 스트라우스(막스 거슨의 딸)

이 책에서 거슨 박사는 먼저 자신의 의견을 설명한 다음 자신이 치료했던 환자들의 사례와 함께 자신의 이론을 증명하고 있다. 거슨 박사가 자신의 치료법을 의료계와 대중에게 알리기 위해 만든 이 책 제목을 '암치료법'이라 이름 붙인 것은 암이 만성질병 중의 하나이기 때문이다. 인체에서 퇴화와 중독, 파괴가 가장 심하게 일어나는 것이 암이기 때문이다. 이 치료법의 목표는 인체의 치유기능과 모든 기관들의 기능을 회복시켜서 향후 건강을 유지하게 하는데 있다. 이런 목표는 가장 심한 말기암 환자에서도 이루어지기 때문에 그보다 덜 파괴적인 만성질병도 같은 방법으로 치유된다.

"모든 교과서에서는 생물학적인 과정 하나에 대해서만 연구하여 그 결과를 과장하여 표현하고 있다. 질병의 증후가 연구와 임상 그리고 치료의 주제가 되어 왔다. 의학은 인체에서 일어나는 자연적인 그리고 생물학적인 규칙의 총체에 대해서는 무시해버렸는데, 특히 연구와 임상을 여러 가지 전문분야로 나눔으로써 그런 경향이 더욱 심해졌다……. 모든 부분 하나 하나가 몸 전체의 한 부분이라는 사실을 잊어버린 것이다."

연구와 임상에 대한 전문화는 질병에 대한 세균이론만 키웠다. 그리하여 모든 연구가들이 각종 질병을 일으키는 특수한 원인이 있을 것이라는 믿음을 갖게 했다. 그러나 거슨 박사의 말처럼 암은 특수한 질병이 아니다. 암은 신진대사의 퇴행상태를 나타내는 것으로 간을 위시한 모든 기관들이 상하여 암이 성장하게 되는 것이다. 다른 만성질병이 일어나기 전에도 이와 비슷한 상황이 선행한다.

"모든 퇴행성 질병—정신질환·관절염·동맥경화증·심장병 등에서는 간의 손상을 볼 수 있다."(막스 거슨 박사의 라디오 인터뷰 내용)

거슨 박사의 관찰에 의하면 "음식을 먹으면 모든 음식물이 소화관을 통하게 되는데 때에 따라서 소화기관이 넘어온 중간물질을 부수어 다음 기관으로 넘길 수 있는 능력을 상실하고 있다. 이들 중간물질이 소화되어 완전히 배설되지 않으면 혈관에 머물러 비정상적인 물질을 만든다. 이러한 물질들이 쌓이면서 인체에 나쁜 영향을 미친다. 약한 조직이 먼저 상하면서 각 요인들이 어느 조직을 먼저 반응하게 하고 어느 기관을 먼저 나쁘게 할 것인가를 결정짓는다. 예를 들어 지방 신진대사 과정에서 어떤 것이 비정상적으로 되면 지방 신진대사 장애 때문에 마른버짐이 일어난다. 산화력이 약화되어 지방 신진대사에 장애가 일어나면 동맥경화증이 발생하고 나중에는 동맥조직이 상하게 된다."(거슨 박사의 미발표 논문에서)

그러므로 비슷한 장애가 다른 퇴행성 질병들을 일으킨다. 거슨 박사의 경험에 의하면 선천적으로든 질병을 고친 이후든, 간을 비롯한 중요한 기관들이 충분히 기능을 발휘하면 인체가 모든 질병을 물리치고 건강을 유지할 수 있다. 인체의 모든 방어력과 면역력·염증반응·효소기능들이 재활성화 되어야 혹이나 반흔을 녹이고 노폐물이나 죽은 물질들을 쏟아낼 수 있기 때문이다.

위에서 한 말은 포괄적인 설명으로 수술·약물요법·방사선 치료법 등으로 표현되는 부분적인 치료, 즉 정통적인 의학지식이나 전문화와는 맞지 않는다. 암 환자의 경우 수술·방사선 치료·약물요법으로는 모든 조직의 기능을 충분히 회복시켜 줄 수 없다. 오히려 간을 비롯한 중요기관에 해를 입힌다. 다른 퇴행성 질병에 대한 정통치료법도 증후에 대한 요법(예를 들면 관절염의 경우 통증을 없애기 위해 아스피린을 먹이고, 관상동맥경화증 환자에게는 혈액응고를 풀어주는 약을 많이 먹이는 것 등)이거나 부분적인 치료법이다(관절이 아프면 수술을 하고, 병든 신장은 떼어내 버리는 것 등). 이와 같은 대증요법은 기관의 기능을 회복시켜 주는 요법이 아니다. 전체에 대한 치료법을 행하면, 모든 기관들을 다시 활성화시켜 병든 신장도 제 기능을 회복한다. 그래야만 혈액응괴도 풀리고 다시 재발하지 않는다. 또한 그것을 통해서 관절염도 고칠 수 있고, 뼈도 제자리에 맞추어 넣을 수 있다.

거슨 박사의 연구에 따르면 모든 만성질병은 세포에서 포타슘(K)을 잃고 대신 소디움(Na)이 물과 함께 세포 속으로 들어가는데서 시작된다. 이렇게 되면 부종이 생기고 기능부전이 일어난다. 또 세포 속의 전위가 상실되고, 좋지 않은 효소가 발생하며, 세포산화력이 감소되는 등의 사태가 뒤따른다. 효소들이 활성촉매제로써 K를 요구하지만 Na의 방해를 받아 K의 공급이 늦어지거나 중단되어 버린다.

　기능부전의 정도에 따라 어느 기관이 어느 정도 영향을 받게 될 지가 결정되며 어디에 증후가 발생할 것인지도 결정된다. 그전의 질병 · 허약 그리고 외상성 증상도 질병발생의 요인이 되는 것이 분명하다. 이때 치유력을 높여주려면 세포에 과도하게 쌓인 Na를 들어내고 많은 양의 K를 투여하면서 중간물질과 독이 많이 쌓여 있는 기관을 제독해야 한다. 이러한 일을 하기 위해 K가 많이 들어 있는 신선한 과일과 녹즙을 마시고 관장으로 신장을 제독하고 특수치료법으로 간을 재활성화 시켜주어야 한다. 이러한 것이 이론적인 가정일 뿐이라면 말할 가치가 없다. 그러나 거슨 박사는 오랫동안 수많은 만성병 환자들을 돌보았고 그의 주장이 옳다는 것이 증명되었다. 그가 치료하던 환자들의 퇴행성 질병들이 사라지고 몸이 회복되었던 것이다.

　몸의 기능을 회복하는 과정에서 치유활동이 특수한 증후들을 없애준다. 인체가 효소를 활성화시켜 관절염으로 발생한 부종이나 혹을 제거하고 뼈도 회복시킨다. 인체가 면역반응을 일으켜 결핵을 공격하고 다른 만성감염이나 염증도 공격한다. 오래 된 반흔이나 유착 · 궤양 등을 없애주고 고름을 빨아들이며 알레르기도 없앤다. 또한 정상적인 효소가 되살아나고 새 근육이 형성된다. 다발성 경화증과 골수증이 나아지고 더 악화되지 않는다(물론 죽은 신경조직은 재활성화 되지 않는다). 정신질병도 비정상적인 피가 배설되면 뇌세포가 정상으로 기능하게 된다. 당뇨병도 췌장이 많이 회복되면서 한 달 안에 인슐린을 끊을 수 있다. 기능하지 못하던 신장이 거의 정상에 가깝게 회복된다. 신장투석기나 기관이식이 필요하지 않게 된다. 어떤 환자들에게는 약한 기관이 있을 수 있다. 이런 환자들에게는 특정한 음식들을 금지시켜야 한다. 만성질병들은 너무나 많아서 여기서 다 열거할 수 없으나 불명료한 질병이나 잘 낫지 않던 질병도 다 낫는다고 할 수 있다. 앞에서 말한 대로 깨끗한 음식을 주고 제독을 시켜주면 인체는 스스로를 고친다.

부분적인 치료나 증상요법은 올바른 치유 방법이 되지 못한다. 종양을 조사하고 건드린다고 해서 암을 고쳐내지는 못한다. 아스피린이 관절염을 고치지 못하며 인슐린이 당뇨병을 고치지 못한다.

정상적으로 건강한 인체는 치유기능을 갖고 있어서 세균침입에 대한 면역이 있으며 치유염증을 일으키고, 부서진 뼈와 피부를 고쳐내고 독을 배설할 수 있다. 만성질병에 걸리면 이러한 방어능력이 상실되거나 손상을 입는다.

치유력의 상실은 정상적인 미네랄의 상실, 중요한 기관들의 중독, 소화와 배설의 불완전 등 여러 가지 기능부전 때문에 일어난다. 치유력을 되살리기 위해 환자에게 처음부터 꾸준히 해주어야 할 일은 인체의 제독이다. 특히 간과 담관에 대한 제독인데 커피관장이 제독의 중요한 방법이다. 카페인이 담관을 팽창시키고 쌓여 있는 독을 배설하게 자극한다. 신선한 과일즙과 채소들이 신장을 자극하여 인체를 제독시킨다. 녹즙에는 미네랄·효소·비타민들이 대량 들어 있어서 인체의 기관이 되살아난다. 이것은 단순히 비타민·미네랄·효소등을 물과 약으로 준다고 해서 이루어지지는 않는다. 심하게 중독되고 손상된 기관은 응축된 물질을 흡수하고 이용할 수 없다. 약이나 응축된 물질은 앓고 있는 환자를 초조하게 하거나 이미 고갈된 물질들을 더 상실하게 한다.

이런 이유로 거슨 박사는 제독의 한 방법으로 단식을 지지하지 않았다. 지나치게 과식을 하는 사람들에게 단식이 유효하다는 것은 사실이다. 그러나 만성질병 환자들에게는 부족한 것들이 많기 때문에 단식을 해서는 안 된다. 단식을 하면 긴요한 물질인 미네랄과 비타민을 기관에 공급하지 못한다. 관장, 녹즙 그리고 많은 양의 신선한 음식이 단식보다 훨씬 더 빨리 그리고 효과적으로 제독을 시켜준다. 그리고 이렇게 해야 인체의 잘못된 기관을 회복시키고 치유력을 되살릴 수 있다.

거슨치료법을 실행하면 치유의 초기 증거가 여러 형태로 나타난다. 예를 들어 부종이 놀라울 정도로 빠르게 빠진다. 피부병이 물러가면서 빨리 치유된다. 오래 된 반흔이나 유착이 있는 언저리나 손상된 뼈에서는 치유가 일어나면 흔히 충혈이 나타난다. 염증 부위에 혈관이 팽창하여 붉은 색깔을 띠기도 하고 부드러워지기도 한다. 새로운 산소를 공급받은 혈액은 효소를 비롯한 치유물질을 새로이 갖추어 손상되고 아픈 부위로 운반한다. 이것들이 환자에게 경고를 주게 되는데 이 치료법을 잘 모르는 의사들조차 치료반응을 느낄 수 있다. 이 치료에 대한 반응으로 오랫동안 잊어버리고 있던 반흔이나 잘못 치료된 상처가 덧나면서 발적이 나타나는 수가 있어서 놀라기도 하고 잘못 이해하기도 한다. 이들 반응 때문에 많이 치유 되어가던 환자가 치료를 포기하는 경우도 있다.

몸 안에서 치유기능이 재활성화되면 치유는 선택적으로 이루어질 수 없음을 기억해야 한다. 치유기능은 모든 만성적 문제를 공격한다. 잠복활동을 하고 있던 모든 질병들이 사라진다.

1930년대에는 거슨 박사가 그의 치료법이 암치료에도 좋은 결과를 가져올 것이라는 생각은 하지 못했다. 그러나 이 치료법을 아직 본격적으로 적용하고 있지 않았던 1932년에 거슨 박사가 한 말을 들어보자.

"거슨치료법으로 관절염치료에 대단히 좋은 결과를 얻었다. 거슨식 사법으로 병든 뼈가 잘 결합되었음이 X—레이 사진으로 나타났다. 치밀증이 더 조밀하게 되었으며 뚜렷하게 윤곽을 드러내 보이고 있다. 환자의 증후가 좋아지고 관절이 제대로 움직인다. 이러한 환자들은 단백질 섭취를 제한하는 것이 중요하다.

간의 질병도 대단히 잘 듣는다. 일찍이 1900년에 프랑스의 두 의사인 뚤루스와 리세가 간의 질병 환자를 무염식으로 치료하여 좋은 결과를 얻었다. 인이 많은 대구간 기름을 먹이고 철저히 단백질 섭취를 제한했더니 치료 효과가 빨리 나타났다고 한다. 정신질환에도 효과가 있었다. 신경쇠약증은 크게 좋아졌다. 임포로 신경쇠약증에 걸렸던 환자는 임포까지 회복시킬 수 있었다. 그 환자는 비정상으로 강했던 성욕이 정상으로 회복되었다.

심한 피부병도 무염식으로 낫는다. 좌창·습진·두드러기·양진·천포창 등이 낫는다고 루이틀렌이 오래 전에 강조했다. 거슨치료법을 하면 심한 낭창과 건선에 효과가 있다. 부분적인 공피증을 동반한 경우까지도 쉽게 낫는다는 것을 알았다. 오래 된 치료 반흔이나 유착은 물론이고 켈로이드 좌창도 고칠 수 있음은 대단히 흥미로운 사실이다. 다발성경화증도 잘 낫는다. 궤양과 반흔조직이 흡수되고 치료된다. 파괴된 신경조직도 되살아나는 것이 분명하다.

많은 다른 만성질병들도 거슨치료법을 하면 고쳐지는데 원인이 불분명하거나 원인을 알 수 없는 질병들도 낫는다. 안구돌출성, 갑상선종그레이브(Grave질병)도 잘 낫는다. 그러나 환자에게 단백질은 4주 후에나 주어야 한다. 아니면 허약과 체중 감소가 일어날 수 있다.

생리불순, 질 분비물도 정상화되며, 생리일수 불순(21일 만에 혹은 5~6주 만에 일어나는 등)도 점점 28일의 정상 주기로 된다. 이 치료법은 신장병에도 뚜렷한 효과를 나타낸다. 호흡기관의 질병들, 천식같은 것도 대단히 잘 낫는다. 기관지확장증과 같은 만성질병도 예외 없이 낫는다.

이 치료법을 적용할 수 있는 중요한 질병 가운데 한 분야가 심장병과 순환계열 질병인데 아주 잘 듣는다. 동맥경화증과 그에 따른 심장병도 잘 듣는다. 이러한 질병에도 단백질 섭취를 제한하는 것이 중요하다.

대부분의 심한 편두통환자에게는 치주염이 나타난다는 것은 아주 흥미로운 일이다. 이 치주염은 편두통을 고치면 꼭 사라진다. 뒤에 안 사실이지만 치주염 환자에게는 관절염도 잠복하고 있다."

거슨의 말을 빌리면 만성질병들도 그의 치료법으로 치료되며 이미 1930년대에 이러한 질병들을 치료했다고 한다. 이 부록을 쓰는 목적은 암뿐만 아니라 만성질병에도 이 치료법이 잘 듣는다는 것을 설명하기 위해서다.

거슨치료법을 시작하면 일반적으로 먹던 약은 다 끊어야 한다. 말기암 환자에게 흔히 처방하는 독이 많은 진통제는 물론이고 약물치료제·세포독소·혈액용제·혈관확장제·코티손·항히스타민제 등 모든 약을 끊어야 한다. 이 물질들은 외부 물질들을 배설시켜야 하는 간에게 추가 부담을 준다. 그리고 이러한 약들은 병든 기관을 재생시키는 데 좋은 결과를 초래하지 못한다. 치료의 목적은 쌓여 있는 독물을 줄이고 배설시키는 데 있다. 쌓인 독물질에 다른 것을 추가해서는 안 된다.

암 환자의 경우에는(말기암 환자까지도) 고통을 빨리 없애려면 관장이 필요한데 심한 경우에는 두 시간마다 해주어야 한다. 치료를 시작한 처음 며칠은 진통제를 줄 필요가 있을 때도 있다. 이런 경우에는 다음 것들을 이용하라고 거슨 박사는 말했다. 아스피린 1알(5g짜리), 비타민C 1알(100mg짜리), 나이아신 1알(50mg 짜리)씩을 24시간 동안에 네 번 주라고 했다. 이 세 가지 약만으로도 환자는 휴식을 얻는 잠을 잘 수 있다. 치료를 시작하면서 제독을 시켜주고 포타슘을 대량 투여하면 효과가 커서 바로 경련과 부종이 사라진다. 커피관장을 계속하면 고통이 없어진다는 것을 환자들이 알고서 처방 횟수보다 자주 하려고 한다. 관장으로는 아무런 해를 입지 않기 때문에 이를 격려해주어야 한다. 사실 암 환자에 대한 위험은 제독을 소홀히 하는 것에서 오며 그렇게 되면 간을 중독 시키게 된다.

인슐린이란 원래는 인체가 생산하는 물질로 독이 아니다. 당뇨병의 경우 초기에는 인슐린을 계속 사용해야 한다. 당뇨병은 치료가 진행되면서 계속하여 혈액과 요를 검사해야 하는데 췌장이 다시 기능을 시작하기 때문이다. 치료를 시작한 10일 내에 인슐린 양을 반 정도로 줄일 수 있으며 모든 환자들은 한 달 안에 인슐린을 완전히 끊을 수 있게 된다.

당뇨병 환자를 위한 식사에서는 하루에 두 개 먹게 되어 있는 구운 감자를 하나로 줄이고 아침식사로 오렌지즙 대신에 그레이프푸르트즙을 마셔야 하며, 사과와 당근즙 대신에 푸른 잎사귀 녹즙을 더 많이 마셔야 한다.

거슨 박사는 관상동맥질병 환자에게는 찬 아마씨기름(식용)을 두 숟가락 먹게 했다. 아마씨기름이 혈액 속의 콜레스테롤 수치를 즉시 낮추어 준다. 아마씨기름을 먹으면서 다른 치료법을 행하면 혈액응고가 줄어들어 혈액연화제, 혈관 확장제와 같은 약을 즉시 끊을 수 있다.

같은 양의 아마씨기름을 암 환자를 위한 식사에도 추가한다. 거슨 박사가 환자에게 아마씨기름을 투여한 것은 이 책을 출판 한 후였다. 이에 대한 설명이 이 책에 없기 때문에 따로 설명하는 것이다. 그는 아마씨기름을 계속하여 정기적으로 사용했음을 밝혀두고 싶은데, 아마씨기름 투여로 암환자나 동맥경화증 환자의 높은 콜레스테롤 수치를 낮추는데 탁월한 효과를 보았다. 암 환자의 경우 아마씨기름이 종양을 빨리 줄이고 흡수되게 했다.

다발성경화증 환자에게는 치료를 시작할 때 계란 노른자를 먹일 수 있다(암 환자는 일 년이나 그 이상까지 먹일 수 없다). 관절염 환자의 경우 단백질을 오랫동안 아주 적게 먹어야 하며 갑상선종 환자는 치료를 시작한 3~4주 후부터 먹어도 된다. 근육실조의 경우에는 요오드 신진대사의 회복을 위해 각별한 주의가 필요하며, 특히 영양과잉의 비만증 환자는 연골을 많이 투여해야 한다. 암은 쉽게 낫지 않는다는 사실을 한 번 더 기억해 둘 필요가 있으며 이 책에서 설명한 내용에 따라 엄격하게 치료해야 한다. 엄격한 암식사법에 철저히 따르면 다른 만성질병들도 빨리 낫는다는 사실을 기억해야 한다. "이것을 좀 덜해도 별로

해될 것은 없을 거야"라고 합리화하면서 치료에 느슨하게 적응하는 것은 자기패배로 가는 길일뿐이다. 그러나 우리들은 오래 전부터 암이 아닌 만성질병 환자들은 아래와 같이 덜 엄격한 치료법을 받을 수도 있다는 것을 강조해왔다.

1 금지식품과 자극물 가운데 신선한 딸기류와 잇꽃기름은 제외한다.
2 제독은 규칙적으로 해야 하며 하루에 2~3회씩만 커피관장을 해도 된다.
3 신선한 녹즙의 섭취는 하루 4~5잔으로 충분하며 오렌지즙 한잔을 보태야한다.(반드시 마시기 전에 준비한 신선한 것이어야 한다) 당근과 사과즙을 푸른 잎사귀즙과 혼합해도 되며 원심분리녹즙기를 이용해도 된다. 치유 효과를 빨리 얻으려면 녹즙을 더 마시고 착즙기를 이용하는 것이 좋다.
4 특별한 스프와 식사법은 지켜야 한다. 초기의 치료를 마치면 대개의 경우 환자들이 일터에 나갈 수 있는데 이때 점심으로 스프(보온병에 담아서 가지고 나갈 것), 신선한 녹즙, 구운 감자, 신선한 혼합샐러드, 과일 등을 먹어야 한다. 하루 종일 신선한 과일을 많이 먹어야 한다.

이 책을 처음 출간한 이후 식사요법에 아마씨기름을 추가한 것 외에 특별히 첨언해야 할 사항이 생겼다. 모든 공동체에서 수돗물을 염화처리 하는 것이 보편화되어 버렸다. 염화물은 가장 강력한 효소방해제에 속하며, 치유에는 효소의 재활성화가 긴요하기 때문에 염화물은 가능한 많이 음식이나 음료수에서 제외해야 한다. 염화처리 된 수돗물이 공급되는 곳에서는 환자들이 스프·차·관장에 사용할 물은 샘물이나 증류수에서 취해야 한다. 염화처리 된 치약이나 효소방해 치약은 살충제, 페인트, 겨드랑이 밑의 방취제, 독, 땀구멍을 막는 화장제와 더불어 멀리해야 할 것들이다.

  초기에는 채식만 하다가 시간이 경과된 후부터는 특정의 우유제품이 치료제에 합류된다. 버터밀크·요구르트·포트치즈 등이 그러하다. 거슨 박사는 지방과 염분이 없는 제품을 환자에게 주어야 한다고 했다. 최근에는 버터밀크가 휘저어서 만들어지지 않고 종종 배양하여 만들어지며 소금을 치기도 한다. 치료를 시작한 지 3~6주가 지나면 환자의 식단에 버터밀크가 추가되는데 거기에 지방과 염분이 들어가지 않았는지 주의를 기울여야 한다(내용물 표시를 잘 확인할것). 포트치즈나 카티지치즈는 크림이나 염분을 넣지 않은 탈지유로 만든 것이어야 한다. 요구르트는 반드시 자연산 요구르트라야 하며 방향제와 과일, 당분 등이 들어가지 않은 것이어야 하고 지방을 제거한 우유로 만든 것이어야 한다. 만일 이러한 제품에 지방이나 소금이 첨가되어 있으면 제외해야 하며 맞는 것만 이용해야 한다.

## 2 불치병 환자가 아닌 환자들을 위한 거슨식사법
### - 암치료에 적용해서는 안 된다

1) 투약

처음 3~4주는 어떠한 동물성 식사도 금해야 한다. 금지기간은 상태의 위독성과 환자가 적응되어가는 정도에 따라 결정된다.

수돗물이 염화처리 되어 있으면 스프와 차, 그리고 과일을 스튜할 때 필요한 물은 샘물이나 증류된 물을 이용한다.

녹즙을 만들 때 원심분리기를 이용할 수도 있다. 그러나 그 효과는 착즙기보다는 못하다. 녹즙의 재료는 당근, 사과, 푸른 잎사귀 등을 섞어서 이용해야 하며 당근, 사과즙과 푸른 잎사귀즙으로 따로 만들 필요가 없다.

아침·점심·저녁의 식사와 새참(간식)으로는 녹즙이나 신선한 과일이 좋다.

(1) 10퍼센트의 포타슘 용액을 한 숟가락씩 녹즙에 탄다(하루에 6~8

잔). 50mg짜리 나이아신 1알을 끼니마다 먹는다.

(2) 매일 아침 비타민 E를 두 알(400iu, 또는 이에 해당되는 양)

(3) 루골용액 한 방울씩을 아침·저녁으로 녹즙에 탄다(완전한 강도의 것으로 하루에 두 방울, 또는 이에 해당되는 양).

(4) 릴리사제품 1001인 췌액소를 끼니때마다 2알씩 먹는다.

(5) 잠들기 전에 비타민 A(생선간으로 만든 것. 25,000 단위. 또는 그에 해당하는 것)를 두 알씩 먹는다.

(6) 아침과 밤에 하루 두 번 50mg짜리 비타민 C를 먹는다.

(7) 일주일에 3번씩 릴리사제품 370인 생간 추출액을 3cc씩 근육에 주사한다.

(8) 지방을 빼고 말린 간 2알을 끼니마다 먹는다.

(9) 효모를 4알씩 매일 세 번 먹는다(배로 늘여도 된다).

(10) 식사 후에 아시돌을 2알씩 먹는다.

(11) 처음 관장을 한 후 고통을 줄이기 위해 먹는 것 외에는 일체 다른 약을 먹어서는 안 된다. 아스피린 1알, 비타민 C 1알(100mg 단위), 나이아신 1알(50mg 짜리). 이 투약도 24시간에 4번 이상해서는 안 된다.


2) 관장

매일 커피관장을 두 번씩 하면 되는데 식사 후 한 번씩 세 번 할 수 있으면 더 좋다(잠자기 전에는 하지 말 것). 어떤 종류든 통증과 불편이 일어나면 즉시 추가 관장을 해야 한다.

3~4주의 치료를 받은 후 병의 정도와 환자의 반응에 따라 지방을 뺀 보통의 요구르트를 매일 두 잔씩 먹고 크림과 소금이 들어가지 않은 카

티지치즈를 0.5파운드쯤 더 먹어도 된다. 요구르트를 양파·실파·마늘 등과 혼합하거나 생과일이나, 구운 과일, 꿀 등과 혼합해서 먹는다. 이러한 단백질 때문에 증후가 재발하거나 장애가 일어나면 다시 끊어야 한다. 매일 꿀벌이 운반한 꽃가루 2숟가락을 먹어도 된다.

4~6달 후 상태에 따라 생선, 닭을 찌거나 구워서 먹을 수 있다. 1주일에 한 번씩 조금 먹는 것으로 시작해야 한다. 문제가 없으면 더 늘일 수 있다. 증후가 재발하게 되면 즉시 끊어야 한다.

심한 퇴행성 질병과 다음과 같은 독이 많이 차 있는 질병(장기간 약을 먹은 경우를 포함하여)을 치료하기 위해서는 엄격한 거슨 식사요법이 적용되어야 한다.

(1) 임신 중독
(2) 결핵
(3) 골관절염
(4) 정신질병과 신체무력증
(5) 경련, 특히 협심증
(6) 천식
(7) 암
(8) 척추퇴행성 변화

# 3 생간즙 처방에 대한 견해

　드 바자 캘리포니아 진료그룹 병원과 거슨 연구소는 그동안 미국 축산업자들이 수출한 간을 받아 사용했는데 1989년 10월 3일자로 멕시코 병원에서는 송아지 생간즙 투여를 중단하자는 결정을 보았다. 생간즙을 중단하라는 지시는 미국에서 공급하는 송아지 간즙을 먹고 있는 모든 환자들에게 적용되었다.

　모든 미국인 환자를 위한 계획표에는 간즙이 당근즙으로 대체되는데, 각 당근즙에 500밀리 그램짜리 말린 간 정제 두 알과 스피루리나 정제 두 알이 들어간다. 이와 같은 사실이 미국 이외 다른 나라에서의 송아지 간 공급까지 반드시 적용되는 것은 아니지만 주의가 촉구된다.

　미국 전역의 도살장들이 캄필로박터균(곡선형 나선형 간균, 구강, 소화관, 생식장기에서 발생. 장염을 일으키며 동물에서는 유산증을 일으킨다—역자)에 전염되어 있었다는 사실이 드러났다.

　생간즙을 중단하기로 한 이 결정은 우리 병원에서 캄필로박터균 위장염이 많이 발생했기 때문이다. 그러한 증상들이 입원환자의 50퍼센트에까지 나타나고 있다. 캄필로박터균은 감염환자의 대변에서 배양되었다. 송아지 간이 박테리아의 출처임이 밝혀졌다.

1981년에 애틀란타의 질병억제센터(CDC)에서 발행하는 『환자수와 사망률』 주간지에서 미첼 긴스버그 박사가 처음으로 생간의 소비가 캄필로박터균의 감염과 관계가 있다고 보고했다. 당시 거슨연구소의 연구원들과 드 바자 캘리포니아 진료그룹병원 의사들은 긴스버그 박사와 만나 캄필로박터균의 배양(초기의 기술로 그 균을 죽일 수 있었으나 결국 잘못된 것임이 밝혀졌다)을 가능하게 해주는 새로 개발된 회복 기술에 대해 배웠다. 우리는 테스트가 가능한 몇몇 지방 실험실에서도 배웠는데 비교적 비독성 항생제인 에리드로마이신을 치료제로 선택하는 방안이었다.

1988년 초에 거슨 연구소는 CDC의 타욱스 박사와 의견을 나누었는데, 캄필로박터균에 전염되어 있는 곳이 많이 있으며 수도꼭지에서까지 나타나고 있었다. CDC에서는 1986말까지 5년 동안 41,343건이나 치료를 한 것으로 기록되어 있다. 설익은 쇠고기 스테이크나 쇠고기 타르타르(다진 쇠고기에 양파, 양념, 생달걀을 넣어 만든 음식)도 캄필로박터균 만연의 원인이 된 것 같다.

막스 거슨 박사는 신선한 과일과 야채에서 얻지 못하는 영양을 보충하기 위하여 자신의 식사 요법 처방전에 생간즙을 추가했는데 이는 금세기 초에 소개된 치료법이었다. 현대의 비료 살포와 역병 억제기술의 발달은 '현명한 방법'(1989년 거슨연구소에서 출간된 치료 소식지 5—

1, 「유기물만을 먹어라」와 소식지 5-2 「유기적으로 성장된 음식의 영양적 우위성」 참조)에 의해 수확하던 식품에 비해 유독하며 영양이 떨어지는 음식들을 제공하고 있다.

　세계 제 2차 대전이 끝난 후 거슨은 거의 모든 국내의 과일과 채소에 살포되는 클로르데인과 DDT의 위험성에 대해 미국상원위원회에서 증언했다. 거슨은 비료와 제초제의 사용으로 의학적으로 잘못된 결과를 초래한다고 비난했다. 그때부터 클로르데인과 DDT가 발암물질이라고 하여 미국에서 그 사용이 불법화되었다.

　거슨은 먹이사슬에서 등급이 낮은 과일과 야채에서 공급이 더 이상 보장되지 않는 물질을 공급해주기 위해 생간즙을 선택했다. 거슨은 이 면역 조직의 세포내 구성물질이 환자들에게 혜택을 줄 것으로 믿었다. 태아와 갓 태어난 동물의 간은 성인의 조직과 달라 본질적으로 림프성이므로 면역체계의 일부가 되는 것이다.

　건강한 동물에서 얻는 생간즙은 그 혜택이 대단하지만 그것은 양날의 칼과도 같다. 육류의 무게를 늘이기 위해 수십 년 동안 호르몬과 항생제를 계속 투여하여 송아지들이 연약하거나 때로는 병든 면역체계를 지닌 채 태어나고 있기 때문이다. 캄필로박터균이 태 안의 송아지 간이나 갓 태어난 송아지 간에 생존할 수 있는지는 대단한 관심거리다. 그보다 더 큰 걱정거리는 생간즙이 살아 있는 간세포의 사립체 DNA와 RNA를 환자의 혈액 속에 넣어 면역체계에 손상을 일으킬 수도 있는 위험이 있다는 것이다.

　거슨의 암치료법은 초기에 결핵치료에서 얻은 성공에서 발전되었다. 식사요법을 통한 암치료에 관해서 거슨이 최초로 발표한 두 개의 논문에는 간 즙의 사용이 없었다. 이들 논문에서, 미국 상원에서 암을 치료한 사실을 공개한 바와 같이 말기암 환자들을 치료한 것을 보고하고 있다.(거슨의 「악성종양에 처방한 식사요법 고찰」 Review Gastroenterology 12-6, 1945. 11, p.419-425 / 「악성종양환자에 대한 통합 식사요법의 제반 효과」 Experimental Medicine and Surgery 7-4, 1949, pp.29-317 / 제79차 의회의 S.1875안에 대한 페퍼-닐리 소위원회 청문회에서 행한 거슨과 환자들의 증언 참조)

지난 수십 년 동안 이루어진 유기농법의 향상은 거슨의 생전에 먹을 수 있었던 것보다 품질이 더 좋은 식품을 먹을 수 있는 가능성을 보장해준다.

드 바자 캘리포니아 병원에서 얻은 임상 결과는 미국에서 키운 송아지 간즙을 먹이지 않고도 훨씬 더 치료가 잘 된다는 사실을 보여주고 있다. 유기농법으로 재배한 과일과 채소는 효능이 강한 약이어서 송아지의 간즙 없이 이러한 것들만 먹어도 훨씬 더 나은 임상 결과를 보여주고 있다. 이 내용은 거슨의 초기 연구 성과와 일치한다.

1990년 3월
거슨연구소
G. Hildenbrand

# 7부

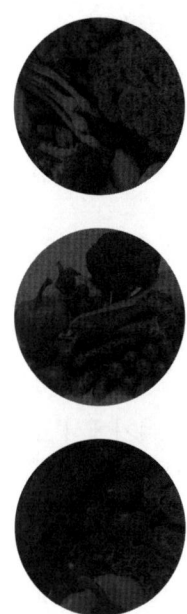

# 거슨요법의 이론

## 1 일반적인 식사

여기에서 소개하는 식사법은 건강이 좋지 않아 군 입대를 거부당하거나 생명보험의 가입도 거부당한 사람들에게 오랫동안 적용시켜 보고 얻어낸 결과들이다. 이런 환자들은 다음의 식사법을 실천하여 회복이 되었다. 만성적인 질병에서 벗어난 수많은 환자들과 그들의 가족들이 이 식사법을 장기간 실천한 결과 대단히 좋아지게 되었다. 대부분의 사람들이 건강을 찾아 생명보험의 가입은 물론이고 정상적인 군 입대와 근무도 하게 되었다. 원기가 회복되고 업무 능력도 신장되었다. 나를 위시한 우리 집 가족들도 30년 이상 이 식사법을 실천해 오고 있다.

이 식사법에서 생활의 습관, 가족의 잔치, 휴일의 식사 등에 따라 상당히 변화를 줄 수도 있는데 대개 전체 음식의 양에서 1/4쯤은 각자의 기호에 맞추어 선택할 수가 있는 것이다.

그 외에 전체의 3/4은 대단히 중요한 인체의 기관들 즉 간, 신장, 뇌, 심장과 여타의 다른 기관들의 기능을 보호하는 목적에 반드시 이용되어야 하는 것이다. 그러므로 본 식사법에서 권하는 음식을 취해야 하며 그것들을 체내에 비축시키되 그것 때문에 이들 중요한 기관들에 부담을 주어서는 안 된다. 과식을 하여 인체가 불필요한 작업을 하지 않게 주의를 기울여야 하며 특히 지방질은 소화시키기도 어렵고 거기에서 나오는 독과 노폐물은 배출시키기도 어려우므로 주의를 기울여야 한다. 이러한 식사법은 기관들의 조기 퇴화와 조로를 막아주며 이미 손상을 입은 여러 기관에서 발생하는 만성적인 질병은 물론이고 기관들이 허약해져 가는 것도 막아준다.

이 식사법에 대한 요약은 질병을 치유시킬 목적에서가 아니라 질병을 예방하자는 목적에서라는 점을 강조하고 싶다. 치유를 위해서는 이 식사법에 훨씬 더 많은 제한이 가해져야 한다. 진찰을 한 뒤에 인체화학의 병리에 따른 투약(미네랄, 비타민, 간즙이나, 간주사 등 자연적인 물질임)도 있어야 한다.

아직까지 과학은 효소, 비타민, 그리고 호르몬과 미네랄의 여러 가지 생물학적인 기능에 대하여 충분히 이해할 수 있는 단계까지 발전하지 못했다. 때문에 유기농법에 의하여 생산된 음식물을 자연 그대로의 형태에서 자연의 방법에 따라 배합하고 섞어서 먹는, 즉 자연의 법칙에 순응하는 것이 훨씬 더 안전하다. 과학이 발달하기 전까지 인류는 수천 년 동안 이러한 관찰력에 따르는 생활을 하였기 때문에 크게 득을 보았던 것이다.

콜라트 교수의 말을 빌리면 식품은 가능한 신선해야 하며 정제를 하거나 통조림에 넣는 등 저장의 과정을 거치지 않은 것이어야 한다.

　이러한 식품에는 필수 성분들이 적당한 양으로 혼합되어 있으며 우리들은 본능, 배고픔, 맛, 향기, 시각 등의 여러 요인에 따라 그 식품의 양을 조절하게 된다.

　전체 음식의 3/4에는 아래의 식품들이 반드시 포함되어야 한다.

　모든 종류의 과일들은 반드시 신선한 것이어야 하며 여러 가지 방법으로 마련하는데, 과일즙(오렌지 주스, 그레이프루트 주스, 포도 주스 등), 과일 샐러드, 차가운 과일 스프, 짓이긴 바나나, 강판에 간 사과, 사과 소스(사과를 저며서 부드럽게 짠 것) 등이다. 모든 종류의 신선한 야채. 그 야채들을 약한 불에다 물을 붓지 않고 익힌 것. 당근, 꽃양배추, 샐러리 등을 생으로 또는 갈아서 먹거나 샐러드 또는 스프 등을 만들어서 먹는다. 과일이나 채소를 말린 것 약간(냉동했거나 통조림에 넣었거나 저장했던 것은 금지). 감자는 구웠을 때가 최고로 좋으며 껍질을 까고 속을 유산탈지유에 섞어 짓이긴 것도 좋다. 감자스프도 좋다. 감자를 껍질째 삶은 것도 좋다. 튀기거나 찐 것은 금한다.

　푸른 잎사귀만의 샐러드나, 토마토, 과일, 줄기, 뿌리 등을 섞은 샐러드. 통귀리나 통밀을 빻은 가루로 만든 빵. 통귀리 가루와 통밀 가루를 섞어서 만든 빵. 아니면 최소로 정제한 가루로 만든 빵. 오트밀은 좋다. 메밀가루 과자, 감자 팬케이크(감자 가루에 달걀을 섞어서 프라이팬에 얇게 구운 것)는 먹어도 좋다. 황설탕, 꿀, 단풍나무 설탕이나 그것으로 만든 과자는 좋다.

　우유와 우유로 만든 제품들, 생두부 모양의 덜 익은 치즈, 소금과 양념을 많이 넣지 않은 치즈, 휘저어서 만든 생버터 우유, 요구르트와 버터는 먹어도 된다. 크림이나 아이스크림은 최소로 줄이거나 휴일에만 먹을 것(아이스크림은 어린이들에게는 독이 된다). 식사의 나머지 1/4은 개인의 선택에 따르는데 육류, 생선, 달걀, 견과류, 과자, 케이크 등 본인이 좋아하는 것에서 취한다. 담배는 금물. 술은 포도주나 맥주를 마시되 아주 적게 마신다. 커피나 홍차는 아주 적게 마시고 다음의 차 중에서 선택하여 마셔야 한다. 즉 박하차, 카밀레차, 린덴(linden. 참피나무속, 참피나무, 보리수나무 등)꽃으로 만든 차, 오렌지꽃으로 만든 차, 그리고 몇 가지의 차가 더 있다.

소금, 소다중탄산염, 훈제한 생선, 소시지 등은 가능한 피한다. 고추, 생강과 같이 강한 양념은 피하되, 신선하게 키운 약초를 양념으로 이용할 수 있다. 양파, 파슬리잎, 골파, 셀러리나 양고추냉이 등을 조미료로 쓴다. 다시 말하지만 채소를 불에다 익히려면 물을 붓지 말고 채소 자체의 수분을 이용해야 하는데, 물을 이용하면 미네랄이 조리 중에 물속으로 빠져나가기 때문이다. 이들 중요한 미네랄은 교질 상태에서 벗어나면 잘 흡수가 되지 않는 것 같다.

모든 채소는 미네랄 식품으로 이용이 된다. 특히 당근, 완두콩, 토마토, 근대, 시금치, 줄기콩, 브라셀 스프라우트양배추, 엉겅퀴, 사과와 섞어 요리한 비트, 토마토와 섞어 요리한 꽃양배추, 사과와 섞어 요리한 붉은 양배추, 건포도 등에 미네랄이 많이 함유되어 있다.

채소를 조리하는 최선의 방법은 물을 붓지 않고 천천히 한 시간 반 내지 두 시간 동안 익히는 것이다. 채소가 불에 타는 것을 막기 위하여 소스팬(스튜팬) 아래에 강철 패드를 놓아두면 열을 흡수하고 열을 고루 퍼지게 한다. 아니면 채소에 스프 국물을 약간 붓거나 토마토를 썰어서 넣을 수도 있다. 그렇게 하면 맛도 한결 더 좋아진다.

시금치 국물은 너무 써서 사람들이 좋아하지 않는다. 버리는 것이 낫다. 양파, 부추, 토마토는 수분이 많아서 조리를 할 동안에 충분히 적셔진다. 비트는 감자처럼 조리할 수 있으므로 껍질째 익히거나 구워서 먹는다.

채소는 물에다 비벼서 잘 씻어야 하며, 문질러서 껍질이 벗겨지게 해서는 안 된다. 소스팬에 김이 빠져나가지 않도록 뚜껑을 잘 닫아야 한다. 뚜껑이 무거워야 하며 이가 잘 맞아야 한다. 조리한 채소는 냉장고에 넣어 하룻밤쯤 넘겨도 된다. 그것을 다시 데우려면 국물이나 토마토즙을 조금 붓고 나서 천천히 열을 가하면서 데운다.

# 2 논문

아래의 논문들은 막스 거슨 박사가 독일어로 쓴 것을 영어로 제목을 다시 표기한 것이다.

1907  Dissertation Article: Influence of Artificial Hyperemia and Blood Transfusions in the Treatment of Fractures in the Hip Joint.

1910  Bromocol Poisoning.

   Aerztliche Sachverstaendigen—Zeitung.

1916  Myasthenic Bulbar Paralysis.

   Berliner Klinische Wochenschrift, No.53.

1918  Reflex Hyperesthesia.

   Zeitschrift fuer die gesamte Neurologie und Psychiatrie.

1919  Paralysis Found in Diphtheria Carriers.

Berliner Klinische Wochenschrift, No. 12.

1921 Concerning the Etiology of Multiple Sclerosis.
Deutsche Zeitschrift fuer Nervenheilkunde.

1924 Constitutional Basis for Nervous Symptoms.
Fortschritte der Medizin, No. 1, p.9.

1926 Experiments Attempting to Influence Severe Forms of Tuberculosis Through Dietetic Treatment.
Muenchener Medizinische Wochenschrift, No. 2 and 3.

1929 Origin and Development of the Dietetic Treatment of Tuberculosis.
DieMedizinische Welt 1929, No. 37.

1929 Treatment of Rickets and Tuberculosis.
Deutsche Medizinische Wochenschrift, No. 38.

1930 Several Experiments with the Gerson Diet in Tuberculosis.
Medizinische Welt.

1930 Salt Association with Migraine(An early factor in dietetic treatment).
Verhandlungen der Deutschen Gesellschaft fuer Innere Medizin, No 23, p.129.

1930 Basic approaches to the Gerson Diet.
Muenchener Medizinische Wochenschrift, No. 23, p. 967.

1930 Phosphorus, Cod Liver Oil and the Gerson Diet in the Treatment of Tuberculosis.

Deutsche Medizinsche Wochenschrift No. 12.

1930 Several Factors in Dietetic Treatment of Pulmonary Tuberculosis.
Zeitschrift fuer Aerztliche Fortbildung, No. 11.

1931 Nicotine as a Deterrent Factor in the Treatment of Lupus.
Verhandlungen der Deutschen Gesellschaft fuer Innere Medizin.

1931 Several Experiments in the Dietary Treatment of Tuberculosis.
Verhandlungen der Deutschen Gesellschaft fuer Innere Medizin.

1931 Resume of Varying Sensory Factor in the Treatment of Lupus.
Verhandlungen der Deutschen Gesellschaft fuer Innere Medizin.

1931 Basis Underlying Discontinuance of Salt Free Diet in Tuberculosis Sanitariums.
Deutsche Medizinsche Wochenschrift , No 8.

1931 The Dietetic Problems of the Present Day in the Treatment of Tuberculosis.
The Journal of State Medicine Vol.XXXIX No. 8, London.

1931 Sedimentation in the Dietetic Treatment of Lung Tuberculosis.
Zeitschrift fuer Tuberculose, Bd.63 Heft 5.

1932 The Gerson Diet in Chronic Pulmonary Spastic Diseases and Hypertension.

Wiener Klinische Wochenschrift, No. 13.

1932 Observations on the Gerson Diet. Wiener Klinische Wochenschrift, No. 37.

1932 The Gerson Diet in Practice—Technisch—
Pharmazeutische Aerztezeitung, Wien, No. 20.

1932 Dietary Treatment of Migraine and Pulmonary Tuberculosis. Wiener Klinische Wochenschrift, No. 24.

1932 Gerson Diet on Pulmonary Tuberculosis and Migraine. Mitteilungen des Volksgesundheitsamtes, Wien, Heft 9.

1934 Psychic Reactions During the Gerson Diet in Pulmonary Tuberculosis.
Psychotherapeutische Praxis. Vol. 1, Heft 4.

1935 High Fluid and Potassium Diet as Treatment in Cardiorenal Insufficiency.
Muenchener Medizinische Wochenschrift, No. 15.

1935 Feeding of the Tubercular.
Wiener Klinische Wochenschrift, No. 9.

1935 Nonspecific Desensitizations by Means of Diet in Allergic Skin Diseases.
Dermatologische Wochenschrift, No. 15.

1935 The Recession of Inflammation in Gerson Diet with Special Reference to Tubercular Inflammations.
Wiener Klinsche Wochenschrft, No. 25.

1935 The Administration of Liver Extract in Relation to Diet in the Treatment of Chronic Diseases.

Wiener Medizinische Wochenschrift, No. 40.

1935 The Gerson Diet in Home Practice,

Der Oesterreichische Arzt. Folge 2, Jahrgang 2.

1941 Feeding the German Army.

New York State Journal of Medicine, No. 41.

1943 Some Aspects of the Problem of Fatigue.

The Medical Record, New York, Vol. 156, No. 6.

1945 Dietary Considerations in Malignant Neoplastic Disease.

Review of Gastroenterology. Vol. 12, No. 6, Pages 419 to 425.

1948 The Significance of the Content of Soil to Human Disease.

1949 Effect of a Combined Dietary Regime on Patients with Malignant Tumors.

Experimental Medicine and Surgery, New York, Vol. VII.

1954 No Cancer in Normal Metabolism.

Medizinische klinik, munich, no. 5, page 175~179.

1954 Cancer is a problem of Metabolism.

Medizinische Klinik, Munich, No. 26.

1955 Cancer is a Problem of Soil, Nutrition, Metabolism.

1955 Are Soil, Food and Metabolic Disturbances Basically Responsible for Cancer Development?

1955 The Gerson Therapy and Practice in the Prevention of and Treatment for Cancer.

1955 Five Case Histories.

1955 Cancer Development and Treatment.
Lecture at the Academy of Applied Nutrition(Pasadena).

1956 Rehabilitation of the Cancer Patient.

1956 The Problem of Cancer Based upon the Law of Totality.

1956 The Historic Development of the Combined Dietary Regime in Cancer.

1957 Can Cancer be Prevented? Pervention Magazine.

1957 New Therapeutical Approach to Cancer.

1957 Cancer— Reflected Symptoms of Abnormal Metabolism.


Books

1934 Diet Therapy of Lung Tuberculosis. Franz Deuticke, Wien and Leipzig
(with monographs and X—ray pictures of the cases).

1936 My Diet.—Edited—Berlin 1930.

1954 Diet Therapy in Malignant Diseases(Cancer).
Scala, Handbuch der Diaetetik, Wien, Franz Deuticke.

1958 A Cancer Therapy—Results of Fifty Cases. Gerson Institute.

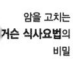

# 3 거슨 요법의 이론
## - 가르 힐덴 브란드(Gar Hildenbrand)

### 1) 세포 병리론

코프(Cope)는 세포병리학 즉 조직손상증후군에 관한 문헌에서 '염과 수분의 새로운 생물리학' 이라는 방식으로 세포가 손상되거나 파괴될 때 나타나는 현상에 대하여 설명한 바가 있다. 이 내용을 요약하면 세포손상의 원인이 무엇이든 간에(산소공급부족이나 외상 혹은 다른 여타한 이유이든 간에) 통일적인 일련의 과정이 일어난다는 것이다. 이런 일련의 과정은 손상의 근원이 되었던 조직과 상관없는 멀리 떨어져 있는 다른 조직의 세포에서도 일어날 수가 있다는 것이다.

그 현상을 대략 다음과 같이 정리할 수 있다.

① 세포는 포타슘을 상실한다.

② 반면 나트륨이 세포 속으로 많이 침투하게 된다.

③ 결과로 세포 속에 과량의 물이 유입되고 팽창하여 종창화 되는데 이러한 종창상태를 세포부종이라고 한다.

이러한 일련의 과정은 조직손상의 부위가 어느 곳이든지, 손상의 원인이 무엇이든지 상관없이 나타날 수 있으며 이런 현상을 두고 조직손상증후군이라 한다.

세포내에 수분이 과량 유입되어 세포가 팽창되면 어떠한 일들이 일어나는가?

첫째 세포내부환경이 에너지 생산에 부적합한 여건으로 바뀌게 된다. 자유에너지(ATP)라는 것이 있다. 이 ATP는 체내 에너지 저장형태이기도 하고 에너지 유통 형태이기도 하며, 거슨요법에서는 일차적으로 이것을 증가시키는 자체를 그 치료의 한 가지 목적으로 할 만큼 중요하게 생각한다.

ATP는 당산화 과정을 경유하여 생성되는 세포대사 산물이며 생성파괴, 재생성, 재 파괴되는 과정에서 에너지를 방출한다. 근본적으로는 아데노신 분자와 3개의 강한 인산 결합으로 이루어지며 인산 결합을 이루는 에너지가 중요한 의미를 지니는 것이다. 에너지를 필요로 하는 인체 내의 모든 세포작용에 즉각적으로 공급할 수 있는 에너지 공급원인 셈이다. ATP가 없다면 세포는 죽을 것이며 따라서 우리는 생존할 수 없다.

그러나 과량의 물 유입으로 세포종창이 일어나고 당의 세포성 산화 과정이 방해받는다면 ATP생성이 억제되며 단백합성 과정이나 지질대사까지 저하된다. 이것은 산소를 이용해 당을 산화시켜 ATP를 만들어내는 세포 소기관인 미토콘드리아가 제 기능을 못하게 되기 때문이다.

이러한 문제를 해결하기 위해 거슨요법에서는 세포 수준에서의 ATP

를 더욱 생성케 하여 자유에너지 생성 증가를 시도하였는데, 바로 이것이 조직손상 중후군의 과정을 변형시키는 방법을 채택한 셈이다. 물론 이러한 세부내용은 코프가 언급하기 이전 시대에는 아직 알려지지 않았던 사실이다. 거슨은 모든 식사에서 소디움을 제거하고 포타슘이 풍부한 식사에다 포타슘을 더욱 보강시켜 섭취하게 하는 한편, 체내 독소(정상인의 세포성 효소계 기능, 대사, 호흡을 억제하는 독소)를 혈액에서 제거하는 방법을 찾아 적용한 것이다.

거슨은 손상된 세포가 소디움에 접하게 되는 것을 피하게 함으로써 포타슘과 결합할 기회를 제공하고 세포내 물의 저류를 감소하게 하여 세포내 환경을 개선시키고, 아울러 미토콘드리아의 기능을 개선하게 한 것이다. 다른 한편으로는 갑상선제재(갑상선 호르몬)를 다량 투여하였는데 갑상선호르몬은 갑상선에서 요오드화 되고 산소가 결합된 아미노산으로 다량 투여하게 되면 세포와 독립적으로 미토콘드리아 증식을 유도하고 당을 급속히 대사하여 미토콘드리아에서의 ATP생성을 증가시킨다.

종양병소나 관절염 그리고 대부분의 만성적 혹은 바이러스성 병소들의 주변은 포타슘을 상실하고 소디움과 물을 과량 흡수하여 종창화된 조직으로 되어 있다.

1957년 국립암연구소의 크리스틴 워터 하우스와 알버트 크랙이 암환자에서의 수분 정체량을 측정한 결과 전반적으로 전신 부종을 수반하고 있는 것으로 밝혀졌다. 이 부분은 눈에 보이지 않으며 임상적으로도 잘 식별할 수 없는 부분으로 이렇게 기술되어 있다.

"최근 조사에 따르면 진행성 암 환자들은 지방이 상당량 고갈되어 있음에도 불구하고 체중의 변화는 거의 경미하다. 그 이유는 부종이 잘 인식되지는 않으나 총체적 수분 함량 증가가 있었다는 것을 말하는 것이다."

워터하우스는 이보다 앞서서 저술「Metabolic observations during the forced feeding of patients with cancer.(Am J Medi, Feb 1956)」에서 진행성 암 환자에게 정상 식사의 2배 정도의 고지방을 정맥 경로로 투여한 뒤 사망하였던 환자에 대하여 기술하면서 "우리의 데이터는 직접적 분석으로 이루어진 것은 아니다. 그러나 칼로리 불일치 계산이 맞는다면 그리고 이것이 체내지방 저장 때문이라면 고지방요법으로 체중 증가가 나타나는 것은 세포내 수분 저류로 인한 것이다." 라고 했다.

거슨은 원래 결핵 전문의로 결핵병소 주위에는 감염으로 인해 발생한 독소 때문에 주변조직들이 기능을 발휘하지 못하고 마치 두꺼운 껍질처럼 둘러싸여 있다는 것을 알게 되었다. 이러한 병소 주변의 병소와 질병 조직에 누적된 물질들은 불완전하게 대사된 대사 중간매개물들로 이것들이 조직의 주위에서 쓰레기처럼 누적되어 오히려 정상 조직들까지 망쳐버리고 있는 것이다. 여기에서 거슨은 소디움을 제한하고 칼륨을 다량 공급하면 세포 부종도 흡수된다는 것도 알게 되었다. 이 점은 의학에 지대한 공헌을 한 것으로 종양주변의 종창부종과 염, 수분의 문제를 해결하는데 이보다 나은 답은 현재까지 없는 것으로 보인다. 근본적인 것은 염과 물을 제한하는 치료를 하면 세포가 정상으로 환원되게 할 수 있는 환경을 조성하게 된다는 것인데 이점은 일반적으로 이해하기가 쉽지 않다. 그 이유는 세포생물학에 대한 깊은 이해가 결여되어 있기 때문이다. 일반 의학 텍스트에서는 인체 세포에 소디움 펌프, 마그네시움 펌프, 그 외 많은 종류의 펌프체계가 있다는 가설을 받아들여 언급하고 있으나 저소디움, 고포타슘 식사에 관해서는 언급된 바가 없다. 펌프에 대한 가설 역시 실제로 이들이 세포에서 관찰되거나 입증된 적은 없다.

길버트 닝 링은 현대의 새로운 세포생리학의 아버지라 할 수 있는 인물이며 화학보다 물리학에 근거를 둔다. 우리가 학교에서 배운 바를 단적으로 요약하면 '세포란 전해질을 함유한 단순한 하나의 물주머니'라고 표현 할 수 있다. 그러나 링은 이보다 오히려 세포를 '고형상태의 전자기계'에 비유한다. 대머디언은 '경수지의 이온교환입자와도 비슷하다'고 한다.

세포는 단순한 물주머니에 비유될 수 없다. 세포내 물은 세포질 속에서 구조화되어 있기 때문이다. 이러한 사실은 자기공명장치로 쉽게 알 수 있으며 세포내 물은 자유로운 액체로 존재하는 것이 아니다. 인체에 내포된 55%이상의 물이 세포내에 있으며 이들 대부분이 구조화되어 있는 것이다. 물론 이러한 구조화란 의미가 얼음처럼 되어 있다는 것은 아니며 다만 자유로운 유동성의 액체 상태보다 구조화되어 있다는 것이다. 구조화는 세포내의 역동적 에너지가 유기적, 조직적인 형태로 물을 붙들고 있기 때문이다.

이러한 상황을 쉽게 이해하려면 연마용 둥근 강철 솜덩이가 세포내에 있다고 상상해보면 된다. 사실 공 모양의 강철 솜이라기보다 약간 길쭉한 분자의 형태가 더 근접된 표현이 될 것이지만, 어떻든 간에 긴

섬유가 둘둘 감겨진 상태라 할 수 있다. 이것은 단백과 지질로 구성된 거대분자이며 세포의 골격을 형성하는 것이다. 이 거대분자를 통해 전류가 흐르며 전류가 흐를 때 힘이 생겨나고 이 힘이 상자성이온을 끌어당긴다. 물 분자의 경우 수소이온이 상자성(홀수 원자번호는 모두 상자성이다)이므로 수소이온을 당기게 된다. H2O 분자의 모습은 자신의 주먹을 O라하고 V자의 형태로 뻗은 두 손가락을 H라고 생각하면 된다. 이런 형태 속에서 H는 거대분자를 향해 배열되고 2번째 층 3번째 층이 다시금 배열되는, 말하자면 필라멘트 주위에 1층의 극성화 된 물이 배열되고 그 위에 2층, 3층의 물들이 배열되는 형태로써 실제 세포내 물은 거의 전부가 이처럼 여러 층으로 극성의 구조화를 갖추고 있으며 자유적인 물은 없다. 따라서 세포내 물을 양적으로 조절하는 것도 물의 구조화 그 자체인 셈이다. 이는 마치 얼음 속에 물을 부어 넣을 수 없는 것과 같다.

그러나 여기에는 또 한 가지 포타슘이 필요하다. 포타슘이온(K+)이 거대분자 위의 자기자리에 모두 붙게 되면 비로소 물은 구조화를 이루게 된다. 그러나 포타슘이 이 자리에서 이탈하게 되면 소디움이 그 자리를 차지하면서 세포는 그 만큼의 구조화 능력을 상실하게 되고 그만큼의 물이 유입되며 그 만큼의 종창이 일어나게 되는 것이다. 링은 거대분자와 ATP분자가 합체화되어 있는 상태에서 모두에 K+가 붙을 수 있는 자리는 약 20개라고 했다.

거대분자는 세포의 골격이라 할 수 있으며 ATP와 합체를 이룬다. 미토콘드리아는 이 강철솜 같은 골격 속에 내재되어 있는 셈이며 그러면서 당을 연소하여 ATP를 만들고 이 ATP가 거대분자들과 함께 합체를 이루었을 때 포타슘 부착장소가 제공되고 포타슘이 부착되었을 때 물이 구조화(구조성을 띤다)되며 아울러 세포내 물 함량도 조절할 수 있게 되는 것이다. 그 외에도 링은 세포내 ATP생성부분을 파괴하여도 수시간 동안은 물의 구조성은 지속되고 수분량도 정상으로 유지한다는 것을 입증했다. 이것은 세포내 이온의 양을 실제로 조절하는 것은 ATP로부터의 에너지가 아니라는 것이다.

거슨의 견해로 보면 인체가 병들거나 조직이 손상 받거나 생체세포가 포타슘을 상실하고 소디움과 물이 유입되었을 때 당연히 소디움 섭취를 제한하고 포타슘을 부하시키면 소디움과의 경쟁적 상태에서 포타슘이 다시 결합될 수 있는 환경을 조성하게 된다. 거대분자(강철로 된 공 모습)는 정상형태 혹은 손상된 형태 두 가지로 존재할 수 있다. 만일 세포가 손상, 중독, 굶주림 혹은 산소공급이 결핍되면 거대분자는 손상형태가 되어 그 속의 단백질은 엉망으로 되며 더 이상 ATP와 합체를 이루지 못한다. 따라서 포타슘 결합능력을 유지하지 못하게 되는 것이다.

화학자들의 입장에서 보면 소디움과 포타슘은 동일한 이온이므로 서로 교환 대체가 가능하지 않느냐는 의문을 제기할 수도 있다. 그러나 생체 내에서는 대체될 수 없고 더욱 세포는 포타슘을 선호하는 쪽이다. 포타슘을 고농도로 공급하면 손상 세포의 거대분자에서 포타슘을 한 개 이상의 장소에 부착시킬 수 있다. 일단 거대분자의 어느 한 곳이라도 포타슘이 결합되기만 하면 그것이 촉발제가 되어 마치 도미노 이론처럼 다른 곳에도 포타슘이 결합되기 시작하고 세포의 구조화를 회복하게 된다. 이와 같은 경이적인 반응은 일종의 상호협조성이라고도 할 수 있다.

### 2) 단백섭취 제한

거슨요법은 무염식 외 무단백식을 주장하고 있다. 그의 관찰에 의하면 고칼륨, 저나트륨식 이후에 소변에서 다량의 소디움 배설현상이 나타난다는 것이다. 이것은 어디에서 유래하는 것인가? 물론 손상세포에서 나오는 단백 섭취를 제한시켰을 때 이 현상은 더욱 심화된다. 이것은 체내 소디움이 단백과 결합하여 축적되기 때문으로 보며 링의 의견과도 일치한다.

면역에서 보면 극단적 단백제한은 면역저하를 야기할 수 있으므로 장기간 시행하기에 문제가 있을 것으로 보인다. 그러나 6~8주간 정도는 단백식사를 제한하면 손상된 세포로부터 충분히 소디움을 배설시키고 조직 부종을 제거할 수 있다. 면역적 문제에서도 로버트 굿은 단백제한이 세포성 면역 특히 T세포 활성력을 증가시킨다고 보고한다.

### 3) 칼로리와 단백 제한

칼로리와 단백은 제한되어야 하며 단백 제한 시 면역기능의 감소를 염려할 수 있으나 동물실험에서 보면 오히려 T세포의 능력은 증가하고 항체 생성능력은 그대로 유지된다.

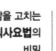

# 4 갑상선제재와 루골액 사용과 역할

일반적으로 암종이나 또 그 외의 다른 질환에서도 세포 대사활동이 저하되어 있고 조직의 기능도 저하되어 있는 것을 볼 수 있다. 이 때문에 거슨은 대사기능을 활성화시키기 위해 다량의 요오드화물과 요오드를 사용하며 5그레인(약 300㎎)의 갑상선 분말을 사용했다.

갑상선 호르몬은 미토콘드리아의 증식을 도모하며 더불어 ATP(자유에너지)생성도 증가시킨다. 요오드화물과 요오드도 일부 조직에서는 직접적으로 ATP생성을 증가시키기도 한다.

대사적인 측면에서도 단백 제한은 큰 의미를 지니는데, 손상조직이나 종양세포(신생물)질은 단백질을 잘 다루지 못함으로 인하여 인접 정상세포에다 유해한 중간 대사산물을 만들어 내게 된다. 악성 흑색종을 예를 들어보면 이 종양의 확산 형태는 종양 부피의 수배에 달하는 구형으로 퍼져나가는데 이 구형의 영역 내에서는 종양독소, 종양대사의 산물들로 손상을 받고 수분이 많이 배여 있어 조직은 거의 기능하지 못한다. 저항성을 발휘하지도 못하고 면역능력도 없으며 순환, 배액도 나쁜 상태에서 저항 없이 그대로 방치되어 있는 것이다. 종양을 절제하고 그 부위를 자기공명으로 촬영해보면 손상 받은 정상조직들은 T1, T2영상에서 여전히 물이 밴 상태이다. 조직손상을 회복시키는 치료를 받지 않는 한 종양절제 후에도 수개월간 마찬가지 상태로 머물러 있음을 알 수 있다. 거슨요법을 시행하면 종양주변의 소디움띠(sodium ring)는 수 주만에 사라진다.

## 5 커피관장

커피관장은 순환계내의 독소와 불완전 대사물질을 제거하는 역할을 한다. 거슨 생존 시에는 담관을 확장시키는 역할만이 알려져 있었으나, 워터버그, 스파민스, 램에 의하면 간 내의 글루타티올 S 전이 효소제를 항진시켜 혈액내의 전자친화제를 제거한다. 전자친화제는 free radical(자유기)를 지칭하는 것으로 전자에 대한 친화성이 강하다. 그러므로 세포막에 손상을 주어 세포대사를 제어해 버린다.

GST는 간장효소의 약 3%를 차지하는 리간딘 효소계의 일부분이자 체액내의 일렉트로필을 제거하는데 커피관장시 이 효소의 활성도는 약 600~700%로 증가한다. 이것이 아침에 마시는 한 잔의 커피가 머리를 맑게 하는 이유이다.

GST(Glutathione-S-transferase)
1. 빌리루빈을 글루쿠로나이드와 결합하여 간세포로부터 배설되게

하는 작용.

2. 활성되기에 산화 혹은 환원과정을 필요로 하는 발암 물질들을 차단하고 해독시킨다. 촉매작용이 화학적 발암물질들에 대한 보호작용을 한다.

3. 소위 자유기라는 고도의 전자 친화성 물질들과 공유결합을 형성하여 제거한다.

레흐너 이론에서(From Lechner, Aktuelle Ernhrungsmedizin, 1990.) 커피관장은 GST시스템을 약 700%까지 항진시킨다. 커피관장액이 장내에 머무르는 시간은 약 15분 정도인데 매 3분에 1번씩 체내 혈액이 간을 경유하므로 관장 중 액이 장내에 있는 동안 혈액이 5회 정도 간을 경유한다. 여기서 GST는 자유기를 담즙 내 글루타치온 분자에 결합시킨다. 글루타치온에는 다량의 전자친화제를 흡착할 수 있는 S·H 그룹(sulfahydryl part)이 있어 마치 점토진흙에 쓸어 넣듯 원자성 산물이나 전자친화성 물질들을 불활성화 시킨다. 그리고 담즙을 통해 장관을 경유하여 배설된다. 커피에 있는 팔미테이트는 담즙 흐름을 증가시킨다.

오스트스리아의 의사 피터 레흐너는 거슨요법의 변형을 시도하고 있는데 일례로 수술환자에게 2일째부터 커피관장을 시도하고 있다.

그렇다면 커피관장으로 제거되는 것은 무엇인가? 암모니아 유사산물, 유독성 질소, 전하를 띠고 있는 입자형태나 덩이형태 혹은 기타 아미노산 등의 단백유도체들이 그것이다.

프랑스 유산용 경구제 RU486으로 유명한 의사 레걸슨은 암모니아 병태생리학 영역에서 커피관장의 효과에 대하여 관심을 제시하였는데 암모니아 병태생리의 선구자는 비식이며 수의학에서 이 분야를 연구해 왔다. 비식이 입증한 바는 가축에 항생제를 먹이면 장내 세균 중 요소(尿素, urea)분해 세균이 현저하게 감소하므로 조직과 혈중의 암모니아가 감소하고 그 결과로 육질의 무게가 증가한다. 즉 항생제를 먹이면 더욱 튼튼하고 크고 육질의 무게가 많은 고기를 얻을 수 있다는 결론이 나온다. 레겔슨은 곡물로 키운 소에 커피관장을 해도 동등한 효과가 있다고 했는데 그것이 인체에서도 동등하게 작용되는 지에 의문을 제시했다. 실제적으로 커피관장은 인체 내 암모니아를 감소시킨다. 곡물류를 많이 섭취하는 경우 장내 세균에 의한 문제가 있을 수 있고 인체의 경우 유사한 효과와 조직 저항력을 상승시킬 수도 있을 것이다.

종양주위나 병든 조직 주변의 소금띠(sodium ring)를 제거하면 그 즉시로 조직의 배액배수 기능과 조직순환이 개선되고 세포들이 정상적으로 기능하면서 스스로 정상적인 상황으로 유도해 나가기 시작한다. 이것은 자발적 개선이다. 여기서부터 건강유지에 필요한 정상적 기능들도 환원되기 시작한다. 질병에 대한 저항력, 현존 질병에 대한 면역력 등이 돌아오게 되는 것이다.

참고문헌

1. Lechner, P.: Juices, coffee enemas, and cancer. Lancet Sept. 15, 1990

2. Cope, F. W.: Pathology of structured water and associated cations in cells(the tissue damage syndrome) and its medical treatment. Physiological chemistry and physics. 9(6), 1977

3. Cope, F. W.: A medical application of the Ling association induction hypothesis: The High potassium, low sodium diet of the Gerson cancer therapy. Physiological chemistry and physics. Vol 10, No. 5, 1978

4. Waterhouse C and Craig A: Body composition and changes in patient. American Cancer Society ′ journal Cancer. 11(6), November ~December 1957

5. Waterhouse C and Terepka R: Metabolic observations during the forced feeding of patients with cancer. American Journal of Medicine. Feb 1956

## 부록

막스 거슨 박사의 연대기

1881년     독일에서 출생

1909년     독일의 바덴주 프라이부르흐시에 있는 알베르트루드비히 대학교 의학부를 졸업. 자신의 유전적 편두통을 고치기 위해 영양을 연구하면서 식사법을 개발. 이 식사법을 자신의 환자들에게 적용하고 피부결핵병(낭창)이 낫는다는 것을 알게 됨.

1925년까지 계속하여 낭창 환자를 치료한 후, 그때까지의 결과를 발표. 온 유럽의 신문과 잡지들이 그의 업적에 환호를 보내고 많은 나라에서 그와의 협력에 대한 제안들을 보내옴.

1928년     처음으로 암환자(담관암)치료.

1929년     자우에르브루흐 박사가 피부결핵에 대한 치료법으로 거슨의 식사요법을 채택하여 세계에서 저명한 10 여개 의학지에 동시 발표(450명 중 446명이 완치). 세계적인 흉부외과 및 결핵 전문의인 자우에르브루흐 박사의

|  |  |
|---|---|
|  | 추천으로 뮌헨대학병원 결핵과장 역임. |
| 1933년 | 3월 히틀러 시대의 정치적인 혼란 때문에 독일을 떠나서 비엔나로 감. 6명의 암환자를 치료했으나 모두 효과가 없었음. |
| 1934년 | 「폐결핵 환자에 대한 식사 요법」발간(슈바이처 박사 부인의 치료가 임상례 45번으로 소개됨). |
| 1935년 | 파리로 감. 7명의 암환자를 치료했는데 그 중 3명을 완치. |
| 1938년 | 미국의사 면허를 취득하여 뉴욕에서 개업. |
| 1941년 | 뉴욕에서 암환자들에게 거슨 식사법을 안내. |
| 1941년 | 『뉴욕의학회지』에 「독일군의 식사」에 관한 논문 발표. 거슨은 바이마르 공화국과 독일에서 식사요법의 권위자로 알려졌으며, 독일의 군에서 통조림 식품이 아닌 건조식품을 채택하게 된 것도 거슨 박사의 주장을 따랐던 것임. 1946년부터 1950년까지 뉴욕의 고담병원에서 환자들을 치료. 거슨 식사법의 효과를 조사하기 위하여 대부분의 환자를 무료로 치료. 환자들이 어떠한 상태에 있든, 거절하지 않았음. 이후 일반 만성질환은 물론이고 암에 대한 치료와 연구를 자비로 진행. |
| 1946년 | 미국 상원의 '미국 대통령이 미국 내의 적당한 장소에 세계에서 가장 권위 있는 전문가들을 모아 서로 협력하여 암을 치료하고 예방할 수 있는 방법을 찾아낼 수 있게 위임을 하는 법안(줄여서 페퍼−닐리案, 의안 S. |

|       | 1875호) 소위원회에 출석하게 됨. |
|---|---|
|       | 상원에서 의사에게 그런 식으로 영광을 안겨준 것도 사상 처음 있는 일로서 암문제 조사위원회는 거슨의 치료 결과에 놀라 정부 보조금 지급을 결정하였지만 미국 암협회는 이를 방해하여 철회시킴. 생애에 노벨상을 2회나 수상한 폴링 박사는 이를 암치료의 발전을 방해한 가장 불행한 사건이라고 함. |
| 1946년 | 거슨이 미국 상원과 국립암연구소에 제출했던 식사와 영양에 대한 '암예방 지침서'는 그후 미국 국립암연구소에서 마련한 '암예방법'의 초석이 되었으나 국립암연구소의 지도자들은 거슨 박사에게 영광을 돌리지 않았음. |
| 1946년 | 7월 3일 미국 ABC방송에서 라디오 해설가인 레이먼드 스윙 씨가 거슨의 암치료법이 경이적인 효과가 있음을 전세계에 소개. |
| 1958년 | 3월 4일부터 2년 동안 지방의학협회로부터 회원권 보류. 사유는 거슨 박사가 자신의 암치료법에 관한 라디오 인터뷰에 응했기 때문. 그 후 잠시 동안 뉴욕의 생화학연구소인 메디슨재단에 고용되어 활동. 재단에서 1948~1949년 동안 암환자에게 조치한 식사요법에 대한 보고서를 작성. |
| 1958년 | 「암치료법(암식사 요법)」출간(30년 동안 암치료의 임상 경험을 바탕으로) |
| 1959년 | 서거. |

## 암을 고치는
## 막스거슨 식사요법의 비밀

| | |
|---|---|
| 초판 | 2006년 06월 26일 |
| 개정판 1쇄 | 2013년 06월 17일 |
| 개정판 2쇄 | 2019년 01월 28일 |
| 개정판 3쇄 | 2020년 07월 28일 |
| 개정판 4쇄 | 2024년 04월 03일 |

저자　　막스 거슨
편역자　김태수, 윤승천
펴낸곳　(주)건강신문사

등록번호　제25100-2010-000016호
주소　　서울특별시 은평구 가좌로 10길 26
전화　　02-305-6077(대표)
팩스　　0505)115-6077 / 02)305-1436
E-mail　kksm305@hanmail.net
인터넷 건강신문　www.kksm.co.kr / www.kkds.co.kr

값 20,000원
ISBN 978-89-6267-059-2(03510)

● 잘못된 책은 바꾸어 드립니다.
● 이 책에 대한 판권과 모든 저작권은 모두 (주)건강신문사에 있습니다.
● 허가 없는 무단 인용 및 복제 · 복사 · 카페 · 블로그 · 인터넷 게재를 금합니다.